小儿内科护理手册

名誉主编◎向波

主编◎方艳丽　冯黎维

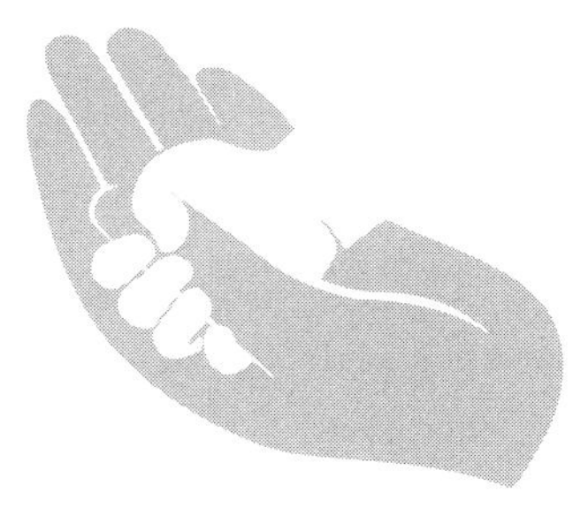

四川科学技术出版社

图书在版编目（CIP）数据

小儿内科护理手册 / 方艳丽，冯黎维主编. -- 成都：四川科学技术出版社，2024. 10. -- ISBN 978-7-5727-1544-0

Ⅰ. R473.72-62

中国国家版本馆CIP数据核字第20242EH897号

小儿内科护理手册

XIAOER NEIKE HULI SHOUCE

主　　编　方艳丽　冯黎维

出 品 人　程佳月
责任编辑　王星懿
校　　对　刘珏伶
封面设计　沐云书籍设计
责任出版　欧晓春
出版发行　四川科学技术出版社
成都市锦江区三色路238号　邮政编码 610023
官方微博 http://weibo.com/sckjcbs
官方微信公众号 sckjcbs
传真 028-86361756
成品尺寸　185 mm × 260 mm
印　　张　18.5
字　　数　370 千
印　　刷　成都市新都华兴印务有限公司
版　　次　2024年10月第 1 版
印　　次　2024年11月第 1 次印刷
定　　价　88.00元

ISBN 978-7-5727-1544-0

邮　　购：成都市锦江区三色路238号新华之星A座25层　邮政编码：610023
电　　话：028-86361770

本书编委会

名誉主编　向　波（四川大学华西医院）

主　　编　方艳丽（四川大学华西医院）

　　　　　冯黎维（四川大学华西医院）

秘　　书　邱青霞（成都上锦南府医院）

编　　委（按姓氏笔画排序）

牛玲莉（四川大学华西医院）
方艳丽（四川大学华西医院）
冯黎维（四川大学华西医院）
成莉娇（成都上锦南府医院）
朱昌成（成都上锦南府医院）
向　波（四川大学华西医院）
孙小妹（四川大学华西第二医院）
李　梅（成都上锦南府医院）
李　婷（成都上锦南府医院）
李　璐（成都上锦南府医院）
李蓉竞（四川大学华西医院）
邱青霞（成都上锦南府医院）
余　娜（四川大学华西医院）
余佩钰（成都上锦南府医院）
陈　兰（四川大学华西医院）
陈本会（四川大学华西医院）
罗　锦（成都上锦南府医院）
罗小珍（成都上锦南府医院）
周兴宇（成都上锦南府医院）
胡晓宜（四川大学华西医院）
胡雪珍（成都上锦南府医院）
施雪娇（成都上锦南府医院）
袁冬梅（四川大学华西医院）
凌鲜眉（成都上锦南府医院）
郭昱男（西南医科大学口腔医学院）
唐　琴（成都上锦南府医院）
黄　雪（四川大学华西医院）
黄秀娟（四川大学华西医院）
蔡晓唐（四川大学华西第二医院）
廖　燕（四川大学华西医院）
谭　畅（成都上锦南府医院）

目　录

第一篇　总　论

第二篇　小儿内科常见疾病护理

第三篇　小儿护理操作技术

第一篇

总　论

第一章 概 论

第一节 儿科护理学的任务及范围

【儿科护理学的任务】

儿科护理学的任务是从基础和临床试验研究中，不断完善和探求防治疾病的相关理论及实践，对儿童自胎儿至青春期的体格、智能、行为、社会及康复等各方面进行探究，充分利用先进的医学、护理学及相关学科的理论和技术，提供“以儿童及其家庭为中心”的全方位整体护理，以增强儿童体质，维护和改善儿童心理发展和社会适应能力，促进儿童疾病快速康复，降低儿童疾病的发病率、致残率与死亡率，从而达到保障儿童健康，提高儿童生命质量和人类整体健康素质的目标。

【儿科护理学的范围】

儿科护理学研究对象是新生儿到年满 18 周岁的人群，研究内容可以分为以下四个方面：

（1）研究儿童生长发育的规律及其影响因素，增强儿童体格、提高智力发育水平和社会适应能力。

（2）研究儿童疾病的预防措施，包括免疫接种、先天性疾病和遗传性疾病的预防。

（3）研究儿童各种疾病的发生、发展演变规律以及临床诊断和治疗的理论和技术。

（4）研究儿童各种疾病的康复可能性以及具体方法。

以上研究内容最终目的就是儿科护理学的宗旨：保障儿童健康，提高儿童生命质量。

随着医学和护理学研究的进展，儿科护理学的任务、范围不断拓展，儿科护理已由单纯的医疗保健机构承担其任务逐渐发展为全社会都参与儿童疾病的预防、保健和护理工作，由单纯的患儿护理扩展为包括所有儿童的生长发育、疾病防治与护理及促进儿童身心健康的研究，由单纯的疾病护理发展为以儿童及其家庭为中心的身心整体护理。儿科护理要达到保护和促进儿童健康的目的，儿科护理工作者应拥有整体护理理念，不断探究新理论、新知识、新技术，提高自身理论及技术水平，拓展能力。随着医学技术和科学的不断发展，儿科护理学必将向各个分支纵深分化，新的学科、边缘性的学科也将相继应运而生。儿科护理学的分化发展趋势绝不是儿科护理学自身的“肢解”，在学习和研究儿科护理学某一分支学科时，切不可忽略对儿科护理学基础和学科总体的潜心研究和关注，所以要不断参考最新的研究进展，同时必须将科学育儿知识普及到社区、家庭，并争取取得社会各方面的支持，以适应儿科护理学飞速发展的进程。

（朱昌成）

第二节 儿科护理学特点

随着医学和护理学研究的进展，儿科护理学的任务、范围不断扩展。儿科护理已由单纯的疾病护理发展为以儿童及其家庭为中心的身心整体护理。

儿童不是成人的缩影，与成人的差异不仅仅是体格上的大小，儿童有别于成人最大的特点就是具有成长性，儿童从出生到发育成熟的过程，是一个连续的，但也是具有明显阶段性的生长过程。在这个过程中，儿童全身各系统、器官及组织不仅在体积、重量上不断增大，更重要的是在此过程中其功能的不断发育成熟。儿童各个发育阶段的差异主要表现在以下 6 个方面：①各种器官的功能；②对各种疾病的免疫能力；③对疾病的反应；④对药物剂量及药物的耐受程度；⑤心智发育及运动能力；⑥情绪反应的方式和类型。

基于上述差异，儿童在各个发育阶段中，不但在解剖、生理、免疫、病理等方面具有相应的特点，而且在疾病的发病、病因及临床表现等方面均有明显的差异。更重要的是，在身心保健方面，各个时期的重点也有所不同。并且，儿童年龄越小，其与成人的差别越大。例如，生后 7 d 内新生儿右心室的重量大于左心室，至生后 2 周两者重量趋于接近，此后左心室重量逐渐超过右心室一直延续到成人期；儿童在新生儿期心率最快，以后逐渐下降达到成人水平。同时，因新生儿右心占优势，心电图显示电轴右偏；新生儿外周血白细胞及中性粒细胞比例高于正常成年人，血红蛋白含量亦高；小年龄儿童心脏呈横位，心胸比例较大，婴儿期胸腺尚未退化，胸片可见胸腺影，这些都与成人明显不同；不同年龄阶段儿童神经系统发育程度也不同，如新生儿腹壁反射可呈阳性，腱反射亢进，出生后 2 ～ 3 个月脑膜刺激征中凯尔尼格征呈阳性，2 岁前巴宾斯基征呈阳性，婴儿期脑部发育尚未成熟，头颅磁共振成像（MRI）可见脑外间隙增宽，脑沟脑回较成人浅；儿童易患支气管肺炎而成人多罹患大叶性肺炎。此外，与成人相比，儿童先天性畸形较多见。正因为儿童具有这些鲜明的特点，儿科护理工作者在护理过程中更应予以充分的重视。

儿童是社会中最为弱势的群体之一，儿童的健康对一个家庭乃至社会影响重大。儿童自出生至青少年阶段的生长发育过程中，来自家庭、社会、环境的不利因素均可影响其健康，因此，在关注儿童疾病的同时，儿科护理工作者必须同时关注上述不利因素。儿科护理工作者需要具备用最新的有事实根据的知识和信息开展护理工作的能力、较强的沟通和动手能力以及无私奉献的精神，最大限度地发挥自己的专业知识和技能，在诊治过程中敏感地体察患儿及家长的心情，给予同情和关爱。

（方艳丽、唐琴）

第三节 儿童年龄分期

儿童的生长发育是一个连续的渐进的动态过程，随着年龄的变化，儿童各个器官在逐渐成长，功能也越来越成熟，并与年龄呈相关性，因此，在实际工作中将儿童按年龄分为 7 期。

【胎儿期】

从受精卵形成到胎儿娩出前，为胎儿期，约 40 周。此期是儿童生长发育的重要阶段，容易受到内外因素的影响。

【新生儿期】

从胎儿娩出后脐带结扎时至出生第 28 天，为新生儿期。出生不满 7 天的阶段称新生儿早期。新生儿期是儿童生理功能进行调整以逐渐适应外部环境的一个阶段，与胎儿期相比，新生儿期容易出现窒息、出血、溶血、感染等方面的疾病。

【婴儿期】

出生至 1 周岁（12 月龄）为婴儿期，这个阶段婴儿的生长发育非常迅速，主要以乳汁为食物来源，所以提倡母乳喂养和合理喂养，由于婴儿自身免疫系统还不完善，容易发生各种感染和传染性疾病，所以这个阶段应接受疫苗接种。

【幼儿期】

1 ～ 3 岁为幼儿期，这个阶段幼儿的体格生长发育较婴儿期缓慢，但智力与心理发育迅速，是智能发育的重要阶段；但这阶段对危险的识别和自我保护能力不足，应注意相关的安全防护及卫生安全意识。

【学龄前期】

3 岁至 6 ～ 7 岁为学龄前期，此阶段体格生长发育虽较缓慢但呈持续稳定增长，对外界的广泛接触导致智力与心理发育迅速。

【学龄期】

从 6 ～ 7 岁到 11 ～ 12 岁为学龄期。此阶段儿童除生殖系统外，各系统器官发育均已接近成人。此期儿童进入学校学习，智力发育更加成熟，在学校学习各种知识、规则。

【青春期】

儿童进入青春期一般以性发育为标志。女孩一般从 11 ～ 12 岁开始，至 17 ～ 18 岁结束，男孩一般从 13 ～ 14 岁开始，至 18 ～ 20 岁结束。这个阶段的女孩出现月经，男孩出现遗精。此期体格发育出现第二次生长高峰，生殖系统也逐渐趋近成熟。

（唐琴、余佩钰）

第二章　生长发育

第一节　生长发育规律

每个儿童的生长发育模式不完全相同，但都遵循着一个共同的规律。掌握生长发育总规律有助于正确评价儿童的生长发育状况。

【儿童的生长发育具有连续性、非匀速性和阶段性】

从受精卵到成人，儿童的生长发育是一个不断变化的过程。但连续的生长发育过程中生长速度不完全相同，为非匀速性生长，形成不同的生长阶段。例如出生后的第一年体重、身高的增长最快，是第一个生长高峰。随后生长速度趋于稳定，青春期生长速度又加快，为第二个生长高峰。

【各器官系统生长发育不平衡】

人体各器官系统的生长发育顺序，遵循一定规律，不以同一速度或同一时间点生长，即有先有后、快慢不一（图 1-2-1）。如呼吸、循环、消化、泌尿等系统的发育与体格生长平行，即出生后头 1 ～ 2 年快速增长，之后进入稳定增长期，青春期再次出现生长的高峰。神经系统于出生后 2 年内发育最快，6 ～ 7 岁神经系统发育基本达成人水平。 儿童期淋巴系统生长迅速，青春期前达高峰，以后逐渐萎缩降至成人水平。生殖系统在青春期前处于静止状态，青春期迅速发育到达成熟。

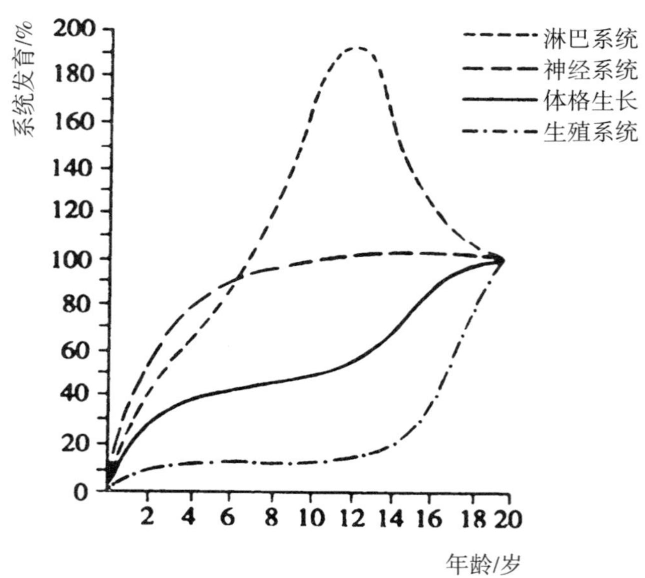

图 1-2-1　各系统器官发育不平衡

【生长发育有一定顺序】

生长发育遵循由上到下、由近到远、由粗到细、由低级到高级、由简单到复杂的规律。如胎儿形态发育首先是头部，然后是躯干，最后为四肢。

从上到下：出生后运动发育的顺序为先抬头，后抬胸，再坐、立、行。

由近及远：从臂到手，从腿到脚的活动。

由粗到细：从全手掌抓握到手指抓握。

由简单到复杂：先画直线后画圈、图形。

由低级到高级：先会看、听、感知事物和认识事物，发展到有记忆、思维、分析和判断。

【个体差异】

遗传与环境的影响造成个体的生长发育状况存在个体差异，如同性别、同年龄的儿童群体中，每个儿童的生长水平、生长速度、体形特点等都不完全相同，神经、心理发育也并不完全同步，即使是同卵双生儿之间也存在差别。因此，连续观察对于全面了解儿童的生长发育状况非常重要，应避免将“正常值”作为评价的唯一依据，评价时必须考虑个体差异，才能做出正确的判断。

（唐琴、余佩钰）

第二节　儿童牙齿发育

【概述】

人一生有两副牙齿，即乳牙（共 20 颗）和恒牙（共 28 ～ 32 颗）。出生时在颌骨中已有骨化的乳牙牙孢，被牙龈覆盖，生后 4 ～ 10 个月（多数 8 个月时）乳牙开始萌出，3 岁前出齐，但乳牙的萌出时间、萌出顺序和出齐时间存在较大的个体差异。乳牙萌出顺序一般下颌先于上颌、自前向后进行。

出牙为生理现象，但个别儿童可有低热、流涎、睡眠不安、烦躁等反应。牙的生长与蛋白质、钙、磷、氟、维生素 A、维生素 C 和维生素 D 等营养素及甲状腺激素有关。食物的咀嚼有利于牙齿生长。

【发育规律】

（1）乳牙列阶段（6 个月～ 6 岁）：从乳牙开始萌出到恒牙萌出之前，称为乳牙列阶段，也叫乳牙期。

（2）混合牙列阶段（6 ～ 12 岁）：从乳牙开始脱落，恒牙依次萌出，一直到全部乳牙被替换完毕前，也叫替牙期。

（3）年轻恒牙列阶段（12 ～ 15 岁）：此阶段全部乳牙已被替换完毕，除第三磨牙（智齿）外，全部恒牙均已萌出，也叫恒牙期。

17 岁以后第三磨牙萌出，但也有人终身不出此牙。

【牙齿健康问题】

1. 乳牙龋病

该病主要是由不良的饮食喂养习惯（牙齿萌出后含奶瓶或乳头入睡、喂夜奶、延长母乳或奶瓶喂养时间、过多饮用含糖饮料等）、不良的口腔卫生习惯、乳牙的解剖及组织结构学特点在致龋菌的作用下所致。因为乳牙龋进展快，且往往没有自觉症状，常被家长忽视。

2. 颌面畸形

该病有牙列拥挤、牙列间隙、反颌、深覆颌等类型。

3. 乳牙外伤与牙外伤

乳牙外伤多发生在 1.5 ～ 2.5 岁的幼儿，跌倒、碰撞会使乳牙受到损伤。外伤后可能造成面部软组织的损伤，牙冠折断或牙齿脱位，还有可能伤及恒牙胚，造成恒牙胚的发育异常。学龄期儿童由于运动量增大，活动项目增多，牙外伤的发生概率增加。

7～9岁是儿童发生牙外伤的高峰期，以前牙为主。

4. 乳牙早萌

乳牙早萌有两种现象，一种称诞生牙，另一种称新生牙。诞生牙是指婴儿出生时口腔内已萌出的牙齿；新生牙是指出生后30 d内萌出的牙齿。诞生牙和新生牙多见于下颌中切牙，经常成对发生。早萌的乳牙牙冠形态基本正常，但牙釉质、牙本质菲薄，且矿化不良，牙根尚未发育或根发育很少，且只与黏骨膜联结而无牙槽骨支持，松动或极度松动。

5. 萌牙延迟

如果超过1周岁仍未见第一颗乳牙萌出，超过3周岁乳牙尚未全部萌出为乳牙迟萌。全口或多数乳牙萌出过迟或萌出困难多与全身因素有关，如佝偻病、甲状腺功能减退以及营养缺乏等。个别恒牙萌出过迟多与乳牙病变、过早脱落或滞留有关。

6. 牙齿早失

牙齿早失的原因有：严重龋病、牙髓病及根尖周病导致牙齿过早脱落或被拔除；恒牙异位萌出，乳牙根过早吸收，乳牙过早脱落；牙齿因外伤脱落；先天性牙齿缺失。

【预防及治疗】

1. 修复治疗及窝沟封闭

牙齿龋坏后应及时进行修复治疗，避免龋继续发展导致牙髓炎。对于牙齿窝沟较深的儿童，建议进行窝沟封闭。窝沟封闭是预防窝沟龋的最有效方法，其无创且不会引起疼痛。一般情况下，建议6～8岁进行第一恒磨牙（六龄齿）的窝沟封闭，11～13岁进行第二恒磨牙的窝沟封闭。

2. 颌面畸形、牙外伤

颌面畸形、牙外伤应及时就诊，进行矫治、修复等相关治疗。

3. 乳牙早萌

如果早萌乳牙极度松动，有移位和误吸的危险，应及时拔除。如果早萌乳牙松动不明显可保留观察，牙齿将会逐渐稳固，有利于邻近牙齿的萌出。有些早萌牙齿切端锐利可能导致舌系带附近的创伤性溃疡，可以改变喂养方式，必要时也可以拔除。

4. 萌牙延迟

查明原因，排除是否有“无牙畸形”，而后针对全身性疾病进行治疗，以促进乳牙萌出。由于乳切牙过早脱落，坚韧的龈组织阻碍恒切牙萌出者，可在局部麻醉下，施行开窗助萌术，即切除受阻牙切缘部位增厚的牙龈组织，暴露整个切缘，牙齿即可很快萌出。

5. 牙齿早失

儿童牙齿早失后，为了防止邻牙向缺隙部位倾斜和对颌牙伸长，应设计间隙保持器来保持早失牙齿的近、远、中位置和垂直间隙，保证继承恒牙的正常萌出。间隙保持器的适用对象是正在生长发育中的儿童，佩戴间隙保持器后，原则上每 3 ～ 6 个月应定期检查一次。主要检查以下几个方面：

（1）确认装置是否达到间隙保持的目的。

（2）是否影响继承恒牙萌出及造成口腔软硬组织损伤。

（3）有无造成破损，是否需要更换。

（4）是否需调整咬合关系。

（5）患儿是否已经习惯，能否坚持佩戴。

（6）是否影响牙齿生理性移动及颌骨发育。

（7）患儿的口腔卫生状态，有无新发或继发龋，及口腔不良习惯。

（8）根据需要确定复诊时间及拆除时间。

【护理目标】

（1）预防龋齿。

（2）保持正常的咬合。

【护理措施及健康宣教】

1. 建立良好口腔清洁习惯

牙萌出前，应建立每日为婴儿清洁口腔的习惯，在哺乳后或晚上睡前用手指缠上清洁纱布清洁口腔。儿童 1.5 岁左右乳磨牙开始萌出，用纱布擦拭已经无法将颌面窝沟清洁干净，可以用牙刷帮助孩子刷牙。2 岁后儿童虽然有一定模仿能力，但对刷牙这样精细和复杂的动作仍无法独立完成。此阶段应重点强调由家长帮助儿童刷牙。

2. 学习正确的刷牙方法

圆弧刷牙法，又称 Fones 刷牙法，这种方法适用于儿童。将刷毛放置在牙面上，轻压使刷毛弯曲，在牙面上画圈，每个部位反复画圈 5 次以上，前牙内侧需将牙刷竖放，牙齿的各个面均应刷到。选择大小适宜的儿童牙刷，每 2 ～ 3 个月更换一次，当出现牙刷毛外翻或倒毛时，应及时更换牙刷。水平颤动拂刷法（改良 bass 刷牙法）是一种有效清除龈沟内和牙面菌斑的刷牙方法。水平颤动拂刷法适合于成年人使用，能够掌握此方法的青少年也可使用。刷门牙外侧时，刷毛应与牙齿、牙龈呈 45 度角，以画小圆圈的方式活动。刷门牙内侧时同样呈 45 度角斜放，上排牙齿向下，下排牙齿向上提拉轻刷。刷牙齿咬合面时，将牙刷与咬合面垂直，前后短距离颤动轻刷。刷牙齿内侧面时，将牙刷竖起来，利用牙刷前端的刷毛沿牙缝上下以小圆弧刷动。每次刷两到三颗牙，反复旋转、按摩 8 ～ 10 次，可多角度地对牙齿和牙龈进行全面清洁。最后轻刷舌头表面，由内向外轻轻去除食物残渣及细菌，让口气保持清新。

3. 每天早晚刷牙

建议每次刷牙时间至少为 2 min，晚上睡前刷牙更重要。刷牙时，有些部位常被忽视，如上下颌最后一颗牙的远中面和邻近无牙区的牙面、排列不齐的牙、异位萌出的牙等。这些部位容易被忽视或牙刷难以达到，在刷牙时都应特别注意。

4. 使用含氟牙膏，定期涂氟

使用含氟牙膏刷牙是安全、有效的防龋措施。在非高氟饮水地区的 3 岁以下儿童每次用量为“米粒”大小，3 ～ 6 岁儿童每次用量为“豌豆粒”大小，并应在家长或老师的监督指导下使用，以避免误吞。儿童还可以每半年到医院接受一次牙齿涂氟，给牙齿刷上一层保护膜，其中的氟化物缓慢释放出来，可预防龋病。

5. 正畸矫正期间应注意

少吃零食、骨类或硬壳以及易粘食物；注意手部卫生，摘取矫治器前一定要先洗手，矫治器取下后建议使用冷水或牙膏刷洗，也可定期使用义齿清洁剂浸泡，然后放入矫治器收纳盒以免丢失。重新戴入前一定要清洁口腔和矫治器；做好个人口腔清洁卫生，每餐餐后刷牙，勤漱口，使用专用正畸牙齿清洁工具进行牙齿清洁，以免出现牙齿龋坏现象，影响口腔健康，不利于正畸效果。

6. 预防牙外伤

学龄儿童在参加体育活动和游戏时，建议穿胶底防滑鞋，避免剧烈运动；在进行高强度、高风险运动时应戴头盔、牙托等防护用具，以降低牙齿受伤的风险；平时不要用牙齿咬过硬的东西，如坚果类等，以免牙齿隐裂和崩裂。

7. 定期口腔检查

根据儿童的龋病风险评估结果来确定定期检查的时间间隔，一般对于学龄前儿童建议每 3 ～ 6 个月进行一次口腔检查，对于学龄儿童建议每 6 个月进行一次口腔检查，以早期发现和治疗龋齿。

（郭昱男）

第三节 出生至青春期的体格生长规律

【儿童体格生长常用指标】

体格生长是儿童生长发育的一个重要方面，通常用易于测量且有人群代表性的指标来表示。目前临床上常用的儿童体格生长指标有：体重、身高（长）、坐高（顶臀长）、头围、胸围、上臂围、皮下脂肪厚度等。

【出生至青春期前体格生长规律】

1. 体重

即身体各器官、组织及体液的总重量，是反映儿童体格发育与近期营养状况的指标。

（1）生理性体重下降：儿童出生后 3 ～ 4 d 体重会生理性下降 3% ～ 9%，出生后 7 ～ 10 d 逐渐恢复至出生时体重。

（2）正常儿童体重估算（见表 1-2-1）：儿童的体重增长在出生至青春期是非匀速过程，生后第一年是体重增长最快的时期，为第一个生长高峰。

表 1-2-1 正常儿童体重估算

年龄	体重/kg
出生	3.25
3～12月龄	［年龄（月）+9］/2
1～6岁	年龄（岁）+2+8
7～12岁	［年龄（岁）×7−5］/2

注：此表仅为粗略估算，临床中有条件测量时，以实际体重计算。

2. 身高（长）

即头顶到足底的垂直距离，是反映长期营养是否达标的重要指标。正常儿童身高（长）增长估算见表 1-2-2。1 ～ 2 岁儿童因站立不稳可以仰卧位测量，称为身长；3 岁以上儿童应测量立位身高。

表 1-2-2 正常儿童身高（长）估算

年龄	身高（长）/cm
出生	50

续表

年龄	身高（长）/cm
12月龄	75
2～6岁	年龄（岁）×7+75
7～12岁	年龄（岁）×6+80

注：此表仅为粗略估算，临床中有条件测量时，以实际身高（长）计算。

3. 坐高（顶臀长）

头顶至坐骨结节的垂直长度，反映脊柱和头部的增长。

4. 头围

经眉弓上方、枕骨结节绕头一周的长度为头围，可反映脑和颅骨的发育程度。对于 2 岁内儿童，头围是非常重要的生长发育指标（见表 1-2-3）。

表 1-2-3　正常儿童头围参考指标

年龄	平均头围/cm	年龄	平均头围/cm
出生	34	24月龄	47～49
3月龄	40	5岁	50～51
12月龄	45～47	15岁	54～58

5. 胸围

胸围测量是平乳头下缘经肩胛骨下绕一周的长度，反映胸廓、胸背肌肉、皮下脂肪及肺的发育。出生时胸围多为 32 ～ 33 cm，1 岁时胸围与头围大致相等，1 岁以后胸围超过头围。2 ～ 12 岁胸围大于头围，胸围厘米数约等于头围（cm）加年龄（岁）减 1。

6. 上臂围

找到儿童上臂外侧肩峰至鹰嘴连线中点，沿该点水平将软尺轻沿皮肤绕上臂一周，反映儿童上臂肌肉、骨骼及皮下脂肪、皮肤的发育情况。世界卫生组织（WHO）建议在测量体重、身高不方便的地区，可测量上臂围以普查小于 5 岁儿童的营养状况。评估标准为：大于 13.5 cm 为营养良好；12.5 ～ 13.5 cm 为营养中等；小于 12.5 cm 为营养不良。

7. 皮下脂肪厚度

用左手拇指和示指在儿童腹部脐旁锁骨中线处捏起皮肤和皮下脂肪（捏前两指间距 3 cm），用卡尺进行测量。儿童正常皮下脂肪厚度应在 0.8 cm 以上。

（唐琴、余佩钰）

第四节　儿童神经发育的特点

在儿童成长过程中，儿童的日常生活行为最能反映神经发育情况，包括运动、视听觉、味觉、皮肤感觉及语言等方面，尤其是神经系统的发育，除先天遗传因素外，神经系统发育与环境和教养有着密切关系。

【神经系统的发育】

胎儿时期神经系统发育得最快，尤其是脑的发育最为迅速，但是神经细胞树突及轴突少而短，婴儿时期由于髓鞘形成不完善，刺激引起的神经冲动传导慢，而且易于泛化，不易形成明显的兴奋灶，因此儿童易于疲劳而进入睡眠状态。

出生时婴儿即有觅食、吸吮、吞咽、拥抱、握持等一些非条件反射，并对强光、寒冷及饥饿等有反应，但是随着年龄的增长，一些原有的非条件反射慢慢消失，条件反射逐渐积累，儿童的综合分析能力也会逐渐提高，智力的发展也会趋于完善。

【感知觉的发育】

感觉是通过各种感觉器官从环境中选择性地获取信息的能力，知觉是人脑对直接作用于感觉器官的事物整体的反应，感知觉的发育对儿童运动、语言、社会适应能力起着重要作用。

1. 视感知发育

从出生的新生儿开始就已经有视觉感应功能的存在，瞳孔对光有反应，但因视网膜黄斑区发育不全及眼外肌协调较差，所以视觉并不敏锐，在清醒及安静的状态下可短暂注视和追视周边移动的物体，新生儿期过后视感知发育就比较迅速。

2. 听感知发育

出生时因鼓室无空气，听力较差，但对强声可有瞬目、震颤反应，出生 7 d 后听力良好，听感知发育与语言发育有直接关系，听力障碍若不能在语言发育的关键时期及时确诊并干预，则可因聋致哑，所以新生儿听力筛查是非常重要的，现我国已将听力筛查纳入儿保的范围内。

3. 味觉和嗅觉的发育

出生时味觉和嗅觉已经比较完善及成熟，新生儿对不同味道如酸、甜、苦、辣等都可以产生不同的反应，所表现出来的面部表情也不同，4 ～ 5 个月的婴儿对食物的味道已经非常敏感，所以应在适当的时期添加辅食。

4. 皮肤感觉发育

皮肤感觉包括触觉、痛觉、温度觉和深感觉，触觉是引起某些反射的基础，新生儿的触觉已经很灵敏，以口、眼、手掌及足底部位最为敏感，在新生儿时期已有痛觉，只是比较迟钝，疼痛刺激出现后会有泛化的现象。

（唐琴、余佩钰）

第五节　儿童神经发育的评估

随着社会的进步及发展，儿童的神经发育也越来越受到重视及关注，神经发育的评估从感知、运动、语言及心理等方面进行测验，针对相应的结果进行分析并进行早期干预，分为筛查性测验和诊断性测验。另外，还有一些行为心理评估量表可用于辅助评估。

【筛查性测验】

1. 丹佛发育筛查测验

丹佛发育筛查测验（DDST）是测量儿童心理发育最常用的方法，适用于 2 个月到 6 岁的儿童，共 104 个项目，主要测试个人适应性行为、语言、大运动、精细动作四个方面，检查时逐项测试并评定，最后测评的结果以正常、可疑、异常、无法判断来表示，对可疑或者异常的儿童应进一步做诊断性测验。

2. peabody 图片词汇测验

peabody 图片词汇测验（PPVT）适用于 4 ～ 9 岁的儿童，共有 120 张图片来进行测试，可测试儿童听觉、视觉、知识、语言词汇、推理、综合分析、注意力及记忆力等，方法简便，测试时间较短，尤其适用于有语言或运动障碍的儿童。

3. 绘人测验

绘人测验（HFDs）适用于 5 ～ 9.5 岁儿童。测试的方法是要求儿童根据自己的想象在一张白纸上用铅笔画一张全身正面人像，然后根据人像身体部位及表达方式合理地进行评分，操作方法简便，易于儿童接受，10 ～ 15 min 可完成，无须语言交流，可用于不同地区的儿童，儿童绘人的能力大多取决于神经系统的成熟程度，较少取决于画人的技巧。

【诊断性测验】

1. 盖瑟尔发育量表

盖瑟尔发育量表（GDS）适用于 4 ～ 6 周的婴幼儿。该量表可用于评价及诊断婴幼儿神经系统发育及功能的成熟情况，主要是从大运动、个人 – 社会、精细运动、语言能力及适应性行为 5 个方面进行检查，测出的结果以发育商数（DQ）进行表示。

2. 韦氏儿童智力测试量表（第四版）

韦氏儿童智力测试量表（第四版）（WISC- Ⅳ）分为幼儿版（2 岁半至 6 岁 11 个月）及儿童版（7 ～ 16 岁），可测量儿童的一般智力水平、言语和操作智力水平以及各种具体能力，是目前国际上比较认可的智力评估量表之一，是用于评估智力及测试智力低下的方法之一。儿童智力测试能为早期教育干预提供有价值的信息，如评估入学预备或学习前的问题，或者为存在学习障碍的儿童提供专门的课程。总体来说，WISC- Ⅳ 是一套比较综合的、设计理念先进、较有临床应用价值、有理论支持、注重生态学效度的智力量表。

3. 贝莉婴儿发育量表

贝莉婴儿发育量表（BSID）由美国心理学家 Bayley 编制，适用于 1 ～ 42 个月的儿童，测试心理发育水平，确定是否有发育迟缓并评估干预后的效果，也是研究儿童神经心理发育的工具。

【行为心理评估量表】

1. 儿童适应性行为量表

儿童适应性行为量表分为幼儿版（0 ～ 6 岁）及儿童版（6 ～ 18 岁），是一个综合性的评估量表，可以提供全面和详细的评估结果，帮助儿童了解个体的强项及弱项，也被认为是最全面、最实用及效率最高的评估量表之一。

2. Conners 父母症状问卷 （CRS–P）

CRS–P 用于 6 ～ 17 岁的儿童。主要用于评估儿童多动症及儿童和青少年的行为问题，项目适中，内容简单比较容易了解，家长仅需 5 ～ 10 min 就可完成，对情绪障碍也有一定的辅助作用，用于筛查儿童注意缺陷多动障碍（ADHD）及追踪疗效，可信度比较高。

3. 注意缺陷多动障碍评定量表（SNAP- Ⅳ）

SNAP- Ⅳ是目前 ADHD 筛选、辅助诊断和治疗后疗效评估最常用的量表，根据儿童注意力倾向性测评量表（DSM- Ⅳ）诊断标准编制，有父母版及教师版，用于 ADHD 的诊断提供量化指标及治疗是否得到缓解的评估工具。

4. Weiss 功能缺陷量表（WFIRS）

社会功能是指个体在不同社会角色中表现出恰当的行为，WFIRS 反映疾病或障碍特异性社会功能评估，可由父母及教师进行填写。方法简便，可灵敏反映 ADHD 患儿社会功能受损程度，在临床上也在广泛推广。

5. Griffths 发育评估量表（中文版）（GDS–C）

GDS–C 适用于 0 ～ 8 岁儿童的评估，涵盖了人类大脑发育最重要的时期。主要评估内容包含运动技能、个人－社会、听力语言、手眼协调、视觉表现及实际推理6个领域，是一种评估儿童发育水平及发育行为变化的方法，评估领域广泛，且有中国常模，可针对性地评估中国儿童发育状况，评估年龄范围大，语言文字较少，根据相应的标准，做出可靠的对比，并且提供实用的分析，是目前比较高效及广泛推广的诊断工具。

6. Achenbach 儿童行为量表（CBCL）

CBCL 适用于4～ 16岁青少年，也是家长进行填写，医生进行判断，对儿童进行较全面的评估，对 ADHD 有较好的鉴别能力，也可用来评估共患病。

（唐琴、余佩钰）

第二篇

小儿内科常见疾病护理

第三章　免疫性疾病护理

第一节　儿童免疫系统

儿童免疫系统功能低下，导致儿童免疫相关疾病具有特殊性。

以往有观点认为儿童免疫系统尚未发育成熟，导致新生儿和婴幼儿成为被感染的高危人群。实际上，出生时免疫器官和免疫细胞均已相当成熟，免疫功能低下主要为未接触抗原，尚未建立免疫记忆之故。

免疫系统指人类在生存和繁衍过程中，为适应机体生长发育的需要和维持正常的新陈代谢，从而产生一种维护机体组织完整和内部环境稳定的防护系统，具有预防感染，清除衰老、损伤或死亡的细胞，识别和清除突变的细胞及促进机体康复等防御、稳定和免疫监视的功能。按其获得方式和作用特点的不同，可分为非特异性免疫和特异性免疫两大类。

【非特异性免疫特征】

1. 屏障作用

屏障作用主要由皮肤、黏膜的屏障作用、血脑屏障及正常菌群的拮抗作用组成。皮肤和黏膜的完整性对病原菌的侵入具有强有力的屏障作用，并且皮肤和黏膜分泌物中具有一些杀菌、抑菌物质，如皮脂腺分泌的脂肪酸、汗腺分泌的乳酸、胃液中的胃酸及唾液、呼吸道黏膜中的溶解酶等，但是儿童皮肤角质层薄嫩，容易破损，故屏障作用差，对外界刺激的抵抗力弱，易受机械或物理损伤而继发感染。细菌或真菌易于在碱性环境中增殖，而新生儿皮肤较成人偏碱性，给细菌或真菌提供了适宜的繁殖环境。血脑屏障未发育成熟，以及呼吸道纤毛细胞发育不完善等，均导致新生儿、婴幼儿成为非特异性免疫功能较差人群，但是随年龄增长，其免疫系统逐步发育健全。

2. 吞噬作用

人体血液中含有大量的具有吞噬功能的细胞，主要吞噬细胞分为两类：一类是小吞噬细胞，主要是外周血中的中性粒细胞，还有嗜酸性粒细胞；另一类是大吞噬细胞，即单核巨噬细胞系统，包括末梢血液中的单核细胞和淋巴结、脾、肝、肺以及浆膜腔内的巨噬细胞，神经系统内的小胶质细胞等。这些吞噬细胞通过趋化与黏附、调理与吞入、杀菌和消化的过程发挥吞噬作用。婴幼儿的吞噬细胞随着年龄的增长，逐渐形成并实现它们的吞噬能力，其中嗜中性粒细胞的趋化吞噬和杀菌功能已趋成熟，但新生儿时期的各种吞噬细胞功能仍呈暂时性低下状态。

3. 补体系统

正常人体的组织和血液中有多种抗菌物质，但是足月婴儿出生时血清补体含量低，如 CH50、C3、C4、C5 和备解素的浓度只接近成人的 60%；一般在生后随着年龄的增长，各补体浓度或活性才接近成人水平。在这些物质的配合下，增加杀菌作用。

【特异性免疫特征】

特异性免疫主要是由机体经病原微生物抗原刺激后产生的特异性免疫应答，包括细胞免疫和体液免疫两种，这两种免疫反应必须由抗原性物质进入机体刺激免疫系统后方可形成。

1. 细胞免疫

根据功能可将免疫细胞分为固有免疫细胞和适应性免疫细胞。固有免疫细胞包括单核 / 巨噬细胞、树突状细胞、自然杀伤细胞和其他朗格汉斯细胞、中性粒细胞、嗜酸性粒细胞、嗜碱性粒细胞、肥大细胞、自然杀伤 T 细胞、B-1 细胞和边缘区 B 细胞等。适应性免疫细胞包括 T 淋巴细胞、单核 / 巨噬细胞与 B 细胞。

2. 体液免疫（B 细胞免疫）

胞外菌是人类机体病原菌的重要组成部分，胞外菌通过引起感染部位组织的破坏并产生毒素而致病，机体抗胞外菌的免疫应答发挥抑制细菌的吸附、调理吞噬、溶菌及中和毒素的作用，从而排出致病菌，起到免疫作用，如 B 细胞免疫、免疫球蛋白，然而 B 细胞免疫的发育较迟缓。B 细胞不足比血清免疫球蛋白（Ig）水平低的后果更为严重，不利于特异性抗体生成，易发生暂时性低丙种球蛋白血症；免疫球蛋白系 B 细胞分化浆细胞的产物，其包含 IgG、IgA、IgM、IgD 和 IgE 5 类，血清 Ig 从胚胎到出生，甚至到少年时期才逐渐稳定地存在于人类机体中，产生相应的免疫作用。因此，婴幼儿较成人易出现特异性变态反应性疾病。

（朱昌成）

第二节　原发性免疫缺陷病

【概述】

原发性免疫缺陷病（PID）也称先天性免疫缺陷病，是由遗传因素导致免疫细胞和免疫分子发生缺陷引起的免疫反应缺如或降低，导致机体抗感染免疫功能低下的一组临床综合征，往往在儿童中发病。

【病因和发病机制】

PID 的病因目前尚不清楚，且这类疾病的表现多种多样，可能与免疫系统遗传基因异常或先天性发育不全造成的免疫功能障碍有关。

【分类】

PID 可发生于免疫系统发育成熟的各环节，多为 X 连锁隐性遗传或常染色体隐性遗传，多见于婴幼儿，严重者可危及生命。PID 涉及的病种很多，根据发生缺陷的免疫系统组分，可将 PID 分为原发性 B 细胞缺陷病、联合免疫缺陷病、原发性 T 细胞缺陷病、吞噬细胞缺陷病、补体系统缺陷病。

【临床表现】

由于免疫功能缺陷的组分不同，临床表现差异很大，但多为感染首发，且具有共同的特征：①对感染的易感性明显增加，此病的最大特点是反复感染。患儿易感染的病原类型主要取决于其免疫系统受损的部分。例如，体液免疫缺陷患儿易发生细菌性感染，而细胞免疫缺陷患儿则易发生病毒或其他细胞内微生物感染。②易伴发恶性肿瘤，尤其是 T 细胞免疫缺陷更易导致恶性肿瘤的发生。此外，某些免疫缺陷病易合并自身免疫性疾病。③易自发免疫病，不同成分的免疫系统缺陷可引起不同疾病；同一种免疫缺陷疾病的患儿也可有不同表现。

这里仅介绍几种免疫缺陷病的临床特点。

1.X- 连锁无（或低）丙种球蛋白血症

该病又称 Bruton 综合征，是最典型的原发性 B 细胞免疫缺陷病，主要为 X 连锁隐性遗传。患儿一般于出生后 4 个月及以后开始发病，临床表现以反复化脓性细菌感染、肠道病毒感染为特征。

2. 选择性 IgA 缺陷病

该病是最常见的选择性 IgA 缺陷病，发病率为 1%，有家族史者多为常染色体显性或隐性遗传。患儿多于 4 月龄后起病，表现为反复的细菌感染，如肺炎、鼻窦炎、中耳炎、菌膜炎、败血症等。

3. 选择性 IgG 亚类缺陷病

本病通常由 B 细胞分化异常引起，血清总 IgG 含量正常。但某一种或几种 IgG 亚类水平选择性下降，其中最常见的类型是成人 IgG3 亚类缺陷。IgG2 缺陷与 IgA 缺陷有关，多见于儿童，这类患儿大多无临床表现，少数患儿可反复发生化脓性细菌感染。

4. 高 IgM 综合征

本病因 B 细胞产生抗体不能发生类别转换引起，较罕见，临床表现主要为反复胞外细菌感染和某些机会性感染（如卡氏肺囊虫、肺孢子虫、非洲弓形虫）。

5. 常见变异型免疫缺陷病

本病为一种较常见的原发性免疫缺陷病，男、女均可发病。发病年龄不定，较多见于青少年。由于病因不明，遗传方式不定，免疫缺陷程度各异，本病的临床症状表现多样，主要表现为：①易感性增高，反复发生感染，且有迁延化倾向。②消化道症状，如腹泻、难治性腹泻及吸收不良，甚至可发生营养不良。③关节痛，也可有类风湿样关节改变，关节挛缩等。④其他，如支气管扩张、自身免疫性疾病或肿瘤等。

6. 第欧根尼综合征

本病又称 DiGeorge 综合征，男、女均可发病，大多为遗传性。临床表现的轻重与胸腺、甲状旁腺缺损程度有关。主要表现为：①手足抽搐。②反复感染，如呼吸道感染、鹅口疮和腹泻等。③心血管畸形，如室间隔缺损、房间隔缺损、法洛四联症等。④特殊面容，如唇裂、宽颧骨等。

7. 联合免疫缺陷病

本病是由于 T 淋巴细胞与 B 淋巴细胞均缺少而引起的细胞免疫和体液免疫功能缺陷的一组疾病，主要包括严重联合免疫缺陷病和共济失调毛细血管扩张症。

【辅助检查】

1. 体液免疫功能测定

（1）免疫球蛋白的测定：是检测 B 细胞功能最常用的试验。IgG 在 2.5 g/L（250 mg/dL）以下，IgA 和 IgM 各在 0.1 g/L（10 mg/dL）以下可认为缺乏。

（2）同族血凝素试验：1 岁以上非 AB 血型儿童血清中抗 A 或抗 B 滴度应＞ 1∶4 低于此数提示体液免疫缺陷。

（3）特异性抗体测定：正常儿童行白喉感受性（锡克）试验，体液免疫和联合免疫缺陷者因缺乏产生抗体的反应，此试验则呈阳性。

（4）骨髓检查或淋巴结活检：缺乏浆细胞。

2. 细胞免疫功能测定

（1）外周血淋巴细胞计数：少于 1.2×10^9/L 提示细胞免疫缺陷。

（2）皮肤迟发性超敏反应：结核菌素试验阴性反应除了表示未接种过卡介苗、无结核感染外，还可提示细胞免疫缺陷。此外尚可用双链酶、植物血凝素（PHA）做皮试测定。

（3）淋巴细胞转化试验：以每分脉冲数（CPMD）或刺激指数（SI）表示。当 SI < 3 时，认为 T 细胞免疫缺陷。

（4）基因突变分析：基因测定可以提高诊断准确率，及提供遗传咨询、产前诊断等。

3. 影像学检查

婴幼儿期胸部 X 线片缺乏胸腺影，提示 T 细胞功能缺陷。

【治疗要点】

1. 一般处理

保护性隔离，尽量减少与感染源的接触，营养支持，加强家庭宣教，增强家属与患儿对抗疾病的信心等。

2. 药物治疗

使用抗生素以清除或预防细菌、真菌等感染。

3. 替代疗法

如免疫球蛋白替代疗法或免疫重建，即通过造血干细胞移植、胎儿胸腺移植、基因治疗等恢复其免疫功能。

4. 基因检测

提高诊断准确率，为临床预防提供依据。

有细胞免疫缺陷的患儿应禁种活疫苗或菌苗，以防发生严重感染。有严重细胞免疫缺陷的患儿不宜输新鲜血制品，以防发生移植物抗宿主反应。PID 患儿一般不做扁桃体和淋巴结切除术，脾切除术为禁忌，糖皮质激素类药物应慎用。

【主要护理问题】

（1）有感染的危险：与免疫功能缺陷有关。

（2）焦虑：与反复感染、预后较差有关。

【护理目标】

（1）患儿无感染发生。

（2）患儿或家长焦虑减轻或消失。

【护理措施】

反复感染是本病的特征，护理的重点是预防感染。

1. 保护性隔离

免疫性缺陷患儿免疫力低下，易发生交叉感染，应给予保护性隔离，不与感染性疾病患儿接触，减少探视，备专用物品。病室空气要新鲜，每日用医用空气消毒净化机消毒，避免着凉、感冒，保持室温 28 ～ 30℃，湿度 50% ～ 60%。医护人员操作前应严格消毒、戴口罩，并做好患儿口腔及皮肤的护理，严格遵守无菌原则。

2. 观察病情

细致观察病情，及时发现感染迹象；合并感染时，遵医嘱给予抗生素；由于免疫球蛋白替代疗法几乎需终生使用，在行丙种球蛋白输入前要严格检查静脉通路，输入中和输入后都要严密观察有无血制品输入的不良反应，及时发现病情变化，随时与医生保持联系。偶可发生过敏反应，因而应用过程中要密切观察病情变化。

3. 合理喂养

应给予高热量、高蛋白质、高维生素、低脂肪饮食，少食多餐，定时定量，营养丰富，因母乳中含有抗感染因子及各种适合婴儿的营养素，应鼓励小婴儿采用母乳喂养，以提高患儿的免疫力。

4. 心理支持

年长儿因反复感染、自幼多病，易产生焦虑、孤独、沮丧、恐惧心理，应经常和患儿及家长交谈，了解患儿心理活动，及时给予心理支持，耐心、细致地告诉患儿家长一些与此病相关的知识和可能会采取的治疗和护理措施，告知其成功病例，增强患儿家属的信心。

【健康教育】

（1）加强对 PID 的早期识别和干预 PID 的新生儿筛查，免疫重建的时间与预后的关系密切。

（2）原发性免疫缺陷病的预警症状：①每年 4 次以上中耳炎；②每年 2 次以上严重鼻窦炎；③使用抗菌药物 2 个月以上治疗感染效果不佳；④每年 2 次以上肺炎；⑤婴幼儿体质量增加过缓或生长过慢；⑥反复皮肤或深部组织脓肿；⑦在 1 岁以后持续存在鹅口疮或皮肤真菌感染；⑧只有静脉使用抗菌药物才能清除感染；⑨ 2 次或以上深部组织感染。

（3）免疫缺陷病患儿疫苗接种的注意事项：严重抗体和细胞免疫缺陷患儿，禁用减毒活疫苗如天花、脊髓灰质炎、麻疹、腮腺炎、风疹减毒活疫苗和卡介苗等，以防发生疫苗诱导的感染。当患儿接触水痘患儿后，应注射水痘－带状疱疹免疫球蛋白等。

（朱昌成）

第三节　过敏性紫癜

【概述】

过敏性紫癜又称亨－舒综合征，是以全身小血管炎为主要病变的系统性血管炎。临床表现为非血小板减少性紫癜，伴关节肿痛、腹痛、便血和血尿、蛋白尿等。主要见于 2 ～ 8 岁儿童，男孩多于女孩，四季均有发病，但春秋季多见。

【病因及发病机制】

病因尚不清楚，目前认为与某种致敏因素引起的自身免疫反应有关。机制可能是以病原体（细菌、病毒、寄生虫等）、药物（抗生素、解热镇痛剂等）、食物（鱼虾、牛奶等）及花粉、虫咬、疫苗注射等作为致敏因素，使敏感的机体产生变态反应，主要是速发型变态反应和抗原抗体复合物反应，从而造成一系列损伤。近年来大量的基础及临床研究发现，本病发病机制可能为各种感染原和过敏原作用于具有遗传背景的个体激发 B 细胞克隆扩增，导致 IgA 介导的系统性血管炎。本病的发病有家族及种族倾向，家族中同胞可同时或先后发病。亚洲发病率较高。

【临床表现】

多为急性起病，病前 1 ～ 3 周常有上呼吸道感染史。约半数患儿伴有低热、乏力、精神萎靡、纳差等全身症状。

1. 皮肤紫癜

皮肤紫癜常为首发症状，反复出现为本病特征，多见于四肢和臀部，以下肢伸面为多，对称分布，严重者累及上肢，面部及躯干少见。初起为紫红色斑丘疹，高出皮肤，压不褪色，此后颜色加深呈暗紫色，最终呈棕褐色而消退。少数重症患儿紫癜可大片融合形成大疱伴出血性坏死。皮肤紫癜一般在 4 ～ 6 周消退，部分患儿间隔数周、数月后复发。

2. 消化道症状

半数以上患儿可出现消化道症状，一般以阵发性剧烈腹痛为主，常见于脐周或下腹部疼痛，可伴恶心、呕吐，部分患儿有黑便或血便。偶可发生肠套叠、肠梗阻、肠穿孔及出血坏死性小肠炎。

3. 关节症状

约 1/3 患儿出现关节肿痛，多累及膝、踝、肘、腕等大关节，表现为关节肿胀、疼痛和活动受限，多在数日内消失而不遗留关节畸形。

4. 肾脏症状

30% ～ 60% 患儿有肾脏损害的临床表现。本病是否引起肾脏病变及病变程度是决定远期预后的关键因素。肾脏症状多发生于起病 1 个月内，症状轻重不一。多数患儿出现血尿、蛋白尿及管型尿，伴血压增高和水肿，称为紫癜性肾炎。少数呈肾病综合征表现。有肾脏损害的患儿中约一半肾损害较轻，大多数都能完全恢复。少数发展为慢性肾炎，死于慢性肾衰竭。

5. 其他

偶可发生颅内出血，导致失语、瘫痪、昏迷、惊厥。出血倾向包括鼻出血、牙龈出血、咯血等。偶尔累及循环系统发生心肌炎和心包炎，累及呼吸系统发生喉头水肿、哮喘、肺出血等。

【辅助检查】

1. 实验室检查

尚无特异性诊断检查，以下检查有助于了解病程和并发症。

（1）血常规检查：白细胞数正常或轻度增高，中性和嗜酸性粒细胞可增高。血小板计数正常甚至升高，出血和凝血时间正常，血块退缩试验正常；部分患儿毛细血管脆性试验阳性。

（2）其他：肾脏受损可有血尿、蛋白尿、管型尿；血清 IgA 浓度往往升高，IgG、IgM 水平升高或正常；大便潜血试验阳性。

2. 影像学检查

早期 X 线仅显示软组织肿胀，关节周围骨质疏松，关节附近呈现骨膜炎。晚期可见关节面破坏，以手腕关节多见。腹部超声检查有利于早期诊断肠套叠。

【治疗要点】

1. 一般治疗

卧床休息，积极寻找和去除致病因素，如控制感染、补充维生素等。

2. 糖皮质激素和免疫抑制剂

泼尼松 1 ～ 2 mg/（kg · d）分次口服，症状缓解后即可停药。重症紫癜性肾炎可加用免疫抑制剂如环磷酰胺等。

3. 抗凝治疗

应用阻止血小板凝集和血栓形成的药物，如阿司匹林 3 ～ 5 mg/（kg · d）；双嘧达莫 3 ～ 5 mg/（kg · d）。如伴有明显高凝状态，可选用肝素治疗。

4. 其他

钙通道拮抗剂如硝苯地平 0.5 ～ 1.0 mg/（kg · d），分次服用；非甾体抗炎药如萘普生，10～15 mg/（kg·d），分次服用，均有利于关节炎的恢复。

【主要护理问题】

（1）皮肤完整性受损：与血管炎有关。
（2）疼痛：与关节肿痛、肠道炎症有关。
（3）潜在并发症：消化道出血、紫癜性肾炎。

【护理目标】

（1）保持患儿皮肤的完整性。
（2）使患儿疼痛缓解或消失。
（3）防止并发症的发生。

【护理措施】

1. 健康教育

实施精准教育链接系统，将医疗资源与现代科技进行结合，从而提供标准的宣传教育，借助治愈（HEALS）系统，医护人员将相关资料上传，借助互联网的及时性、广域性等特点，实现全域教育，并通过综合运用图文、动画等多元方式，同时满足不同类型家属的健康需求，实现个性化健康教育。

2. 恢复皮肤的正常形态和功能

（1）观察皮疹的形态、颜色、数量、分布，是否反复出现，可绘成人体图形，每日详细记录皮疹变化情况。

（2）保持皮肤清洁，防止擦伤和患儿抓伤，如有破溃及时处理，防止出血和感染。

（3）患儿衣着应宽松、柔软，保持清洁、干燥。

（4）避免接触可能的各种致敏原，同时按医嘱使用止血药、脱敏药等。

3. 缓解关节疼痛

观察患儿关节疼痛及肿胀程度，协助患肢采取不同的功能位置。据病情给予热敷，教会患儿利用放松、娱乐等方法减轻疼痛。患儿腹痛时应卧床休息，家长在床边守护，并做好日常生活护理。按医嘱使用糖皮质激素，以缓解关节疼痛和解除痉挛性腹痛。

4. 监测病情

（1）观察有无腹痛、便血等情况，同时注意观察腹部体征并及时报告和处理。有消化道出血时，应卧床休息，限制饮食，给予无渣流食，出血量多时要考虑输血并禁食，经静脉补充营养。

（2）观察尿色、尿量，定时做尿常规检查，若有血尿和蛋白尿，提示紫癜性肾炎，应按肾炎护理。

【健康教育】

（1）近年来研究表明A组溶血性链球菌感染是导致过敏性紫癜的重要原因，本病以春、秋二季好发，故可在春、秋季节向儿童及家长宣传预防感染的重要性，让其避免去人群集中的公共场所，同时，防止受凉。

（2）过敏性紫癜可反复发作或并发肾损害，给患儿和家长带来痛苦和不安，故应针对具体情况予以解释，帮助其树立战胜疾病的信心。

（3）指导家长和患儿学会观察病情，合理调配饮食；指导其尽量避免接触各种可能的过敏原以及定期去医院复查。

（邱青霞）

第四节　川崎病

【概述】

川崎病（KD）于1967年由日本川崎富作首先报告，又称为黏膜皮肤淋巴结综合征（MCLS），15%～20%未经治疗的患儿发生冠状动脉损害。本病呈散发或小流行，四季均可发病。KD多发生于5岁以下儿童，是一种自限性血管炎症性疾病。我国流行病学调查表明，2000—2004年北京5岁以下儿童发病率为49.4/100 000；发病年龄5岁以下者占87.4%，男、女发病比例为1.83∶1。

【病因】

病因不明，流行病学资料提示本病与多种病原如立克次体、葡萄球菌、链球菌、反转录病毒、支原体感染等有关，但均未能证实。

【病理】

病理变化为全身性血管炎，易累及冠状动脉。病理过程可分为四期。

Ⅰ期：1～9 d，小动脉周围炎症，冠状动脉主要分支血管壁上的小营养动脉和静脉受到侵犯。心包、心肌间质及心内膜炎症浸润，包括中性粒细胞、嗜酸性粒细胞及淋巴细胞。

Ⅱ期：12～25 d，冠状动脉主要分支全层血管炎，血管内皮水肿、血管壁平滑肌层及外膜炎性细胞浸润。弹力纤维和肌层断裂，可形成血栓和动脉瘤。

Ⅲ期：28 ～ 31 d，动脉炎症渐消退，血栓和肉芽形成，纤维组织增生，内膜明显增厚，导致冠状动脉部分或完全阻塞。

Ⅴ期：数月至数年，病变逐渐愈合，心肌瘢痕形成，阻塞的动脉可能再通。

【临床表现】

1. 主要表现

（1）发热：体温 39 ～ 40℃，持续 7 ～ 14 d 或更长，呈稽留热或弛张热型，抗生素治疗无效。

（2）球结膜充血：起病 3 ～ 4 d 出现，无脓性分泌物，热退后消散。

（3）唇及口腔表现：口唇充血皲裂，口腔黏膜弥漫充血，舌乳头突起、充血，呈草莓舌。

（4）手足症状：急性期手足硬性水肿和掌跖红斑，恢复期指（趾）端甲下和皮肤交界处出现膜状脱皮，指（趾）甲有横沟，重者指（趾）甲亦可脱落。

（5）皮肤表现：多形性红斑和猩红热样皮疹，常在第 1 周出现。皮疹呈向心性、多形性，常见为斑丘疹，猩红热样，无疱疹及结痂，躯干多见，持续 4 ～ 5 d 消退。肛周皮肤发红、脱皮。

（6）颈淋巴结肿大：单侧或双侧，表面不红，无化脓，可有触痛。

2. 心脏表现

于病程第 1 ～ 6 周可出现心包炎、心肌炎、心内膜炎、心律失常。发生冠状动脉瘤或狭窄者，可无临床表现，少数可有心肌梗死的症状。冠状动脉损害多发生于病程第 2 ～ 4 周，也可发生在疾病恢复期。心肌梗死和冠状动脉瘤破裂可致心源性休克甚至猝死。2 岁以下的男孩，红细胞沉降率、血小板计数、C 反应蛋白明显升高是冠状动脉病变的高危因素。

3. 其他

可有间质性肺炎、无菌性脑膜炎、消化系统症状（腹痛、呕吐、腹泻、麻痹性肠梗阻、肝大、黄疸等）、关节痛和关节炎。另外，原接种卡介苗（BCG）瘢痕处再现红斑（接种后 3 个月至 3 年易出现），对不完全型 KD 的诊断有重要价值。

【辅助检查】

1. 血液检查

血液检查示周围血白细胞增高，以中性粒细胞为主，伴核左移。轻度贫血，血小板早期正常，第 2 ～ 3 周时增多。血沉增快，C 反应蛋白等急性时相蛋白、血浆纤维蛋白原和血浆黏度增高，血清转氨酶升高。

2. 免疫学检查

免疫学检查示血清 IgG、IgM、IgA、IgE 和血液循环免疫复合物升高；Th2 细胞因子如 IL-6 明显增高，总补体和 C3 正常或增高。

3. 心电图

早期心电图示非特异性 ST-T 变化；心包炎时可有广泛 ST 段抬高和低电压；心肌梗死时 ST 段明显抬高、T 波倒置及异常 Q 波。

4. 胸部平片

胸部平片可示肺部纹理增多、模糊或有片状阴影，心影可扩大。

5. 超声心动图

超声心动图是本病最重要的辅助检查手段。急性期可见心包积液，左室内径增大，二尖瓣、主动脉瓣或三尖瓣反流；可有冠状动脉异常。

6. 冠状动脉造影

冠状动脉造影是诊断冠状动脉病变最精确的方法，如超声检查有多发性冠状动脉瘤或心电图有心肌缺血表现者，应进行冠状动脉造影，以观察冠状动脉病变程度，指导治疗。

7. 多层螺旋 CT

多层螺旋 CT 在检测冠状动脉狭窄、血栓形成、血管钙化方面明显优于超声心动图，可部分取代传统的冠状动脉造影。

【诊断】

1. 诊断标准

发热 5 d 以上，伴有下列 5 项临床表现中的 4 项者，排除其他疾病后，即可诊断为川崎病：

（1）四肢变化：急性期掌趾红斑，手足硬性水肿；恢复期指趾端膜状脱皮。

（2）多形性皮疹。

（3）眼结合膜充血，非化脓性 。

（4）唇充血皲裂，口腔黏膜弥漫充血，舌乳头突起、充血呈草莓舌。

（5）颈部淋巴结肿大。

如 5 项临床表现中不足 4 项，但超声心动图有冠状动脉损害，亦可确诊为川崎病。

【治疗】

1. 阿司匹林

阿司匹林每日 30 ～ 50 mg/kg，分 2 ～ 3 次服用，热退后 3 d 逐渐减量，2 周左右减为每日 3 ～ 5 mg/kg，维持 6 ～ 8 周。如有冠状动脉病变时，应延长用药时间，直至冠状动脉恢复正常。

2. 静脉注射免疫球蛋白（IVIG）

免疫球蛋白（VIG）剂量为 1 ～ 2 g/kg，推荐剂量为 2 g/kg，于 8 ～ 12 h 静脉缓慢输入，宜于发病早期（10 d 以内）应用，可迅速退热，预防冠状动脉病变发生。应同时合并应用阿司匹林，剂量和疗程同上。

3. 糖皮质激素

糖皮质激素因可促进血栓形成，增加发生冠状动脉病变及冠状动脉瘤的风险，影响冠脉病变修复，故不宜单独应用。针对 IVIG 治疗无效，或存在 IVIG 耐药风险的患儿可考虑早期使用糖皮质激素，可与阿司匹林和双嘧达莫合并应用。醋酸泼尼松剂量为每日 1 ～ 2 mg/kg，用药 2 ～ 4 周逐渐减量停药。

4. 其他治疗

（1）抗血小板聚集：除阿司匹林外，可加用双嘧达莫，每日 3 ～ 5 mg/kg。如合并严重冠状动脉病变和血小板增多者可选择阿司匹林联合氯吡格雷加强抗血小板聚集。

（2）对症治疗：根据病情给予对症及支持疗法，如补充液体、保护肝脏、控制心力衰竭、纠正心律失常等，有心肌梗死时应及时进行溶栓治疗。

（3）心脏手术：严重的冠状动脉病变需要进行冠状动脉搭桥术。

【主要护理问题】

（1）皮肤完整性受损：与疾病原因引起的斑丘疹等有关。

（2）体温异常——高热：与感染、免疫反应引起的发热有关。

（3）舒适的改变：与口腔黏膜充血，口唇皲裂、颈部淋巴结肿大触痛等有关。

（4）潜在并发症：心包炎、心肌炎、心内膜炎、心律失常等。

【护理目标】

（1）患儿全身的皮疹消退，皮肤完好无破损。

（2）患儿体温恢复正常。

（3）患儿口唇、黏膜充血及颈部淋巴结肿大缓解或症状消失。

（4）患儿无心脏受损的并发症发生。

【护理措施】

1. 病情观察

（1）生命体征观察：密切观察患儿生命体征，每 4 h 监测体温一次，观察体温的变化、热型及伴随的症状，有无热性惊厥等。高热患儿及时给予降温，物理降温效果不佳者及时使用药物降温，如布洛芬混悬液（美林）、对乙酰氨基酚混悬滴剂（泰诺林）等。若有热性惊厥者，应遵医嘱使用镇静止惊的药物。

（2）并发症观察：观察患儿有无心血管损害的表现，如神志、精神状况、面色、血压、心律、心率、心电图情况，一旦发现异常，立即汇报医生，安置心电监护仪并采取相应的护理措施。

（3）用药观察：静脉注射大剂量免疫球蛋白，有发生溶血的风险，故应密切观察患儿有无过敏反应的发生。口服阿司匹林期间，观察有无出血反应，并指导患儿家长饭后给患儿服用阿司匹林以减少胃肠道刺激。

2. 皮肤护理

患儿躯干皮肤有皮疹者，应保持皮肤清洁干燥，修剪指甲，以免抓伤和擦伤；衣服选择质地柔软的棉质衣裤，防止摩擦引起破溃。半脱的痂皮用无菌或清洁的剪刀剪除，切勿强行撕脱，防止出血和继发感染。

3. 黏膜护理

观察患儿口腔黏膜病损情况，每日三餐前后漱口，保持口腔清洁，防止继发感染，增进食欲。口唇干裂者可涂擦唇膏，必要时遵医嘱予以药物涂擦口腔创面，每日用生理盐水清洁眼部，保持眼部清洁，预防感染。

4. 饮食护理

督促家长给予患儿清淡易消化的流质或半流质饮食，忌辛辣、生硬的刺激性食物，增加蛋白质和维生素的摄入，做到营养均衡。若进食不佳者，可遵医嘱静脉补液。

5. 心理护理

因患儿家长对该疾病不了解，同时担心并发症损伤心血管等，护理应尽早向家属讲解疾病的特点、临床表现、预后及注意事项，让家长对该疾病有基本的认识，树立信心；合理安排患儿休息及活动，急性期应以卧床休息为主，可安排一些床上娱乐的活动，如看书、玩具等，多给予鼓励和精神安慰，减少焦虑及各种不良刺激，取得更好的配合。

【健康教育】

（1）主动、耐心、细致地向家属介绍患儿的病情，讲解川崎病的危害性和并发症，总结住院期间的治疗阶段性成果，强调后期继续配合治疗的重要性，教会家长基本的护理技巧。

（2）通过工作人员及患儿家长的共同参与互动，普及规律服药以及如何预防复发等知识，可更好地控制症状，观察用药后的疗效及不良反应。

（3）指导家长观察患儿有无心血管损害的表现，如精神状态、面色、心率异常等，若有不适及时就医。

（4）常规定期复查，于出院后1个月、3个月、6个月及1年全面检查1次（包括体格检查、心电图和超声心动图等）；对有冠状动脉损害的患儿应密切随访，每

6～12个月1次。

【预后】

川崎病为自限性疾病，多数预后良好。复发率1%～2%。冠状动脉扩张或冠状动脉瘤大多于病后2年内自行消失，但常遗留管壁增厚和弹性减弱等功能异常。巨大冠状动脉瘤常不易完全消失，可导致血栓形成或管腔狭窄，需外科手术介入。

（方艳丽、余佩钰）

第四章　感染性疾病护理

第一节　麻　疹

【概述】

麻疹是由麻疹病毒引起的一种急性传染病，临床上以发热、上呼吸道炎、结膜炎、口腔麻疹黏膜斑（又称柯氏斑）、全身斑丘及疹退后遗留色素沉着伴糠麸样脱屑为特征。本病传染性强，儿童是主要易感人群，病后大多可获得终身免疫。我国广泛使用麻疹减毒活疫苗后，麻疹的发病率及死亡率已显著下降，但仍是全球年发病数较多的国家之一。

【病因】

（1）病原体是麻疹病毒。麻疹病毒在体外生存力不强，在阳光下很快死亡，在室内空气中一般不超过半小时，但能耐受冷和干燥。

（2）麻疹病人是唯一传染源，病毒存在病人的血液和口、鼻、咽分泌物中，麻疹患儿出疹前、后的 5 d 均有传染性。有并发症的患儿传染性可延长到出疹后 10 d。

（3）麻疹传染性强，以冬春两季好发，多发生于 6 个月到 5 岁的儿童。

【病理】

多核巨细胞及核内外均有病毒集落的嗜酸性包涵体是麻疹的典型病理特征，主要见于皮肤、淋巴组织、呼吸道和肠道黏膜及眼结膜。真皮和黏膜下层毛细血管内皮细胞充血、水肿、增生、单核细胞浸润并有浆液性渗出而形成麻疹皮疹和麻疹黏膜斑。疹退后，表皮细胞坏死、角化形成糠麸样脱屑。由于皮疹处红细胞裂解，疹退后遗留棕色色素沉着。

【临床表现】

1. 典型麻疹

（1）潜伏期：一般为 6 ～ 18 d，平均 10 d。潜伏期末可有低热、全身不适。

（2）前驱期：3 ～ 4 d。主要表现为：①发热，多为中度发热或高热，热型不一。②在发热同时出现咳嗽、喷嚏、咽部充血等症状，其中流涕、结膜充血、眼睑水肿、流泪、畏光等眼鼻卡他症状是本病特点。③麻疹黏膜斑（Koplik 斑），是麻疹早期特征性的体征，一般在出疹前 1 ～ 2 d 出现于上下磨牙相对的颊黏膜上，为细砂样灰白色小点，周围有红晕，并迅速增多，互相融合，可累及整个颊黏膜及唇部黏膜，于出疹后逐渐消失。④非特异症状，如全身不适、食欲减退、精神不振、呕吐、腹泻等。偶见皮肤荨麻疹、猩红热样皮疹，在出现典型皮疹时消失。

（3）出疹期：多在发热 3 d 后出皮疹。皮疹先出现于耳后、发际，渐及额、面、颈部，自上而下蔓延至躯干、四肢，最后达手掌与足底。皮疹初为红色斑丘疹，以后逐渐融合成片，色加深呈暗红，一般不伴痒感，疹间皮肤正常。全身中毒症状加重，体温可突然高达 40℃，咳嗽加剧、呼吸急促、伴嗜睡或烦躁不安，重者有谵妄、抽搐。此期肺部可闻少量干、湿性啰音。

（4）恢复期：若无并发症，出疹 3 ～ 4 d，皮疹按出疹顺序开始消退，体温逐渐降至正常，全身症状改善。疹退后皮肤有棕色色素沉着伴糠样脱屑，一般 7 ～ 10 d 消退。

2. 非典型麻疹

（1）轻型麻疹：主要见于体内尚有一部分免疫力者，如潜伏期内接受过丙种球蛋白或出生 8 个月以内尚有母亲被动抗体的婴儿。主要特点为一过性低热、轻度眼鼻卡他症状，全身情况良好，麻疹黏膜斑不典型或不出现，无并发症。

（2）重型麻疹：主要见于营养不良、免疫力低下继发严重感染者。体温持续高热，中毒症状重，伴惊厥、昏迷。皮疹密集融合，部分疹出不透、色暗淡，或皮疹骤退、四肢冰冷、血压下降出现循环衰竭表现。此型常有肺炎、心力衰竭等并发症，死亡率高。

（3）异型麻疹：主要见于接种过麻疹减毒活疫苗而再次感染者。典型症状是持续高热、乏力、肌痛、头痛或伴四肢水肿，皮疹不典型，易发生肺炎。

【辅助检查】

1. 血常规

血白细胞总数减少，淋巴细胞相对增多。

2. 血清学检查

多采用酶联免疫吸附试验（ELISA）进行疹病毒特异性 IgM 抗体检测，出疹早期即可出现阳性。

3. 病原学检查

取早期患儿眼、鼻、咽分泌物或血、尿标本进行麻疹病毒分离，用免疫荧光法或免疫酶法检测麻疹病毒抗原，可帮助早期诊断。

【治疗】

1. 一般治疗

患儿应居单病室，按呼吸道传染病隔离。保持室内适当的温湿度，让患儿卧床休息，保持水、电解质及酸碱平衡，鼓励其多饮水。

2. 对症治疗

高热时可酌情使用退热剂，但应避免急骤退热，特别在出疹期。咳嗽可用祛痰镇咳药。剧烈咳嗽和烦躁者遵医嘱适当给予镇静剂。继发细菌感染可用抗生素治疗。必要时可吸氧。出疹期可用中药清热、解毒、透疹。WHO 推荐急性期口服补充大剂量维生素 A。

3. 并发症的治疗

有并发症者给予相应治疗。继发细菌感染可给予抗生素。

【主要护理问题】

（1）体温过高：与脓毒血症、继发感染有关。

（2）皮肤完整性受损：与麻疹病毒引起的皮疹有关。

（3）营养失调、低于机体需要量：与高热消耗增加、食欲下降有关。

（4）有交叉感染的危险：与麻疹呼吸道传播和接触传播有关。

（5）焦虑：与家长缺乏对疾病的正确认识以及预后有关。

（6）潜在并发症：中耳炎、喉气管炎、肺炎、脑炎、亚急性硬化性全脑炎。

【护理目标】

（1）使患儿的体温维持在正常范围内。

（2）患儿皮疹消退，皮肤完整无破损，未发生皮肤黏膜感染。

（3）住院期间保证足够的营养。

（4）患儿住院期间无其他人员感染麻疹。

（5）对疾病相关知识有一定了解，能积极配合治疗，避免交叉感染。

（6）无并发症发生或并发症及时得到处理。

【护理措施】

（1）高热的护理：高热时特别注意有无高热惊厥，可酌情用小剂量退热剂，避免急骤退热致虚脱；可用冷毛巾额部湿敷，并供给足量水分，但不能做酒精擦浴，以免影响出疹；患儿呈稽留热，给予头置冰帽、冰盐水灌肠，密切观察体温，每 2 h 测量 1 次，并及时准确记录；主动关心患儿，尽可能满足患儿的身心护理需要，保证患儿充分卧床休息，尽量减少消耗；并做好口腔护理，保持口腔清洁卫生。

（2）食物给予清淡易消化的流食或半流食。多喝水或热汤，有利于身体内代谢废物的排出，还可以促使皮疹发透。皮疹消退，即进入恢复期，应加强营养，除生冷油腻的食物外，无须忌口。

（3）卧床休息至皮疹消退、症状消失。病室要安静、空气要清新，温湿度适宜，每日开窗通风两次，病室消毒两次，避免强光刺激患儿的眼睛，窗户拉上窗帘，灯泡用灯罩罩住。给患儿穿衣盖被要适当，勿过冷过热，而引起肺炎。

（4）注意患儿眼睛的清洁。麻疹病毒侵入人体后，不但会出现皮疹，同时眼结膜、口腔、鼻腔黏膜会产生分泌物，这些分泌物中含有大量病毒，如不及时清洗，分泌物长时间地刺激，这些部位抵抗力下降，给病毒继续入侵和其他致病菌的生长繁殖创造了条件。因此，做好患儿黏膜的清洁也是十分重要的。口腔可用盐水漱口，每天重复几次。

（5）皮肤护理：保持床单位的干燥、平整，内衣柔软，勤换洗，出疹期和退疹后期常有皮肤瘙痒，应剪短指甲，以防抓破皮肤，引起感染。皮肤瘙痒者遵医嘱擦炉甘石洗剂或外扑止痒粉，出疹期间防止受凉。

（6）注意观察病情，及早发现并发症。麻疹的并发症多而且比较严重。常见的并发症有肺炎、心肌炎及脑炎等。

（7）做好同病室患儿及家属的宣教，勿接触麻疹患儿，接触患儿前后要洗手，戴好口罩，避免交叉感染，延长住院时间。

（8）心理护理：①患儿出疹后，情绪会表现得非常烦躁，特别是一些年龄较小的哭闹较为严重，在护理期间可播放轻柔的音乐并轻抚患儿背部，来安抚患儿，在此过程中，要反复尝试，总结针对该类哭闹患儿的护理方式，获取经验。②护理人员需要加强与患儿家长之间的沟通与交流，采用一定的沟通技巧，建立与患儿家长之间良好的沟通桥梁，向家长说明护理干预对患儿身体康复的重要性，使家长在配合治疗的基础上再给予患儿更多的关心与爱护，消除患儿对疾病和治疗的恐惧，缓解患儿不良情绪。

（9）预防措施：我国麻疹疫苗免疫原性结果表明，在8月龄给予第一剂疫苗接种，血清抗体转化充足，针对小于8月龄婴儿，可以通过对育龄期妇女加强接种麻疹疫苗，以提高其麻疹抗体水平，进而提高婴儿胎传麻疹抗体水平及持续时间，同时需积极开展适龄儿童麻疹疫苗接种工作，鼓励儿童家庭成员接种疫苗，通过建立高水平的群体免疫来保护小婴儿及未及时接种疫苗的易感人群。

（10）呼吸衰竭时保持呼吸道畅通，引导患儿采取侧卧位或仰卧位，上身适当抬高，拍背、吸痰、指导患儿正确雾化吸入促进痰液排出。

【并发症的观察及护理】

1. 中耳炎

观察患儿有无耳痛、听力下降、耳鸣、头晕、恶心、呕吐等症状。

2. 喉炎

注意患儿有无呼吸困难、哮鸣音、氧饱和度，面部、口唇有无发绀，必要时遵医嘱给予氧疗。

3. 脑膜炎

（1）指导患儿在急性期卧床休息，取平卧位，以保证脑血流供给，减轻脑组织缺血状态。

（2）病情稳定后，鼓励患儿做主动锻炼，尽早下床活动。

（3）腰穿后，去枕平卧 6 h，保持穿刺部位敷料干燥，避免感染。观察患儿的体温，有无惊厥、昏迷、肌强直、痉挛和共济失调等，以及有无脑膜刺激征和呼吸衰竭等症状、体征。

【健康宣教】

（1）管理传染源：对患儿至少要隔离到愈后 5 d，伴有呼吸道并发症者应延长到愈后 10 d。

（2）切断传播途径：流行期间避免到公共场所。

（3）养成良好的卫生习惯，勤洗手。

（4）保护易感人群：未患过麻疹的儿童均应接种麻疹减毒活疫苗。我国计划免疫定于 8 个月龄初种，7 岁时复种。

（李璐）

第二节　水　痘

【概述】

水痘是由水痘 – 带状疱疹病毒（VZV）初次感染所引起的以皮肤黏膜的斑丘疹、疱疹和结痂为主要表现的急性呼吸道传染病。多见于儿童，临床上以轻微和全身症状的皮肤、黏膜分批出现迅速发展的斑疹、丘疹、疱疹与结痂为特征。该病具有较强的传染性，常呈流行性。

【病因】

水痘患儿为主要传染源，自水痘出疹前 1 ～ 2 d 至结痂后 7 d 时，均有传染性。易感儿童接触带状疱疹患儿，也可发生水痘，但少见。主要通过飞沫和直接接触传播。人群普遍易感，幼儿、青少年以及老年人等免疫力低下人群为高发人群，但学龄前儿童发病最多。6 个月以内的婴儿由于获得母体抗体，发病较少，孕妇分娩前 1 周内患水痘可感染胎儿，病后获得持久免疫，但可发生带状疱疹。全年均可发病，冬春季多见。易感者接触患儿后约 90% 发病，传染性极强，俗称“见面传”，故幼儿园、小学等幼儿集体机构易引起流行。

【病理】

本病毒属疱疹病毒科 α 亚科，呈球形，直径 150 ～ 200 nm。本病毒仅有一个血清型，人是唯一的宿主。VZV 生存能力较弱，不耐高温，不能在痂皮中存活，易被消毒剂灭活。好发于冬春季。病毒由呼吸道侵入，在黏膜上生长繁殖后入血及淋巴液，在单核巨噬细胞系统再次增殖，侵入血液引起第 2 次病毒血症和全身病变，主要损害皮肤，少数病例可累及内脏。皮疹分批出现与间歇性病毒血症相一致。通常在皮疹出现后 1 ～ 4 d，特异性抗体产生，病毒血症消失，症状也随之缓解。

【临床表现】

1. 潜伏期

水痘潜伏期一般为 10 ～ 21 d，多为 14 d。

2. 前驱期

婴幼儿常无前驱症状。年长儿或成年人可有低热或中度发热、头痛、全身不适、食欲不振等，持续 1 ～ 2 d 才出疹，偶可出现前驱疹。

3. 出疹期

发病后 1 ～ 2 d 出疹。皮疹有以下特点：红色斑丘疹、椭圆形水滴样小水疱，周围伴红晕，水疱内容物混浊，易破溃、结痂。发病后 3 ～ 5 d 皮疹陆续分批出现，瘙痒感明显。口腔、结膜、生殖器等处黏膜皮疹，易发展为浅溃疡。皮疹结痂后一般不留瘢痕。

当存在免疫功能缺陷、凝血机制障碍及继发感染等原因时，常形成非典型水痘。皮疹融合成为大疱型，直径可达 7 cm，易继发金黄色葡萄球菌感染和脓毒血症而死亡。疱疹呈出血性，即皮下、黏膜有淤斑，可伴有身体其他部位的出血；皮肤大片坏死，全身中毒症状严重者称为坏死型；病变播散累及内脏者称为播散型，多见于免疫功能低下的患儿。妊娠早期前三个月内感染水痘，可导致胎儿先天性畸形，称为先天性水痘。

【辅助检查】

1. 血常规

病初 3 d 内外周血常规显示白细胞减少，随后淋巴细胞增多。

2. 疱疹刮片或组织活检

刮取新鲜疱疹基底物，用瑞氏染色或吉姆萨染色检查多核巨细胞，用苏木素 – 伊红染色可检查核内包涵体。

3. 病毒分离

在发病后 3 ～ 4 d 取疱疹液做细胞培养，其病毒分离阳性率高，后用免疫荧光、酶联免疫吸附试验及放射免疫等方法鉴定；也可取新鲜疱疹内液直接做电镜检查。

4. 血清抗体检测

血清抗体检测可用补体结合试验等方法测定。

【治疗】

水痘为良性自限性疾病，无特殊治疗，主要是对症处理和预防皮肤继发感染，保持皮肤清洁避免因瘙痒挠破皮肤。患儿应隔离，要大量饮水，注意休息。

（1）呼吸道隔离，卧床休息，加强护理，防止疱疹破溃感染。

（2）继发感染者应及早选用敏感的抗生素。

（3）瘙痒者可给予炉甘石洗剂及抗组胺药物。

（4）并发肺炎、脑炎按肺炎和脑炎治疗。

（5）一般禁用激素。当合并有严重并发症时，在应用有效抗生素的前提下，酌情使用。病前已用激素者应尽快减量或停用。

（6）抗病毒药物首选阿昔洛韦，应尽早使用，一般应在皮疹出现的 48 h 内开始。口服每次 20 mg/kg（$<$ 800 mg），每日 4 次；重症患者需静脉给药，10 ～ 20 mg/（kg·次），每 8 h 1 次。此外早期使用 α－干扰素能较快抑制皮疹发展，加速病情恢复。

【主要护理问题】

（1）体温过高：与病毒感染有关。

（2）皮肤完整性受损：与 VZV 引起的皮疹及皮肤瘙痒有关。

（3）有交叉感染的危险：与水痘的传染性有关。

（4）焦虑：与家长缺乏对疾病的正确认识以及预后有关。

（5）潜在的并发症：皮肤继发细菌性感染、脑炎、肺炎。

【护理目标】

（1）使患儿的体温维持在正常范围内。

（2）患儿皮疹消退，皮肤完整无破损，未发生皮肤黏膜感染。

（3）患儿住院期间无其他人员感染水痘。

（4）家长能积极配合治疗，住院期间减轻焦虑。

（5）无并发症发生。

【护理措施】

（1）保持室内安静、空气新鲜，每日开窗通风至少 2 次。移动空气消毒机消毒 2 次；每日用 500 mg/L 含氯消毒液拖地 2 次，床单元每日用 500 mg/L 含氯消毒液擦拭 1 次。

（2）衣被清洁，避免过厚加重皮疹瘙痒引起不适。

（3）剪短患儿指甲，可戴连指手套，避免抓破皮疹。若有汗应擦干并及时更换内衣，保持皮肤清洁、干燥。

（4）交代家属不可带患儿去公共场所，并且接触患儿前后要洗手，病房经常通风，并保持病房的整洁干燥，患儿用物器具做好消毒。

（5）根据病种合理安排床位，采取相应的隔离措施，挂隔离标志。隔离至全部疱疹结痂或出疹后 7 d 止，易感儿童接触后观察隔离 3 周。

（6）病情观察及护理，密切观察生命体征变化，精神、神志情况，有无恶心、呕吐情况，如有异常，及时通知医生处理并做好记录。

（7）饮食与营养，指导及配合家属参与患儿的饮食喂养、皮肤护理及其他生活护理。

（8）进行详细的入院宣教。向家属解释水痘的治疗方案、护理注意事项及疾病的自然转归过程，使之能获得有关知识，减轻心理压力及减少焦虑情绪。

（9）根据病情需要适当休息或绝对卧床休息。为患儿安排适宜的床上的娱乐活动，多给患儿精神安慰，以减少其精神刺激和不安，并建议家长也参与其中。

（10）通过讲解，提供该病的临床表现、症状、主要治疗方法、服药注意事项及饮食等方面的知识，及时解答患儿家属的相关困惑，解除家属的疑虑，在出院前做好出院指导工作。

【并发症的观察及护理】

水痘为自限性疾病，但会因继发细菌感染引起的严重并发症。皮肤疱疹继发感染可引起脓疱疹、蜂窝织炎、败血症等。儿童常为继发性肺炎。水痘脑炎发病率低于1%，常于出疹后 1 周发病，临床表现及脑脊液所见与一般病毒性脑炎相似，病死率约5%，可见脑组织有变性坏死、点状出血、间质血管周围脱髓鞘性改变及脑血管周围淋巴细胞浸润现象，少数有中枢神经系统后遗症。少见水痘肝炎、心肌炎、肾炎等。

【健康宣教】

（1）接种疫苗是预防由 VZV 引起的水痘与带状疱疹的最经济有效的措施。水痘疫苗可预防 90% 的水痘发生。

（2）继续隔离，隔离至疱疹全部结痂或出疹后 7 d。有接触史的易感患儿应观察 3 周。为避免水痘在患儿家庭成员中播散，选择有过水痘感染史或对水痘免疫的家长照顾患儿。

（3）家里室内温度适宜，开窗通风，避免处于密闭空间，衣服宽大柔软、被褥整洁不宜过厚、勤换洗，以免造成患儿不适，增加痒感。

（4）教会家属做好皮肤护理，剪短指甲，指导患儿勿抓搔皮肤，防止继发感染。

（5）给予患儿清淡易消化饮食，多喂温开水，多吃水果。

（6）被破溃疱疹污染的床单、被单、内衣、尿布、玩具、餐具等物品应用含氯消毒剂浸泡 30 min。对患儿的日用品采用日晒或煮沸等方式消毒。

（7）出院带口服药遵医嘱继续服用。

（8）发现患儿出现高热、咳嗽、头痛、烦躁不安、嗜睡等情况应立即就医。

【特别关注】

重型水痘：白血病、淋巴瘤等恶性病患者；免疫功能受损患儿易患。表现为高热，出疹 1 周后体温 40 ～ 41℃，全身中毒症状，皮疹融合，形成大疱型皮疹，或出血性皮疹，呈离心性分布，常伴有血小板减少而发生暴发性紫癜。

（罗锦）

第三节　脊髓灰质炎

【概述】

脊髓灰质炎，俗称“小儿麻痹症”，是一种急性消化道传染病，由脊髓灰质炎病毒所致，是儿童致残的主要疾病之一。该病多发生在 5 岁以下的婴幼儿。感染后无特效治疗方法，但可以注射疫苗有效预防。

【病原与流行病学】

1. 传染源

人是脊髓灰质炎病毒的唯一自然宿主，急性期患儿和健康带病毒者的粪便是重要的病毒来源，隐性感染者（占 90% 以上）和轻型无麻痹患儿是最危险的传染源，携带病毒一般为数周，此类人群难以被及时发现和隔离，在传播过程中具有重要作用。一般以 40 d 作为本病的隔离期。人群普遍易感，感染后获得对同型病毒株的持久免疫力。

2. 传播途径

本病以粪 – 口传播为主要传播方式，感染初期主要通过患儿鼻咽排出病毒，故亦可通过飞沫传播，随着病程进展，病毒随之由粪便排出，粪便带毒时间可长达 2 个月，被污染的水、食物以及日常用品成为传播媒介。此外，口服的减毒活疫苗在通过粪便排出体外后，在外界环境中有恢复毒力的可能性，导致再次感染其他易感人群。

3. 人群易感性

人群对本病普遍易感，感染后获持久免疫力并具有型特异性。血清中最早出现特异性 IgM，2 周后出现 IgG 和 IgA，新生儿可通过胎盘获得特异性 IgG 抗体，通过母乳获得分泌型 IgA，形成被动免疫，通常在出生后 6 个月中逐渐消失，后期主要经过隐性感染获得免疫力，逐渐提高抗体水平，因此 6 个月以上儿童发病率呈增高趋势，到

5 岁后又下降，至成人时多已获得一定免疫力。

4. 流行状况

这种病毒体外生存力强，耐酸，耐乙醇、氯仿等有机溶剂，低温环境中能长期存活，但高温、紫外线照射、含氯消毒剂、氧化剂等可将其灭活。本病多见于温带地区，但在实现疫苗接种地区，其发病率明显降低，也少有流行。近几年我国也有脊髓灰质炎疫苗变异为病毒致病的病例报道，所以全球消灭脊髓灰质炎工作迎来了新的挑战。

【发病机制与病理解剖】

发病机制可分为两个时期：病毒经过宿主口咽部进入体内，因其耐酸性故可在胃液中生存，并在肠黏膜上皮细胞和局部淋巴组织中增殖，同时向外排出病毒，此时如机体免疫反应强，病毒可被消除，形成隐性感染。如果少数病毒经淋巴进入血液循环，形成 1 期病毒血症，进而扩散至全身淋巴组织中增殖，出现发热等症状，若此时病毒未侵犯神经系统，机体免疫系统又能清除病毒，患儿不出现神经系统症状，即为顿挫型感染。病毒大量增殖后可再次入血，形成 2 期病毒血症，此时病毒可突破血脑屏障侵犯中枢神经系统，因此，大约有 1% 患儿有典型临床表现即瘫痪，其中轻者有神经系统症状而无瘫痪。

【临床表现】

该病潜伏期一般为 8 ～ 12 d。临床表现轻重差别较大，有无症状型，又称隐性感染（占 90% 以上）；顿挫型（占 4% ～ 8%）；无瘫痪型和瘫痪型（表 2-4-1）。其中瘫痪型根据疾病的发展进程，主要可分为前驱期、瘫痪前期、瘫痪期（表 2-4-2）。

表 2-4-1　按临床表现差异分型

分型	临床表现
无症状型（隐性感染）	占90%以上。不出现临床症状，无法通过临床表现诊断。可从咽部分泌物及粪便中可分离出病毒，间隔2～4周的血清中检测出特异性中和抗体增长4倍以上方可确诊
顿挫型	占4%～8%，发热、咽部不适、咽部淋巴组织充血、水肿为主要的上呼吸道症状；恶心、呕吐、腹泻、腹部不适等胃肠功能紊乱现象；以及流感样症状。该型经病毒分离及血清中的特异性抗体变化方可诊断。很少出现神经系统症状、体征
无瘫痪型	无瘫痪型与顿挫型之间主要区别为脑膜刺激征的出现，患儿可出现头痛、背痛、呕吐和颈背部强直，凯尔尼格征、布鲁津斯基征阳性，脑膜刺激征阳性，脑脊液呈病毒性脑膜炎性改变。该型全身症状较顿挫型更明显，但不出现瘫痪
瘫痪型	除可出现无瘫痪型的各种临床表现外，还可出现不对称性肌群无力或弛缓性瘫痪，随发热而加重，热退后瘫痪不再进展

表 2-4-2 瘫痪型的分期及临床表现

分期	临床表现
前驱期	以发热、乏力、多汗，可伴咽痛、咳嗽等呼吸道症状或食欲下降、恶心、呕吐、腹痛等不适为主要表现
瘫痪前期	由前驱期直接进入，或在症状消失后1～6 d出现体温再次上升，头痛、恶心、呕吐，烦躁或嗜睡，感觉过敏、肢体强直灼痛。伴有颈抵抗、布鲁津斯基征阳性。可伴面色潮红、多汗、括约肌功能障碍等交感神经功能紊乱表现。进入后期可出现腱反射减弱或消失
瘫痪期	一般起病后3～10 d，体温开始下降时出现肢体瘫痪表现，肌力减弱，伴腱反射减弱或消失，随病程迁延加重。瘫痪早期可能出现发热和肌痛，多数患儿体温下降后瘫痪就不再发展，无感觉障碍。可分为：①脊髓型。该型最常见，颈、腰部脊髓为好发部位。表现为弛缓性瘫痪，不对称，腱反射消失，肌张力减退，四肢瘫痪，尤以下肢瘫居多。②延髓型。该型又称“球麻痹型”，主要是延髓和脑桥受损所致。呼吸不规则，呼吸暂停，严重时出现呼吸衰竭等为呼吸中枢受损的表现。血管运动中枢受损时可有血压和脉率变化乃至循环衰竭

【并发症】

呼吸系统并发症为脊髓灰质炎最主要的并发症，延髓型呼吸麻痹患儿较常见，其次继发肺炎、肺不张、急性肺水肿等。部分患儿伴有病毒感染可直接引起的心肌病变，心电图可见 T 波、S-T 段和 P-R 间期改变，目前仅根据临床表现很难确诊，进行尸检可发现。消化系统并发症主要以消化道出血、肠麻痹、急性胃扩张等为主。泌尿系统因尿潴留出现尿路感染，若长期卧床，则可能出现压力性损伤及水电解质紊乱等。

【实验室检查】

1. 血常规

白细胞多正常，早期及继发感染时可增高，以中性粒细胞为主。急性期 1/3 ～ 1/2 的患儿血沉增快。

2. 脑脊液

顿挫型脑脊液通常正常，无瘫痪型或瘫痪型患儿脑脊液改变类似于其他病毒所致的脑膜炎。颅压可略高，细胞数稍增，早期以中性粒细胞为主，后期以淋巴细胞为主。热退后细胞数迅速降至正常，蛋白可略高，呈蛋白 - 细胞分离现象。少数患儿脑脊液可始终正常。

3. 病毒分离

起病 1 周内鼻咽部分泌物及粪便中可分离出病毒，也可从血液或脑脊液中分离病毒，多次送检可增加阳性率，提高诊断准确性。

4. 血清学检查

可用中和试验、补体结合试验及酶标等方法检测特异抗体，其中以中和试验可检查出较高的阳性率及特异性。

【诊断】

患儿出现多汗、烦躁、感觉过敏、颈背疼痛、强直、腱反射消失等现象，应考虑本病。弛缓性瘫痪出现时有助于诊断。流行病学资料对诊断起重要作用，进行病毒分离和血清特异性抗体检测，可得到确诊。

【治疗】

该病目前无法治愈，也暂无特效抗病毒治疗方法。主要以对症治疗、缓解症状、促进恢复、预防及处理并发症、康复治疗为治疗原则。

1. 前驱期及瘫痪前期

（1）一般治疗：卧床至热退后 7 d 左右，避免各种引起瘫痪发生的因素，如剧烈活动、肌内注射、手术等。保证补液量及热量的供给。

（2）对症治疗：必要时可使用退热药物、镇静剂缓解全身肌肉痉挛和疼痛；适量的被动运动可减少肌肉萎缩、畸形发生。

2. 瘫痪期

（1）保持功能体位：卧床时保持身体呈一直线，膝部略弯曲，髋部及脊柱用板或重物使之挺直，踝关节呈 90° 疼痛消失后应积极做主动和被动锻炼，以防止骨骼肌肉萎缩、畸形。

（2）营养补充：予以充足的营养及充足的水分，维持电解质平衡。

（3）药物促进功能恢复：使用神经细胞的营养药物，如维生素 B_6 等。

（4）延髓性瘫痪：保持气道通畅，采用头低位，避免误吸，可使用静脉途径补充营养。若气管内分泌物较多，应及时吸出，防止气道梗阻；监测血气、电解质、血压，发现问题及时处理。声带麻痹、呼吸肌瘫痪者，需行气管切开术，必要时使用呼吸机辅助通气。

3. 恢复期及后遗症期

体温恢复正常，肌肉疼痛消失和瘫痪停止发展后应积极进行康复治疗。若畸形较严重，外科可协助矫形治疗，此外还可联合中医按摩、针灸、康复锻炼及其他理疗措施促进功能恢复。

【主要护理问题】

（1）疼痛：与肌肉疼痛有关。

（2）生活自理能力下降或缺失：与长期卧床有关。

（3）焦虑：与疾病的发展及预后有关。

（4）皮肤受损的危险：与长期卧床有关。

【护理目标】

（1）减轻患儿疼痛。

（2）提高日常生活自理能力。

（3）让患儿家长了解疾病的预后，减轻焦虑的情绪。

（4）保持皮肤完整性，预防无压力性损伤的发生。

【护理措施】

1. 肢体护理

应避免刺激和受压，保证肢端温暖，改善血液循环，对已发生瘫痪的肢体，可行良肢位摆放，恢复期帮助患儿进行肢体的主动或被动功能锻炼，促进肌肉功能最大限度地恢复，防止挛缩畸形。

2. 生活护理

（1）饮食护理：发热期间给予营养丰富的流质或半流质饮食，热退后改用普食。耐心喂养，对吞咽困难患儿，予以鼻饲。

（2）皮肤护理：患儿多汗长期卧床，须保持皮肤清洁，定时更换体位，防止压疮及坠积性肺炎的发生。

（3）排泄的护理：观察大小便的情况，有便秘或尿潴留时，予以灌肠或导尿，关注皮肤的完整性。

3. 提高自理能力

长期卧床、肢体瘫痪，对患儿造成很大影响，应温柔细心地照顾患儿，及时解除不适，尽量满足其日常生活需要。对瘫痪肢体尚未完全恢复的患儿，应耐心对家长做瘫痪肢体的按摩和被动运动的宣教。

【健康宣教】

（1）接种疫苗是预防脊髓灰质炎最经济有效的措施。

（2）家里室内温度适宜，开窗通风，避免处于密闭空间，衣服宽大柔软、被褥整洁不宜过厚、勤换洗，以免造成患儿不适感增加。

（3）指导家长做好日常生活护理，注意安全，防止意外发生。

（4）给予患儿清淡易消化饮食，多喂温开水，多吃水果。

（5）对后遗症患儿做好自我保健工作，坚持残肢的主动与被动锻炼，保持健康心态，坚持正常融入社会，以获得更广泛的支持与帮助。

（6）出院后遵医嘱继续进行康复锻炼。

【预防】

1. 传染源的管理

早期发现，及时报告，自发病日计算至少隔离 40 d，开始第 1 周加强呼吸道和胃肠道隔离。接触密切的患儿应医学观察 20 d，病毒携带者应隔离。

2. 传播途径的管理

切断传播途径，急性期患儿粪便用 20% 含氯石灰乳剂，将粪便浸泡消毒 1 ～ 2 h 或用含氯消毒剂浸泡消毒后再排放，沾有粪便的衣裤应煮沸消毒，被服应日光暴晒。加强水、粪便和食品卫生管理。

3. 易感人群的管理

（1）该病流行期间，儿童减少去人群众多场所，尽量保持安全距离，正确佩戴口罩，尽量阻断传播，推迟各种预防接种和不紧急的手术等，以免促使顿挫型感染变成瘫痪型感染。

（2）勤洗手，做好手卫生：可用肥皂（洗手液）流水洗手，也可用含酒精的免洗洗手液擦拭双手。

（3）注意休息，保证充足睡眠，适量运动，增强身体免疫力。

（4）主动免疫：是预防本病最主要而有效的措施，具有较好的免疫活性的疫苗有口服脊髓灰质炎病毒活疫苗（OPV）、脊髓灰质炎灭活疫苗（IPV）。

① OPV：OPV 分两种，一种是三型单价丸，一种是混合多价糖丸，为 Ⅰ 、Ⅱ 、Ⅲ 型混合物。在服用该疫苗时应注意：a. 服用时应空腹，忌用热水送服，以免使疫苗中的病毒被灭活而失去作用。b. 口服疫苗一般无不良反应，极少轻度发热、腹泻。c. 在急性发热或患有严重佝偻病、活动性结核病以及心、肝、肾等急、慢性疾病患儿建议不服用此疫苗。特别提醒的是，该疫苗是活病毒，疫苗株病毒可突变，重新具有神经毒性，导致接种者或接触人群发生疫苗相关性麻痹性脊髓炎，故不可用于免疫功能缺陷者或免疫抑制剂治疗者。

有研究显示，我国人群三剂服用完成后产生的免疫力可维持 5 年，加强免疫 1 次可维持终身。

② IPV：该疫苗的优点是较为安全，可用于免疫功能缺陷者及接受免疫抑制剂治疗者，缺点就是价格昂贵，免疫维持时间短，需重复注射。

4. 被动免疫

幼儿、孕妇、医务人员、免疫力低下者、扁桃体摘除等局部手术后或先天性免疫缺陷的患儿及儿童等未服过疫苗的这类人群，不小心与患儿密切接触，则需要尽早肌内注射丙种球蛋白。

（朱昌成）

第四节 传染性单核细胞增多症

【概述】

传染性单核细胞增多症（IM）是由 EB 病毒（EBV）感染所导致的急性感染性疾病，以发热、咽峡炎、肝脾大和淋巴结肿大、外周血中淋巴细胞增多并出现异形淋巴细胞等为特征。

【病原学】

EBV 属于疱疹病毒，是一种嗜淋巴细胞的 DNA 病毒，EBV 有 5 种抗原成分，均能产生各自相应的抗体。①衣壳抗原（VCA）：可产生 IgM 和 IgG 抗体，VCA-IgM 抗体早期出现，是新近受感染的标志；VCA-lgG 出现稍晚，可持续多年或终身，故不能区别新近感染与既往感染。②早期抗原（EA）：是 EBV 进入增殖性周期初期形成的一种抗原，其中 EA-D 成分为 EBV 活跃增殖的标志。EA-IgG 抗体于病后 3 ～ 4 周达高峰，持续 3 ～ 6 个月。③核心抗原（EBNA）:EBNA-IgG 于病后 3 ～ 4 周出现，持续终身，是既往感染的标志。④淋巴细胞决定的膜抗原（LYDMA）：带有 LYDMA 的 B 细胞是细胞毒性 T 细胞（Tc）攻击的靶细胞，其抗体为补体结合抗体，出现和持续时间与 EBNA-IgG 相同，也是既往感染的标志。⑤膜抗原（MA）：是中和性抗原，可产生相应中和抗体，其出现和持续时间与 EBNA-IgG 相同。

【流行病学】

EBV 的人群感染率高，人是 EBV 的储存宿主，患儿和隐性感染者均是传染源。

EBV 大量存在于唾液腺及唾液中，可持续或间断排毒达数周、数月甚至数年之久。传播途径主要是口 - 口传播，可经飞沫传播、偶可经输血传播。本病主要见于儿童和青少年，6 岁以下儿童得病后大多表现为隐性或轻型感染，15 岁以上感染者则多呈典型症状。病后可获得较稳固的免疫力，再次发病者极少。全年均有发病，以秋末至次年初春为多。

【发病机制】

本病的发病机制尚未完全阐明。EBV 进入口腔后，首先在咽部淋巴组织内复制，引起渗出性咽扁桃体炎，局部淋巴结肿大，继而进入血液，导致病毒血症，累及全身淋巴系统。病毒还可在腮腺和其他唾液腺上皮细胞中繁殖，并可长期或间歇性向唾液中排放。B 淋巴细胞表面有 EBV 受体，受感染的 B 淋巴细胞表面抗原发生改变，引起 T 淋巴细胞的强烈免疫应答而转化为细胞毒性 T 淋巴细胞。患儿血中的大量异常淋巴细胞（又称异型细胞）就是这种具有杀伤能力的 T 细胞。

本病的发病机制还包括免疫复合物的沉积、病毒对细胞的直接损害等。婴幼儿时期典型病例很少，主要是因为不能对 EBV 产生充分的免疫应答。

【病理】

淋巴细胞的良性增生是本病的基本病理特征。病理可见非化脓性淋巴结肿大，淋巴细胞及单核－吞噬细胞高度增生。肝、心、肾、肾上腺、肺、皮肤、中枢神经系统等均可有淋巴细胞浸润及局限性坏死病灶。

【临床表现】

儿童的潜伏期一般为 9 ～ 11 d。起病急缓不一。部分患儿可有乏力、头痛、畏寒、鼻塞、恶心、食欲减退、轻度腹泻等前驱症状。发病期典型表现有以下几种。

1. 发热

多数患儿有发热，体温 38 ～ 40℃，无固定热型，部分伴寒战，热程 1 ～ 2 周。一般中毒症状不严重。

2. 咽峡炎

咽部、扁桃体及悬雍垂充血肿胀，伴有咽痛，部分扁桃体有溃疡，表面可见白色渗出物或假膜形成。咽和鼻黏膜充血水肿，咽部肿胀严重者可出现呼吸及吞咽困难。

3. 淋巴结肿大

淋巴结肿大在病程第一周即可出现，全身淋巴结均可受累，以颈部最为常见。腋下、腹股沟次之。肿大淋巴结直径一般不超过 4 cm，中等硬度，无明显压痛和粘连，肠系膜淋巴结肿大可引起腹痛。肿大淋巴结常在热退后数周才消退。

4. 肝、脾大

部分患儿有肝大，可出现肝功能异常，并伴有急性肝炎的上消化道症状。部分患儿有轻度黄疸。约半数患儿有轻度脾大，伴疼痛及压痛，偶可发生脾破裂。

5. 皮疹

部分患儿在病程中出现多形性皮疹，以丘疹及斑丘疹常见，多见于躯干。皮疹大多在病程 1 ～ 2 周出现，持续 3 ～ 7 d 消退，消退后不脱屑，无色素沉着。

6. 其他

部分可出现眼睑水肿、肝功能受损、咽部继发细菌感染等。重症患儿可并发神经系统疾病，如吉兰－巴雷综合征、脑膜脑炎或周围神经炎等。在急性期可发生心包炎、心肌炎。部分患儿出现咽部继发细菌感染。脾破裂少见，但极严重，轻微创伤即可诱发。

【辅助检查】

1. 血常规

外周血象改变是本病的重要特征。早期白细胞总数可正常或偏低，以后逐渐升高。白细胞分类早期中性粒细胞增多，异形淋巴细胞超过 10% 或其绝对值超过 1.0×10^9/L 时具有诊断意义。

2. 血清学检查

嗜异性凝集试验检测效价高于 1 : 64 有诊断意义。青少年原发性 EBV 感染中其阳性率达 90%。5 岁以下儿童该试验多呈阴性。

3. 病毒核酸检测

实时荧光定量 PCR 检测标本中的 EBV DNA 有较高的敏感性和特异性。EBV DNA 阳性提示体内存在活动性 EBV 感染。

【治疗要点】

本病系自限性疾病，预后大多良好，主要采取对症治疗。早期应用更昔洛韦有明确疗效，阿昔洛韦、干扰素也有一定的治疗作用。抗菌药物仅用于咽或扁桃体继发链球菌感染时，一般采用青霉素 G，疗程 7 ～ 10 d。重型患者可短疗程应用肾上腺皮质激素减轻症状。儿童重症患儿联合使用抗病毒制剂及人免疫球蛋白，可有效改善症状。有脾大的患儿病后 2 ～ 3 周应避免与腹部接触的运动，以防发生脾破裂。若发生脾破裂，应立即输血，并行手术治疗。

【主要护理问题】

（1）体温过高：与病毒感染有关。

（2）疼痛：与咽部炎症、肝脾肿大有关。

（3）潜在并发症：肝功能受损。

【护理目标】

（1）维持正常的体温。

（2）提高患儿的舒适度，减轻疼痛。

（3）无并发症的发生或减轻并发症的严重程度。

【护理措施】

1. 环境与休息

保持室内空气新鲜，定时通风消毒，保持适宜温湿度。呼吸道隔离，防止交叉感染。急性期建议卧床休息，以减少心肌耗氧量，减轻心脏负担。伴脾肿大者避免剧烈活动，以防脾破裂。

2. 维持正常体温

观察患儿体温变化，必要时遵医嘱药物降温，使用药物后注意观察患儿体温、血压、尿量等。出汗多者，应及时更换衣物，保持皮肤清洁，鼓励患儿多饮水，以防虚脱。

3. 局部疼痛护理

及时评估咽部疼痛程度、性质及对患儿的影响。因咽部肿胀、疼痛不愿进食者，进行疼痛评估，疼痛严重者及时通知医生，采用药物对症治疗。给予心理支持，鼓励采用分散注意力的方法缓解疼痛。

4. 饮食指导

鼓励饮水，加强口腔护理。鼓励患儿少食多餐，进食高能量、高蛋白、清淡、易消化食物。逐渐增加粗纤维食物，确保大便通畅。

5. 密切观察病情

咽部肿胀严重者可出现呼吸及吞咽困难，应密切观察呼吸、脉搏、血压等，及时发现病情变化，通知医生并配合吸痰，必要时行气管切开。重症患儿还可并发神经系统疾病、心包炎及心肌炎等，定期监测肝功能检查结果，还应随时监测患儿意识、面色、四肢末梢循环等情况。

【健康教育】

向患儿家长介绍患儿病情、诊疗及护理措施，取得其理解并能积极配合。重症患儿出院后定期门诊复查。加强营养，适当参加体育锻炼，增强体质。

（邱青霞）

第五节　手足口病

【概述】

手足口病（HFMD）是由肠道病毒引起的急性发热出疹性疾病，同一儿童可因感染不同血清型的肠道病毒而多次发病。多发生在5岁以下的儿童中，发病后，患儿出现咳嗽、发热、呕吐等病症，同时口腔、手足部还将出现疱疹。大多数患儿症状轻微，主要表现为口腔和四肢末端的斑丘疹、疱疹，少数病例出现无菌性脑膜炎、脑干脑炎、脑脊髓灰质炎、急性弛缓性麻痹、神经源性肺水肿或肺出血、心肺功能衰竭等重症表现，病情进展迅速甚至导致死亡。由于病毒的传染性很强，常常造成流行。

【病原学】

主要感染病原体是肠道病毒71型（EV-A71）和柯萨奇病毒A16型（CV-A16）。肠道病毒具有相似的理化生物学特性，病毒颗粒小，呈20面体立体对称球形，直径24～30 nm。该类病毒对外界的抵抗力较强，在4℃可存活1年。适合在湿、热的环境中生存，不易被胃酸和胆汁灭活。因病毒结构中无脂质，对乙醚、来苏、氯仿等不敏感，但病毒不耐强碱，对紫外线及干燥敏感。高锰酸钾、漂白粉、甲醛、碘酊等能使其灭活。

【流行病学】

人类是已知的人肠道病毒的唯一宿主。手足口病患儿和隐性感染者均为传染源，主要通过粪－口途径传播，亦可经接触患儿呼吸道分泌物、疱疹液及污染的物品而感染，疾病流行季节医源性传播也不容忽视。人群对手足口病病毒普遍易感，尤其容易在托幼机构的儿童之间流行。发病前数天，感染者咽部分泌物与粪便中就可检出病毒，粪便中排出病毒的时间可长达5周。手足口病为法定报告的丙类传染病。

【发病机制】

手足口病（特别是EV-A71感染）的发病机制目前还不完全清楚。大多认为是肠道病毒由消化道或呼吸道侵入机体后，在局部黏膜或淋巴组织中繁殖，由此进入血液循环导致病毒血症，并随血流播散至脑膜、脑、脊髓、心脏、皮肤、黏膜等器官组织继续复制，引发炎症性病变并出现相应的临床表现。大多数患儿由于宿主的防御机制，感染可被控制而停止发展，成为无症状感染或临床表现为轻症；仅极少数患儿，病毒在靶器官广泛复制，成为重症感染。对各种靶器官的趋向性，部分决定于感染病毒的血清型。

【临床表现】

手足口病的临床表现复杂而多样。根据临床病情的轻重程度，分为普通病例和重症病例。

1. 普通病例

急性起病，可发热或不伴发热，多有咳嗽、流涕、食欲缺乏等非特异性症状。手、足、口、臀等部位可见散发性的皮疹和疱疹，偶见于躯干。口腔内疱疹多位于舌、颊黏膜和硬腭等处，常发生溃疡。皮疹不留痕迹或色素沉着。无并发症表现。多在1周内痊愈，预后良好。

2. 重症病例

少数病例除手足口病的临床表现外，病情迅速进展，伴有以下任一系统并发症的病例，为重症病例。

（1）神经系统：可发生无菌性脑膜炎、脑炎、脑干脑炎、脑脊髓炎、急性弛缓性麻痹等。患儿持续高热，伴头痛、呕吐、精神萎靡、嗜睡或激惹，易惊、谵妄甚至昏迷；肢体抖动、肌阵抖动、肌阵挛、眼球震颤、共济失调，眼球运动障碍；肌无力或急性弛缓性麻痹、惊厥等。颈项强直在 1 ～ 2 岁的患儿中较为明显，腱反射减弱或消失，凯尔尼格征和布鲁津斯基征阳性。

（2）呼吸系统：可发生肺水肿，肺出血、肺功能衰竭等。患儿呼吸增快并浅促、呼吸困难，呼吸节律改变或呼吸窘迫，口唇发绀，咳嗽加重，咳白色、粉红色或血性泡沫样痰液，肺部可闻及湿性啰音。

（3）循环系统：心率增快或减慢、面色灰白、皮肤花纹、四肢发凉、出冷汗、指（趾）端发绀；持续血压降低，毛细血管充盈时间延长或有心肌收缩力下降的表现。

【实验室检查】

1. 血常规

白细胞计数多正常或降低，病情危重者白细胞计数可明显升高。

2. 血生化检查

部分病例可有轻度丙氨酸氨基转移酶（ALT）、天冬氨酸氨基转移酶（AST）、肌酸激酶同工酶（CK-MB）升高，病情危重者可有肌钙蛋白（cTnI）和血糖升高。

3. 血气分析

呼吸系统受累时可有动脉血氧分压降低、血氧饱和度下降，二氧化碳分压升高和酸中毒表现。

4. 脑脊液检查

神经系统受累时可表现为脑脊液外观清亮，压力增高，细胞计数增多，蛋白正常或轻度增多，糖和氯化物多正常。

5. 病原学检查

鼻咽拭子、气道分泌物、疱疹液或粪便标本中 CV-A16、EV-A71 等肠道病毒特异性核酸阳性或分离到肠道病毒可以确诊。

6. 血清学检查

急性期与恢复期血清 CV-A16、EV-A71 等肠道病毒中和抗体有 4 倍以上的升高亦可确诊。

7. 胸部 X 线检查

可表现为双肺纹理增多，网格状、斑片状阴影，部分病例以单侧为著。

8. 磁共振检查

神经系统受累者可见以脑干、脊髓灰质损害为主的异常改变。

【诊断和鉴别诊断】

根据流行病学资料，急性起病，发热（部分病例可无发热）伴手、足、口、臀部皮疹可以做出临床诊断。应密切观察病情变化，进行必要的辅助检查，有针对性地做好救治工作，尤其注意：①持续高热不退；②精神差、呕吐、易惊、肢体抖动、无力；③呼吸、心率增快；④出冷汗、末梢循环不良；⑤高血压；⑥外周血白细胞计数、血小板计数明显增高；⑦高血糖。

鉴别诊断包括：

（1）其他引起儿童发热、出疹性的疾病。

（2）其他病毒所致脑炎或脑膜炎：由其他病毒，如单纯疱疹病毒、巨细胞病毒、EB 病毒、呼吸道病毒等引起的脑炎或脑膜炎，临床表现与手足口病合并中枢神经系统损害的重症病例表现相似。

（3）肺炎：重症手足口病可发生神经源性肺水肿，应与肺炎鉴别。肺炎主要表现为发热、咳嗽、呼吸急促等呼吸道症状，一般无皮疹，大多无粉红色或血性泡沫痰。

（4）暴发性心肌炎：以循环障碍为主要表现的重症手足口病需与暴发性心肌炎鉴别。后者多有严重心律失常、心源性休克、阿－斯综合征等表现，一般无皮疹。可依据病原学和血清学检测进行鉴别。

【治疗】

1. 普通病例

目前尚无特效抗病毒药物和特异性治疗手段。主要是对症治疗。注意隔离，避免交叉感染。适当休息，清淡饮食，做好口腔和皮肤护理。

2. 重症病例

（1）神经系统受累的治疗：①控制颅内高压。限制入量，积极给予甘露醇降颅压治疗，每次 0.5 ～ 1.0 g/kg，每 4 ～ 8 h 一次，20 ～ 30 min 快速静脉注射。根据病情调整给药间隔时间及剂量。必要时加用呋塞米。②酌情应用糖皮质激素治疗。参考剂量：甲泼尼龙 1 ～ 2 mg/（kg・d）；氢化可的松 3 ～ 5 mg/（kg・d）；地塞米松 0.2 ～ 0.5 g/（kg・d），病情稳定后，尽早减量或停用。③酌情应用静脉注射免疫球蛋白，总量 2 g/kg，分 2 ～ 5 d 给予。④对症治疗。降温、镇静、止惊。密切监护，严密观察病情变化。

（2）呼吸、循环衰竭的治疗：①保持呼吸道通畅，吸氧；②监测呼吸、心率、血压和血氧饱和度；③呼吸功能障碍的治疗；④保护重要脏器功能，维持内环境的稳定。

（3）恢复期治疗：①促进各脏器功能恢复；②功能康复治疗；③中西医结合治疗。

【主要护理问题】

（1）体温异常——高热：与病毒感染有关。

（2）皮肤完整性受损：与病毒引起的咽峡、手、足的皮损有关。

（3）舒适度的改变：与高热、头痛、呕吐等有关。

（4）有交叉感染的风险：与粪－口传播或直接接触传播有关。

（5）潜在并发症：脑膜炎、肺水肿、呼吸衰竭等。

【护理目标】

（1）患儿体温恢复正常。

（2）患儿手、足、口咽部的皮肤好转或完好。

（3）患儿头痛、呕吐等症状好转或消失，从而提高舒适感。

（4）患儿无交叉感染。

（5）患儿无并发症的发生。

【护理措施】

1. 密切观察病情

（1）密切监测生命体征，有无发热，有无心率、呼吸增快等，有无高热惊厥，如有中等发热可温水擦拭，冰袋物理降温等，如有心率、呼吸增快及时汇报医生。

（2）观察患儿神志、肢体抖动等表现，如有烦躁不安、嗜睡或肢体抖动及时通知医生，警惕神经系统受累情况的发生。

2. 皮肤护理

密切观察患儿手、足、口咽部的疱疹状况，有无新增或缓解。穿清洁棉质衣服，防摩擦，及时更换汗湿的衣被。勤剪指甲，防抓破皮疹，避免用肥皂清洁皮肤，刺激皮肤等，若疱疹已破、有继发感染者，可以用聚维酮碘溶液消毒，局部使用抗生素软膏，无菌敷料保护等措施。

3. 饮食护理

口咽峡部疱疹者，应予清淡易消化的流质或半流质饮食，如鸡蛋羹、牛奶、粥等，少量多餐，勿进食辛辣生冷的食物，以减少对口腔黏膜的刺激。

4. 口腔护理

保持口腔清洁，进食前后照常刷牙，若不能自行刷牙者可用温水或生理盐水漱口，有溃疡者可以使用康复新液含服，或者用维生素 B_2 粉剂涂擦口腔溃疡处。

5. 消毒隔离措施

确诊手足口病的患儿应给予床旁接触隔离，把相同病种的安置在一间，贴隔离标识，配置隔离物资如隔离衣、手套、感染性废物垃圾袋、消毒洗手液等，并进行健康宣教，勤洗手、多通风，减少探视及陪护，防止交叉感染。

【健康宣教】

（1）给患儿家长简单介绍手足口病的流行特点、传播方式、临床表现及注意事项，让家长对手足口病有个简单的了解。

（2）在公共场合或托育机构，需养成良好的卫生习惯，饭前便后要洗手，玩具、餐具需定期消毒，流行期间不宜到人群聚集的公共场所。注意保持环境卫生，勤洗手，居室要经常通风，勤晒衣被。

（3）指导婴幼儿加强锻炼，增强机体抵抗力。

（4）一旦发现确诊患儿，应立即隔离，轻症者可居家隔离治疗，重症者及时就医。

【预防】

我国研发的EV-A71手足口病灭活疫苗于2016年批准上市，目前尚缺乏有效的免疫持久性研究数据，尚未纳入我国儿童免疫规划。

在我国，为不同年龄段的民众接种相应的疾病疫苗，是我国防控工作的关键，通过疫苗接种获得显著的防控效果，且疫苗接种经济实惠，可普及性高，容易被民众所接纳。EV-A71疫苗接种以灭活疫苗为主，为儿童实施疫苗接种后，儿童体内的免疫系统将迅速做出反应，并在机体内形成EV-A71病毒免疫力，若后续儿童感染了EV-A71病毒，机体内的免疫系统将迅速做出反应将病毒歼灭，既可以降低疾病对儿童身体的影响，也能阻断病原体传播，具有理想的疾病预防作用。

儿童接种后可能出现一系列的不良反应，其中比较常见的是接种部位瘙痒、红肿以及恶心、呕吐等，故此在疫苗接种工作开展时应重视宣传并告知家长有关接种后的注意事项，要求家长在儿童接种后留下来观察儿童生理及心理的变化，若接种儿童出现了异常反应，应及时处理，力求疫苗接种工作的安全、高效。

（方艳丽、李蓉竞）

第六节　疱疹性咽峡炎

【概述】

疱疹性咽峡炎是由病毒引起的以急性发热和咽峡部疱疹溃疡为特征的自限性疾病，主要包括肠道病毒、柯萨奇病毒A型，6岁以下儿童发病率高。以粪-口或呼吸道为主要传播途径，感染性较强，传播快，呈散发或流行性，好发于夏秋季。

【临床表现】

起病急，高热、咽痛、流涎、拒食、呕吐等。体检可见咽部充血，咽腭弓、悬雍垂、软腭等处有直径 2～4 mm 的疱疹，周围有红晕，疱疹破溃后形成小溃疡。病程 1 周左右。

【辅助检查】

病毒感染时白细胞计数偏低或正常，中性粒细胞减少，淋巴细胞计数相对增高。病毒分离和血清学检查可见明确病原菌。合并细菌感染时白细胞计数和中性粒细胞增高，咽拭子培养可见致病菌。C 反应蛋白升高。

【治疗】

1. 一般治疗

病毒性上呼吸道感染为自限性疾病，无须特殊治疗。注意居家多休息、多饮水、室内多通风、做好呼吸道隔离，预防并发症的发生。

2. 病因治疗

（1）病毒感染者早期应用抗病毒药物。若未感染流行性感冒病毒，可在 48 h 内口服硫酸奥司他韦，对甲、乙型流感病毒均有效，每次 2 mg/kg，每日 2 次，口服，疗程 5 d。

（2）细菌性感染者，可加用抗菌药物，常用青霉素类、头孢菌素类及大环内酯类，疗程 3～5 d。

3. 对症治疗

高热者予以药物治疗或物理降温，伴有惊厥者给予镇静止惊处理，咽痛者可以含服咽喉片等。

【主要护理问题】

（1）舒适度改变——咽痛、鼻塞：与上呼吸道炎症有关。

（2）体温异常——高热：与上呼吸道感染有关。

（3）皮肤完整性受损：与病毒引起的咽峡部皮损有关。

（4）有交叉感染的风险：与粪 – 口传播或接触传播有关。

（5）潜在并发症：热性惊厥。

【护理目标】

（1）患儿咽痛、鼻塞症状减轻或消失。

（2）患儿体温恢复正常。

（3）患儿口咽部的皮肤好转或痊愈。

（4）患儿无交叉感染。

（5）无并发症的发生或并发症有效减轻。

【护理措施】

1. 一般护理

轻症患儿可居家治疗，注意休息，做好呼吸道隔离，定时开窗透风，保持室内空气清新。重症需及时就诊住院治疗。

2. 病情观察

密切观察病情变化，注意咳嗽的性质、口腔黏膜改变、皮肤有无皮疹、神经系统症状等，注意观察咽部充血、水肿、化脓情况，疑有咽后壁脓肿时，应及时报告医生，同时要注意防止脓肿破溃后脓液流入气管引起窒息。对有可能发生惊厥的患儿应加强巡视，密切观察体温变化，床边设置床档，以防患儿坠床，备好急救物品和药品。

3. 发热的护理

（1）每 4 h 测量体温一次，并准确记录。

（2）低热患儿可以用温水或冰袋物理降温，卧床休息，保持室内安静、温度适中、通风良好。衣被不可过厚，以免影响机体散热。保持皮肤清洁，及时更换被汗液浸湿的衣被。加强口腔护理。③如为超高热或有热性惊厥史者须 1 ～ 2 h 测量一次。退热处置 1 h 后复测体温，并随时注意有无新的症状或体征出现，以防惊厥发生或体温骤降。体温超过 38.5℃时给予药物降温。若有高热惊厥病史者则应及早给予处置。

4. 用药护理

使用解热剂后应注意多饮水，以免大量出汗引起虚脱；高热惊厥的患儿使用镇静剂时，应注意观察止惊的效果及药物的不良反应；使用青霉素等抗生素时，应注意观察有无过敏反应的发生。

5. 保证充足的营养和水分

给予富含营养、易消化的饮食。有呼吸困难者，应少食多餐。婴儿哺乳时取头高位，呛咳重者用滴管或小勺慢慢喂，以免进食用力或呛咳加重病情。因发热、呼吸增快而增加水分消耗，所以要常喂水，饮入量不足者进行静脉补液。

6. 舒适护理

室温在 18 ～ 22℃，湿度 50% ～ 60%，以减少空气对呼吸道黏膜的刺激。保持口腔清洁，饭后漱口或刷牙。及时清除鼻腔及咽喉部分泌物和干痂，保持鼻孔周围的清洁，可以使用凡士林、液状石蜡等涂抹鼻翼部的黏膜及鼻下皮肤，以减轻分泌物的刺激。

【健康宣教】

（1）给患儿家长介绍疱疹性咽峡炎的特点、传播方式、临床表现及需注意事项，让家长对其有正确的认识。

（2）患儿居室应宽敞、整洁、采光好。室内应采取湿式清扫，经常开窗通风，成人应避免在儿童居室内吸烟，保持室内的空气新鲜。

（3）合理喂养患儿，婴儿提倡母乳喂养，及时添加换乳期食物，保证摄入足量的蛋白质及维生素；要营养平衡，纠正偏食。指导婴幼儿加强锻炼，增强机体抵抗力。

（4）需养成良好的卫生习惯，饭前便后要洗手，玩具、餐具需定期消毒，在上呼吸道感染的高发季节，避免带儿童去人多拥挤、空气不流通的公共场所。

（5）一旦确诊，应立即隔离，轻症者可居家隔离治疗，重症者及时就医。

（方艳丽、唐琴）

第七节 流行性腮腺炎

【概述】

流行性腮腺炎是由腮腺炎病毒引起的急性呼吸道传染病，临床上以腮腺非化脓性炎症、腮腺肿痛为特征，各种腺体及器官均可受累。本病传染性较强，主要发生在儿童和青少年。我国 2018—2019 年的病例报告中显示，5 ～ 9 岁年龄组发病率最高，占总病例数的近 40%。一次感染后可获得终身免疫。

【病因】

腮腺炎病毒属副黏液病毒科。病毒呈球形，直径为 100 ～ 200 nm，孢膜上有神经氨酸酶血凝素及溶解蛋白。该病毒仅有一个血清型，因与病毒有共同的抗原，故有轻度交叉反应。从患儿唾液、脑脊液、血、尿及其他组织中均可分离出病毒。

【病理】

腮腺的非化脓性炎症为本病的病理特征，腺体肿胀发红，可见渗出物、出血性病灶和白细胞浸润、腺体导管细胞肿胀、管腔中充满坏死细胞及渗出物，使腺体分泌排出受阻；唾液中的淀粉酶经淋巴系统进入血液，使血、尿淀粉酶增高。

【临床表现】

1. 腮腺肿胀

腮腺肿大、疼痛最具特异性。常先见于一侧，继之对侧也肿大，以耳垂为中心，向前、后、下发展，使下颌骨边缘不清。肿痛明显，触之有弹性感并有轻度触痛；表面发热但多不红；腮腺肿大 2 ～ 3 d 达高峰，持续 4 ～ 5 d 后逐渐消退；开口咀嚼或吃酸性食物时胀痛加剧；面部一侧或双侧因肿大而变形。

2. 颌下腺和舌下腺肿胀

在腮腺肿胀时，可见颌下腺和舌下腺明显肿胀，可触及椭圆形腺体。舌下腺肿大时，可见舌下及颈前下颌肿胀，并出现吞咽困难。

3. 发热

病程中可有不同程度发热，持续时间不一，短者 1 ～ 2 d，多则 5 ～ 7 d，亦有体温始终正常者。可伴有头痛、乏力、食欲减退等。

【辅助检查】

（1）血、尿淀粉酶检测：90% 病例出现血清和尿淀粉酶增高。

（2）血清学检查：血清中腮腺炎病毒特异性 IgM 抗体阳性提示近期有感染。

（3）病毒分离：发病早期的唾液、尿液或脑膜炎患儿的脑脊液标本可分离出腮腺炎病毒，有助于诊断。

【治疗】

无特殊治疗，以对症治疗为主，对腮腺肿痛、头痛和并发睾丸炎者，给予镇痛药。睾丸肿痛时可局部冷敷并用丁字带托起以减轻疼痛。发病早期可尝试用利巴韦林 10 ～ 15 mg/（kg · d）静滴，疗程 5 ～ 7 d。重症者可短期使用肾上腺激素治疗。高热者应补充水、电解质和能量。

【主要护理问题】

（1）体温过高：与病毒感染有关。

（2）疼痛：与腮腺非化脓性炎症有关。

（3）有感染传播的危险：与病毒的排出有关。

（4）潜在并发症：脑膜炎、睾丸炎、胰腺炎。

【护理目标】

（1）将体温控制在正常范围。

（2）控制疼痛，保证患儿的舒适度。

（3）避免发生院内交叉感染。

（4）防止并发症的发生。

【护理措施】

（1）流行性腮腺炎属于传染性疾病，患儿先要隔离。易感儿可接种腮腺炎减毒活疫苗。此疫苗可有效降低发病率。

（2）饮食护理：给予清淡、易消化的半流质食物或软食，忌酸、硬、辣等刺激性食物，以免因唾液分泌及咀嚼使疼痛加剧。

（3）腮腺炎患儿也应该注意口腔清洁，以免发生继发细菌感染，可以给予温盐水漱口或者使用具有杀菌消毒作用的喷剂，如银离子喷剂等。

（4）维持正常体温：发热时可以采取物理降温或遵医嘱口服布洛芬、对乙酰氨基酚等解热镇痛剂，同时要注意密切观察，防止出现并发症，比如脑膜炎、胰腺炎、睾丸炎、卵巢炎等并发症。

（5）局部疼痛护理：①进行疼痛评估，及时发现疼痛症状，严重者及时采取措施缓解疼痛。②腮腺肿胀处可局部冷敷，以减轻炎症充血及疼痛，亦可用中药湿敷。发生睾丸炎时可用丁字带托起阴囊，局部间歇冷敷以减轻疼痛。

（6）心理护理：加强患儿的心理护理，定期和患儿、家属沟通交流，积极为患儿提供力所能及的帮助，为其列举临床成功案例，使其可以保持良好心理状态配合治疗。

【并发症的观察及护理】

1. 脑膜脑炎

腮腺炎病毒引发的脑膜脑炎是儿童时期最为常见的并发症，男孩较女孩多 3 ～ 5 倍。与其他原因引起的脑炎不易鉴别，以呕吐为常见症状，20% 的患儿发生。外周血常规中白细胞总数正常或稍增高，以中性粒细胞为主。脑膜炎症状可能在腮腺肿大前或肿大时发生，也可能在腮腺肿大后 2 周内出现。

2. 睾丸炎

此为男性患儿最常见的并发症，男性发病率占 14% ～ 35%。早期症状常发生在腮腺肿大 1 周左右时，常为突发，可见头疼、恶心、下腹疼痛、患侧伴剧烈触痛，阴囊邻近皮肤水肿、发红显著，可有黄色积液。病变大多侵犯一侧，1/3 ～ 1/2 的病例发生不同程度的睾丸萎缩，如双侧受累可导致不育症。

3. 卵巢炎

卵巢炎占青春期后女性患儿的 5% ～ 7%。卵巢炎症状有呕吐、局部酸痛、月经周期失调，严重者可扪及肿大的卵巢伴压痛。迄今尚未见导致不孕的报告。

4. 胰腺炎

严重胰腺炎罕见，轻型及亚临床型较常见。表现为中上腹疼痛和触痛，伴呕吐、发热、腹泻或便秘等。血清脂肪酶值超过 1.5U/dL（正常为 0.2 ～ 0.7U/dL）提示最近发生过胰腺炎。

5. 其他

如血小板减少、关节炎等。眼部并发症有角膜炎、泪腺炎、虹膜睫状体炎、视乳头炎，一般 3 周内恢复。

【健康宣教】

（1）患儿要与健康人分开隔离，居室要定时通风换气，保持空气流通。

（2）患儿要注意休息，调节饮食。由于腮腺肿大可引起进食困难，因此要吃一些富有营养、易于消化的半流食或软食，如稀饭、面片汤、鸡蛋羹等。不要吃酸辣、甜味及干硬的食物，以免刺激唾液腺分泌，使腮腺的肿痛加重。

（3）患儿要注意口腔卫生，经常用温盐水或漱口液漱口，以清除口腔内的食物残渣，防止出现口腔感染。

（4）患儿如果发热超过 39℃，可用温水擦浴等方法物理降温，或在医生的指导下服用止痛药，以缓解患儿的症状。

（5）患儿如果出现睾丸肿大，伴有压痛感时，可用冷水浸过的毛巾对局部进行冷敷，并用丁字形布带将睾丸托起来，以改善患儿的局部症状。

（李璐）

第五章　消化系统疾病护理

第一节　鹅口疮

【概述】

鹅口疮又名雪口病、白色念珠菌病，由白色念珠菌感染引起的口腔黏膜急性假膜性损害，多发于颊、舌、软腭及口唇部黏膜，为白色斑块状，酷似鹅口，常可表现为颊黏膜或者口腔内存在白色膜状物。新生儿和小婴儿由于免疫系统尚未发育成熟，是最容易患鹅口疮的人群。使用抗生素或雾化激素的儿童也容易发生鹅口疮。

【病因】

鹅口疮是由白色念珠菌感染所引起，白色念珠菌就是许多微生物中的一种，此病口腔不清洁、营养不良的婴儿多发，体弱的成年人亦可发生。白色念珠菌在健康儿童的口腔里也可发现，但并不致病。鹅口疮病因一般有以下几种。

（1）母亲阴道有霉菌感染，婴儿出生时通过产道，接触母体的分泌物而感染。

（2）奶瓶、奶嘴消毒不彻底，母乳喂养时，母亲的乳头不清洁。

（3）接触感染念珠菌的食物、衣物和玩具。另外，婴幼儿在 6 ～ 7 个月时开始长牙，牙床有轻度胀痛感，婴幼儿便爱咬手指，咬玩具，这样就易把细菌、霉菌带入口腔，引起感染。

（4）在幼儿园过集体生活，有时因交叉感染可患鹅口疮。

（5）长期服用抗生素，或不适当应用激素治疗，造成体内菌群失调，霉菌乘虚而入。

【临床表现】

（1）口腔黏膜出现乳白色、微突起斑膜，周围无炎症反应，形似奶块。无痛，擦去斑膜后，可见下方有不出血的红色创面。斑膜面积大小不等，可出现在舌、颊、腭或唇内黏膜上，不易用棉棒或湿纱布擦掉。

（2）在轻微感染时，白斑不易发现，也没有明显痛感，或仅在进食时有痛苦表情。严重时患儿会因疼痛而烦躁不安、胃口不佳、啼哭、哺乳困难，有时伴有轻度发热。

（3）受损的黏膜治疗不及时可不断扩大，蔓延到咽部、扁桃体、牙龈等，严重者可蔓延至食管、支气管，引起念珠菌性食管炎或肺念珠菌病，出现呼吸、吞咽困难，少数可并发慢性黏膜皮肤念珠菌病，甚至可继发其他细菌感染，造成败血症。

【辅助检查】

取少量白色黏膜化验，找到白念珠菌菌丝及孢子是实验室诊断依据。通过检验能够确定酵母菌的类型。

本病应与滞留奶块相鉴别。婴儿口腔内的滞留奶块，其形状虽与鹅口疮相似，但用温开水或棉签轻拭，即可移动、除去奶块。而本病白屑不易擦去，若用力擦去，其下面的黏膜潮红、粗糙。

【治疗】

（1）用弱碱性溶液，如 2% ～ 5% 碳酸氢钠（小苏打）清洗，涂擦冰硼油（中药冰硼散做成糊状蜜剂）、制霉菌素混悬剂等效果良好。

（2）加强营养，特别注意适量增加维生素 B_2 和维生素 C 的摄入。

（3）婴儿室应注意隔离和哺乳器具的消毒，以预防传播。

（4）症状严重的患儿也可口服一些抗真菌的药物，如制霉菌素或克霉唑等，进行全身用药综合治疗。

【主要护理问题】

（1）舒适度改变——疼痛：与口腔黏膜炎症引起疼痛有关。

（2）自理能力缺陷：与口腔黏膜炎症有关。

（3）知识缺乏：家长缺乏鹅口疮预防及护理知识。

【护理目标】

（1）疼痛缓解或消失，使得患儿舒适。

（2）患儿自理能力尚可。

（3）家属掌握鹅口疮相关知识。

【护理措施】

（1）注意患儿口腔的清洁，用 0.9% 氯化钠注射液清洁口腔，2 次 /d，加强个人卫生。

（2）患儿喝完奶后，应服用少量温水冲洗口腔，否则存留在患儿口腔内的奶汁也会因长时间变质导致病菌滋生。

（3）哺乳餐具清洗干净后再开水煮沸 10 ～ 15 min。

（4）加强患儿营养，应选择容易消化吸收、富含优质蛋白质的食物，并适当增加维生素 B 和维生素 C 的供给，如动物肝脏、瘦肉、鱼类以及新鲜蔬菜和水果等。可摄入高蛋白奶粉，以增强患儿抵抗力。

（5）密切监测体温变化，若出现低热，给予温水擦浴、冰袋冷敷、洗温水澡等物理降温，若出现持续高热，及时报告医生，遵医嘱给予口服退热药和注射药物治疗。

（6）鹅口疮患儿因口腔疼痛导致食欲下降、拒乳，必要时遵医嘱给予补液治疗，抗生素抗感染治疗，防止脱水。

（7）应该在患儿进食以后过一段时间再给患儿用药，以免引起患儿呕吐。涂药时不要吃奶或喝水，以免冲掉口腔中的药物。

（8）观察患儿口腔黏膜及舌面白屑的增减及吮乳情况。若见患儿烦躁、口臭、流涎、便秘，吸吮时啼哭，吞咽、呼吸困难时，应及时送往医院处理。发热者，定时测量体温，给予物理降温，喂服淡盐水或温开水。

【并发症的观察及护理】

（1）患儿会因疼痛而拒绝吃奶，造成食量减少、体重增长缓慢。如鹅口疮扩散到口腔的后部，有可能“殃及”食管，一旦受到牵连，患儿吞咽东西就会感到不舒服，甚至会因为怕疼，拒绝喝水，有可能出现脱水。

（2）如果不及时治疗，酵母菌还可能波及身体的其他部位。当然，弥漫性酵母菌感染罕见。

【健康宣教】

（1）产妇有阴道霉菌病时应积极治疗，切断传染途径。

（2）婴幼儿进食的餐具清洗干净后再蒸 10 ～ 15 min。

（3）哺乳期的母亲在喂奶前应用温水清洗乳晕和乳头；而且应经常洗澡、换内衣、剪指甲，每次抱孩子时要先洗手。

（4）对于婴幼儿的被褥和玩具要定期拆洗、晾晒；宝宝的洗漱用具尽量和家长的分开，并定期消毒。

（5）婴儿室应注意隔离和消毒，以预防传播。

（6）幼儿应经常性地进行一些户外活动，以增加机体的抵抗力。

（7）在幼儿园过集体生活的幼儿，应注意个人卫生。

（罗锦）

第二节　疱疹性口炎

【概述】

疱疹性口炎又称为疱疹性口腔炎、疱疹性齿龈口炎，是由单纯疱疹病毒Ⅰ型感染所致，多见于婴幼儿，无明显季节性，传染性强，可在集体托幼机构引起小流行。

【病因】

儿童口腔黏膜血管丰富、柔软、唾液分泌较少，容易繁殖微生物，从而导致黏膜受损感染。单纯疱疹病毒感染，主要通过飞沫、唾液及疱疹液直接接触传播，也可以通过食具和衣物间接接触传染，传染方式主要为直接经呼吸道、口腔、鼻、眼结膜或破损皮肤进入人体。疱疹性口炎是由病毒感染所引起的急性口腔黏膜感染性疾病。儿童处于感冒等应激或疾病状态、营养摄入不足、抗体产生不足时，免疫力低下容易感染该病毒，并导致其大量复制。儿童缺少锌等微量元素时也易反复发作。

【临床表现】

起病时发热，体温为 38 ～ 40℃，齿龈红肿，触之易出血，继而在口腔黏膜上出现单个或成簇的小疱疹，直径约 2 mm，周围有红晕，迅速破溃后形成浅表溃疡，有黄白色纤维素性分泌物覆盖，多个小溃疡可融合成不规则的大溃疡。疱疹常见于齿龈、口唇、舌和颊黏膜，有时累及上腭及咽部。由于疼痛明显，患儿可表现出拒食、流涎、烦躁，常有颌下淋巴结肿大。体温在 3 ～ 5 d 后恢复正常，病程 1 ～ 2 周，淋巴结肿大可持续 2 ～ 3 周。

本病须与疱疹性咽峡炎鉴别，后者由柯萨奇病毒引起，多发生于夏秋季，疱疹主要在咽部和软腭，有时可见于舌，但不累及齿龈和颊黏膜，颌下淋巴结常无肿大。

【临床表现】

大多数病例，根据临床表现都可做出诊断。实验室检查只是用于最终确诊，常用方法有非特异的疱疹病毒检查和特异的疱疹病毒检查。

【治疗要点】

1. 保持口腔清洁

多饮水，可用 3% 过氧化氢溶液清洗口腔，避免刺激性食物。

2. 局部用药

局部可涂碘苷抑制病毒，亦可喷西瓜霜、锡类散口腔炎喷雾剂等。口含康复新液。为预防感染可涂 2.5% ～ 5% 金霉素鱼肝油。疼痛严重者可在进食前用 2% 利多卡因涂局部。

3. 对症处理

发热者给予物理或药物降温，补充足够的营养和水分；有继发感染时按医嘱使用抗生素治疗。

【主要护理问题】

（1）进食自理能力下降：与口腔黏膜炎症有关。

（2）舒适度改变——疼痛：与口腔黏膜炎症引起疼痛有关。

（3）知识缺乏：家长缺乏疱疹性口炎预防及护理知识。

【护理目标】

（1）患儿自理能力正常，能自行进食。

（2）患儿疼痛缓解或消失。

（3）家属掌握相关知识。

【护理措施】

（1）做好基础护理，病房定期消毒，每日用紫外线消毒 2 次，早晚分别进行。开窗通风，合理调节温湿度，将温度控制在 25℃左右，湿度控制在 50% 左右，及时更换床单被褥，定期进行紫外线杀菌处理。

（2）遵医嘱使用短波紫外线治疗，短波紫外线是应用短波紫外线治疗仪产生小剂量紫外线进行局部照射，其具有消炎、镇痛、促进组织修复、加速溃疡愈合的作用，对体表及体腔的感染、溃烂具有独特的杀菌、消炎、促进创口愈合等疗效。

（3）患儿喝完奶后，应服用少量温水冲洗口腔，否则存留在患儿口腔内的奶汁也会因长时间变质导致病菌滋生。注意患儿口腔的清洁，0.9% 氯化钠注射液清洁口腔，2 次 /d，加强个人卫生。

（4）加强患儿营养，应选择易消化吸收、富含优质蛋白质的食物，并适当增加维生素 B 和维生素 C 的供给，如动物肝脏、瘦肉、鱼类以及新鲜蔬菜和水果等。使用高蛋白奶粉以增强患儿抵抗力。

（5）密切监测体温变化，若出现低热，给予温水擦浴、冰袋冷敷、洗温水澡等物理降温，若出现持续高热，及时报告医生，遵医嘱给予口服退热药和注射药物治疗。

（6）患儿因口腔疼痛导致食欲下降、拒乳，必要时遵医嘱给予补液治疗，防止脱水。

（7）应该在患儿进食以后过一段时间再给患儿用药，以免引起患儿呕吐。涂药时不要吃奶或喝水，以免冲掉口腔中的药物。

【健康宣教】

（1）提高家长对疾病的认识，了解疾病的相关知识和特点。明确此类疾病的传播途径，加强患儿用具、衣物、食品、手部卫生。配合家属鼓励患儿分次少量缓慢地进食。以易消化、低热量、高水分流质食物为主。严密监测患儿精神反应、尿量、进食量等情况，随时向医生汇报，注意监测和预防相关并发症。

（2）告诉家长，患儿的食具要专用，用后洗净煮沸消毒或高压消毒。

（3）告诉哺乳期的母亲，勤换内衣，哺乳前清洁乳头。

（4）纠正患儿吮指、不刷牙的习惯，培养儿童饭后漱口的良好卫生习惯。

（5）向家长及患儿宣传均衡营养对提高机体免疫力的重要性，避免偏食、挑食，培养良好的饮食习惯。

（6）疱疹性口炎的传染性极强，应与其他小儿分开。

（邱青霞）

第三节 消化性溃疡

【概述】

消化性溃疡主要是指发生在胃和十二指肠的慢性溃疡，即胃溃疡（GU）和十二指肠溃疡（DU）。各年龄儿童均可发病，以学龄期儿童多见。婴幼儿多为急性、继发性溃疡，常有明确的原发疾病，GU 和 DU 发病率相近。年长儿多为慢性、原发性溃疡，以 DU 多见，男孩多于女孩，可有明显的家族史。

【病因和发病机制】

原发性消化性溃疡的病因与诸多因素有关，确切发病机制至今尚未完全阐明。目前认为，溃疡的形成是对胃和十二指肠黏膜有损害作用的侵袭因子（酸、胃蛋白酶、胆盐、药物、微生物及其他有害物质）与黏膜自身的防御因素之间失去平衡的结果。

1. 胃酸和胃蛋白酶的侵袭力

酸和胃蛋白酶是对胃和十二指肠黏膜有侵袭作用的主要因素。新生儿生后 1 ～ 2 d 胃酸分泌高，与成人相同，4 ～ 5 d 时下降，以后又逐渐增高，故生后 2 ～ 3 d 亦可发生原发性消化性溃疡，因胃酸分泌随年龄而增加，因此年长儿消化性溃疡的发病率较婴幼儿为高。

2. 胃和十二指肠黏膜的防御功能

决定胃黏膜抵抗损伤能力的因素包括黏膜血流、上皮细胞的再生、黏液分泌和黏膜屏障的完整性。

3. 幽门螺杆菌（Hp）感染

有调查表明大部分原发性溃疡患儿存在 Hp 感染，但 Hp 被根除后溃疡的复发率下降，说明 Hp 在溃疡发病机制中起重要作用。

4. 遗传因素

消化性溃疡的发病与遗传因素密切相关。部分患儿可以有家族史。

5. 其他

精神创伤、中枢神经系统病变、外伤、手术后、饮食习惯不当，如暴饮暴食、食用过冷、油炸食品，气候因素，服用对胃黏膜有刺激性的药物，如非甾体抗炎药、类固醇激素等，均可降低胃黏膜的防御能力，引起胃黏膜损伤。

【病理】

DU 好发生于球部，偶尔位于球后以下的部位，称球后溃疡，多为单发，也可多发。GU 多发生在胃窦、胃角，少数可发生在胃体、幽门管内。GU 大小、深浅不一，胃镜下观察呈圆形、不规则圆形或线形，底部有灰白苔，周围黏膜充血、水肿。溃疡浅者累及黏膜肌层，深者达肌层甚至浆膜层，破溃血管时引起出血，穿破浆膜层时引起穿孔。十二指肠球部因黏膜充血、水肿，或因多次复发后纤维组织增生和收缩而导致球部变形，有时甚至出现假憩室。胃和十二指肠同时有溃疡时称复合溃疡。

【临床表现】

由于溃疡在各年龄阶段的好发部位、类型和演变过程不同，临床症状和体征也有所不同。

1. 新生儿期

继发性溃疡多见，常见原发病有早产、出生窒息所致缺血缺氧、败血症、低血糖、呼吸窘迫综合征，常表现为急性起病，有呕血、便血、黑便。生后 2 ～ 3 d 亦可发生原发性溃疡。

2. 婴儿期

继发性溃疡多见，发病急，首发症状可为消化道出血和穿孔。原发性以 GU 多见，表现为食欲差、呕吐、进食后啼哭、腹胀、生长发育迟缓，也可表现为呕血、黑便。

3. 幼儿期

GU 和 DU 发病率相等，常见进食后呕吐，间歇发作脐周及上腹部疼痛，烧灼感少见，常在夜间及清晨痛醒，可发生呕血、黑便甚至穿孔。

4. 学龄前及学龄期

以原发性 DU 多见，主要表现为反复发作脐周及上腹部胀痛、烧灼感，饥饿时或夜间多发。严重者可出现呕血、便血、贫血。并发穿孔时疼痛剧烈放射至背部或左右上腹部。也有仅表现为贫血者，少数患儿表现为无痛性黑便、晕厥，甚至休克。

【辅助检查】

1. 消化道出血相关的实验室检查

如血常规提示失血性贫血、粪便潜血试验阳性等。

2. 上消化道内镜检查

该检查是诊断溃疡性病准确率高的方法。内镜观察不仅能准确观察病灶大小、周围炎症的轻重、溃疡表面有无血管暴露，同时又可采集黏膜活检，行病理组织检查，还可在内镜下控制活动性出血。

3. 胃肠 X 线钡餐造影

（1）直接征象：发现胃和十二指肠壁龛影可确诊。

（2）间接征象：溃疡对侧切迹，十二指肠球部痉挛、畸形对本病诊断有参考价值。

4. 幽门螺杆菌检测

该检查分为侵入性和非侵入性两大类。侵入性需通过胃镜检查取胃黏膜活组织进行检测，包括：①快速尿素酶试验；②组织学检查；③ Hp 培养。非侵入检查主要为：① ^{13}C 尿素呼吸试验；②粪便 Hp 抗原检测；③血清学检测 Hp-IgG 抗体。

【治疗】

目的是缓解和消除症状，促进溃疡愈合，预防复发，防止并发症。

1. 一般治疗

（1）适当休息：培养良好的生活习惯，避免过度疲乏及精神紧张。在急性发作时给予体力和精神等方面的支持，做好心理护理，可促进症状缓解。

（2）饮食：饮食定时定量，少食可使食物刺激胃酸分泌的时间短，减轻胃窦扩张，减少胃泌素的分泌。多餐，白天可进餐 4 ～ 5 次。食物尽量适应患儿习惯，低脂、适量蛋白质。

2. 药物治疗

原则为抑制胃酸分泌和中和胃酸，强化黏膜防御能力，抗幽门螺杆菌治疗。

（1）抑制胃酸：是消除侵袭因素的主要途径。常用药物有：① H_2 受体拮抗剂（H_2RI），有很好的抑制胃酸和抗溃疡作用。可直接抑制组胺、阻滞乙酰胆碱分泌，达到乙酰胆碱分泌，达到抑酸和加速溃疡愈合的目的。②质子泵抑制剂（PPI），作用于胃黏膜壁细胞，降低壁细胞中的 H^+-K^+-ATP 酶活性，阻止 H^+ 从细胞质内转移到胃腔而抑制胃酸分泌。常用奥美拉唑，剂量每日为 0.6 ～ 0.8 mg/kg，每天清晨顿服。③中和胃酸的抗酸剂，起缓解症状和促进溃疡愈合的作用。

（2）胃黏膜保护剂：①硫糖铝，常用剂量 10 ～ 25 mg/（kg·d），分 4 次口服，疗程 4 ～ 8 周。②枸橼酸铋钾，剂量为 6 ～ 8 mg/（kg·d），分 2 次口服，疗程 4 ～ 6 周。

（3）抗幽门螺杆菌治疗：有 Hp 感染的消化性溃疡，需要 Hp 感染根除治疗。常用药物有：①抗生素，阿莫西林 50 mg/（kg·d）分两次；克拉霉素 15 ～ 50 mg/（kg·d）分 2 次；甲硝唑 20 mg/（kg·d）分 2 次；替硝唑 20 mg/（kg·d）分 2 次。②铋剂，枸橼酸铋钾（> 6 岁）。③抗酸分泌药，如奥美拉唑。

目前多主张联合用药，两种方案可供参考：①一线方案，PPI+ 克拉霉素 + 阿莫西林，疗程 10 d 或 14 d，若青霉素过敏则换用替硝唑。②二线方案，用于一线方案失败者，PPI + 阿莫西林 + 甲硝唑 5 d（或替硝唑）+ 枸橼酸铋钾或伴同疗法（PPI+ 克拉霉素 + 阿莫西林 + 甲硝唑），疗程 10 d 或 14 d。

3. 手术治疗

消化性溃疡一般不需手术治疗，但如有以下情况，应根据个体情况考虑手术治疗：①溃疡合并穿孔。②难以控制的出血，失血量大，48 h 内失血量超过血容量的 30%。③瘢痕性幽门梗阻，经胃肠减压等保守治疗 72 h 仍无改善。④慢性难治性疼痛。

【主要护理问题】

（1）营养失调——低于机体需要量：与患儿禁食有关或进食差有关。

（2）疼痛：与溃疡面创伤有关。

（3）潜在并发症：呕血、便血、幽门梗阻、急性穿孔等。

【护理措施】

1. 心理护理

精神紧张、情绪激动或过分忧虑，可引起自主神经功能紊乱，不利于食物的消化和溃疡的愈合。护理人员要及时与患儿沟通，解除患儿的思想顾虑，使患儿保持乐观、愉悦的心情，树立战胜疾病的信心，从而减轻患儿的心理负担，促进溃疡的愈合。

2. 疼痛护理

消化性溃疡常有长期、反复、周期性发作的上腹部疼痛。对于具有疼痛的患儿，要及时了解其疼痛的性质、部位和时间等。积极帮助患儿去除加重或诱发疼痛的各种因素，减轻疾病带来的痛苦及不适。

3. 用药护理

消化性溃疡的治疗一般需要较长时间，患儿必须长期坚持服药，才能达到最佳疗效。护士应遵医嘱给予患儿药物，并注意观察疗效和不良反应。做好用药指导，如铋剂宜在三餐前和晚上给药，抗酸药物、抗胆碱能药物及胃动力药物应在餐后 1 h 或睡前 1 h 服用，H_2 受体拮抗药应在餐中或餐后服用，也在睡前服用 1 d 的剂量，抗生素的服用根据药物代谢情况的不同具体执行。避免服用对胃黏膜有损害的药物，减少对胃的不良刺激，如阿司匹林等。

4. 饮食护理

规律饮食，定时定量，少量多餐，应以清淡、易消化、富有营养的食物为主，如鸡蛋、豆浆、米粥、馒头、面包、面条、鱼类等。鼓励患儿进食正常或高纤维素饮食，蛋白质和脂肪摄入的量要适当控制。应避免摄入粗糙、过冷、过热、油炸、辛辣的食物以及过酸的水果、浓茶、咖啡、牛奶等。

【并发症的观察及护理】

（1）观察患儿是否伴呕吐、呕血、便血等症状。

（2）注意观察腹部疼痛的部位、剧烈程度和变化规律，警惕胃穿孔。

（3）如果出现出血、穿孔和幽门梗阻时，应根据各自的护理措施进行急救护理和对症护理，使患儿顺利度过危险期。

【健康宣教】

（1）养成良好的饮食和卫生习惯，避免进食过快。

（2）遵医嘱坚持服药。

（3）生活作息要有规律，适度锻炼，劳逸结合。

（4）电话随访，健康宣教，随访过程中若出现呕血、黑便等症状时，应立即就诊，从而提高遵医行为。

（方艳丽、余佩钰）

第四节　肠套叠

【概述】

肠套叠指部分肠管及其肠系膜套入邻近肠腔所致的一种急性肠梗阻，是婴幼儿时期常见的急腹症之一。该病多见于年龄在 2 岁以内的儿童，男孩发病率多于女孩，为 2 ∶ 1 ～ 3 ∶ 1。发病季节与胃肠道病毒感染流行相一致，以春季多见。常伴发于胃肠炎和上呼吸道感染。我国儿童急性肠套叠发生率较欧美为高。

【病因和发病机制】

肠套叠分原发和继发两种。95% 为原发性，多见于婴幼儿，婴儿回盲部系膜尚未完全固定、活动度较大是容易发生肠套叠的结构上因素。5% 继发性病例多为年长儿，发生肠套叠的肠管多有明显的器质性原因，如梅克尔憩室翻入回肠腔内，成为肠套叠的起点。肠息肉、肠肿瘤、肠重复畸形、腹型紫癜致肠壁肿胀增厚等均可牵引肠壁发生肠套叠。

有些诱发因素可导致肠蠕动的节律发生紊乱，从而诱发肠套叠，如饮食改变、病毒感染及腹泻等。有研究表明病毒感染可引起末段回肠集合淋巴结增生，局部肠壁增厚，甚至凸入肠腔，构成套叠起点，加之肠道受病毒感染后蠕动增强而导致肠套叠。

【病理】

肠套叠一般是顺行的，即多为近端肠管套入远端肠腔内，极少数是逆行的。依据其套入部位不同分为以下几种。①回盲型：回盲瓣是肠套叠头部，带领回肠末端进入升结肠，盲肠、阑尾也随着翻入结肠内，此型最常见，占总数的 50% ～ 60%。②回结型：回肠从距回盲瓣几厘米处起套入回肠最末端，穿过回盲瓣进入结肠，约占 30%。③回回结型：回肠先套入远端回肠内，然后整个再套入结肠内，约占 10%。④小肠型：小肠套入小肠，少见。⑤结肠型：结肠套入结肠，少见。⑥多发型：回结肠套叠和小肠套叠合并存在。

肠套叠一旦形成，很少部分的小肠套叠可以自行复位（暂时性小肠套叠），而对于套入结肠的或复套的一般不能自行复位，由于鞘层肠管持续痉挛，致使套入部肠管发生循环障碍，初期静脉回流受阻，组织充血、水肿、静脉曲张。黏膜细胞分泌大量黏液，进入肠腔内，与血液及粪质混合成果酱样胶冻状排出。肠壁水肿、静脉回流障碍加重，使动脉受累，供血不足，导致肠壁坏死并出现全身中毒症状，严重者可并发肠穿孔和腹膜炎。

【临床表现】

1. 阵发性腹痛

突然发作剧烈的有规律的阵发性绞痛，患儿哭闹不安、屈膝缩腹、面色苍白，持续 10 ～ 20 min 后腹痛缓解，间歇 5 ～ 10 min 或更长时间后又反复发作。阵发性腹痛系由于肠系膜受牵拉和套叠鞘部强烈收缩所致。

2. 呕吐

初为反射性，含乳块和食物残渣，后可含胆汁，晚期可吐粪便样液体，说明有肠管梗阻。

3. 血便

此为重要症状。出现症状的最初几小时大便可正常，以后大便少或无便。约 85% 的病例在发病后 6 ～ 12 h 排出果酱样黏液血便，或肛门指诊时发现血便。

4. 腹部包块

多数在右上腹季肋下可触及有轻微触痛的套叠肿块，呈腊肠样，光滑不太软，稍可移动。晚期可发生肠坏死或腹膜炎时，出现腹胀、腹腔积液、腹肌紧张和压痛，不易扪及肿块，有时腹部触诊和直肠指检双合检查可触及肿块。

5. 全身情况

患儿在早期一般情况尚好，体温正常，无全身中毒症状。随着病程延长，病情加重，并发肠坏死或腹膜炎时，全身情况恶化，常有严重脱水、高热，嗜睡、昏迷及休克等中毒症状。

【辅助检查】

1. 腹部 B 超检查

在套叠部位横断扫描可见“同心圆”或“靶环状”肿块图像，纵断扫描可见“套筒征”。

2. B 超监视下水压灌肠

经肛门插入福莱导尿管（Foley 管）并将气囊充气 20 ～ 40 ml。将 T 形管一端接 Foley 管，侧管接血压计监测注水压力，另一端为注水口，注入 37 ～ 40℃等渗盐水匀速推入肠内，可靶环状块影退至回盲部，“半岛征”由大到小，最后消失，B 超下可见“同心圆”或“套筒征”消失，回盲瓣呈“蟹爪样”运动，小肠进水，呈“蜂窝状”扩张，诊断治疗同时完成。

3. 空气灌肠

由肛门注入气体，在 X 线透视下可见杯口阴影，能清楚看见套叠头的块影，并可同时进行复位治疗。

4. 钡剂灌肠

可见套叠部位充盈缺损和钡剂前端的杯口影，以及钡剂进入鞘部与套入部之间呈现的线条状或弹簧状阴影。适用于慢性肠套叠疑难病例。

【诊断和鉴别诊断】

凡健康婴幼儿突然发生阵发性腹痛或阵发性、规律性哭闹、呕吐，便血和腹部扪及腊肠样肿块时可确诊。肠套叠早期在未排出血便前应做直肠指检。与下列疾病鉴别。

（1）细菌性痢疾：夏季发病多。大便次数多，含黏液、脓血，里急后重，多伴有高热等感染中毒症状。粪便检查可见成堆脓细胞，细菌培养阳性。必须注意菌痢偶尔亦可引起肠套叠，两种疾病可同时存在或肠套叠继发于菌痢后。

（2）梅克尔憩室出血：大量血便，常为无痛性，亦可并发肠套叠。

（3）过敏性紫癜：有阵发性腹痛，呕吐、便血，由于肠管有水肿、出血、增厚，有时左右下腹可触及肿块，但绝大多数患儿有出血性皮疹、关节肿痛，部分病例有蛋白尿或血尿。该病由于肠功能紊乱和肠壁肿胀，也可并发肠套叠。

【治疗】

急性肠套叠是一种危及生命的急症，其复位是紧急的治疗措施，一旦确诊需立即进行。

1. 非手术疗法

（1）灌肠疗法的适应证：肠套叠在 48 h 内，全身情况良好，腹部不胀，无明显脱水及电解质紊乱。

（2）禁忌证：①病程已超过 48 h，伴有高热、脱水、精神萎靡、休克等症状者，对 3 个月以下婴儿尤应注意。②高度腹胀、腹膜刺激征，X 线腹部平片可见多数液平面者。③套叠头部已达脾曲，肿物硬而且张力大者。④多次复发疑有器质性病变者。⑤小肠型肠套叠。

（3）方法：① B 超监视下水压灌肠；②空气灌肠；③钡剂灌肠复位。

（4）灌肠复位成功的表现：①拔出肛管后排出大量带臭味的黏液血便和黄色粪水；②患儿很快入睡，不再哭闹及呕吐；③腹部平软，触不到原有的包块；④灌肠复位后给予 0.5 ～ 1 g 活性炭口服，6 ～ 8 h 后应有炭末排出，表示复位成功。

2. 手术治疗

肠套叠超过 48 ～ 72 h，或虽时间不长但病情严重疑有肠坏死或穿孔者，以及小肠型肠套叠均需手术治疗。根据患儿全身情况及套叠肠管的病理变化选择进行肠套叠复位、肠切除吻合术或肠造瘘术等。

5% ～ 8% 的患儿可有肠套叠复发。灌肠复位比手术复位的复发率高。

【主要护理问题】

（1）舒适的改变：与患儿阵发性疼痛有关。

（2）体液不足：与患儿呕吐有关。

（3）营养失调——低于机体需要量：与患儿禁食、胃肠减压、呕吐等有关。

（4）排便异常——血便、腹泻：与肠套叠、肠坏死有关。

（5）有皮肤完整性受损的危险：与大便刺激肛周和臀部有关。

（6）潜在并发症：肠坏死、肠穿孔等。

【护理目标】

（1）患儿腹痛症状减轻或消失。

（2）患儿脱水症状得到纠正。

（3）患儿营养状况得到改善。

（4）患儿排便正常。

（5）患儿皮肤完整，无肛周潮红、压力性损伤等发生。

（6）无并发症发生或并发症发生后得到及时处理。

【护理措施】

1. 病情观察及护理

（1）监测患儿的神志及生命体征，有无精神萎靡、心率增快、呼吸增快、血压下降等。

（2）观察腹部体征及腹痛的性质、部位、评分，腹部有无腊肠样包，注意观察有无腹肌紧张、压痛反跳痛等肠穿孔的症状。

（3）观察呕吐和检验值的情况，有无脱水及电解质紊乱，应及时补充水电解质及营养。

（4）观察大便的颜色、形状、量，有无便血及果酱样大便等。

（5）观察胃肠减压是否有效，观察抽出胃内容物的颜色、形状及量，并记录出入量，保障出入平衡。

（6）协助医生做好空气灌肠复位的准备，不配合的患儿应遵医嘱给予苯巴比妥镇静，阿托品解痉等。

（7）非手术治疗无效者，应尽早协助医生做好术前准备、患儿术前的宣教及转科工作。

（8）手术治疗的患儿应做好术后的病情观察及护理，如伤口护理、引流管护理、腹部体征的观察等。

2. 饮食与营养

（1）禁食禁水期间，必要时安置胃管及胃肠减压。

（2）根据出入量，正确给予静脉补充水电解质及营养液等，保证出入平衡，营养充足。

（3）营养不良者，结合检验值，遵医嘱正确给予输血或人血白蛋白等。

3. 管道护理

（1）安置胃肠减压保持管道的通畅、固定、引流有效，做好非计划拔管的评估，根据评分做好约束，防止管道脱落的风险。

（2）术后的引流管护理，注意无菌技术管理，记录出入量，协同医生一起做好拔管前的评估，尽早拔除管道。

4. 皮肤护理

保持肛周皮肤清洁干燥，每次便后用温水清洁肛周及臀部，并轻轻擦干，选用吸水性强、柔软的布质和纸尿布，勤换；肛周局部皮肤有发红可以选用5%鞣酸软膏涂擦；肛周皮肤有破溃者，可采用暴露疗法，保持干燥；对于腹泻的患儿要及时遵医嘱止泻治疗，并做好肛周皮肤的清洁以减少大便对皮肤的刺激。

5. 体位与活动

手术治疗后的患儿，应鼓励患儿早期下床活动，防止肠粘连，可以协助带管道的患儿下床活动；重症患儿主要以床上翻身活动为主，待病情允许后，应及早下床活动。

【并发症的观察及护理】

（1）观察患儿呕吐情况，若呕吐呈反射性，含乳块或食物残渣或含胆汁，甚至为粪便样液体，说明有肠管梗阻。

（2）观察排便情况，若大便呈酱样黏液血便，可疑肠坏死。

（3）观察腹部体征，若出现明显腹胀、腹腔积液、腹肌紧张、压痛反跳痛，警惕有肠穿孔或腹膜炎的发生。

【健康宣教】

（1）进食后不要马上进行剧烈运动，建议进食1～2 h后再进行活动。

（2）注意饮食卫生，不食用不干净的食物，不暴饮暴食。

（3）保持大便的通畅，勿憋便，出现便秘者可在医嘱下给予缓泻剂或灌肠，协助排便。

（4）观察腹部体征，有无呕吐、腹痛、腹泻、高热等再次诱发肠套叠的因素，必要时及时就诊。

（5）定时门诊复查。

（方艳丽、向波）

第五节　先天性巨结肠

【概述】

先天性巨结肠（HD）又称无神经节细胞症，是一种较多见的胃肠道发育畸形疾病，是由于直肠或结肠远端缺乏神经节细胞，导致该肠管持续性痉挛，粪便淤滞在近端结肠，使该肠管肥厚、扩张的先天性肠道发育畸形。发病率为1/5 000～1/2 000，男女之比约为4：1，有遗传倾向。

【病因】

该病发生是多基因遗传和环境因素共同作用的结果。基本病理变化是痉挛段肠管肠壁肌间和黏膜下神经丛内缺乏神经节细胞，无髓鞘的副交感神经纤维数量增加，形态增粗、增大，紧密交织成束；扩张段肠管肌层肥厚，黏膜炎症，可伴有小溃疡，肠壁肌间和黏膜下神经节细胞正常。

【病理】

在形态学上可分为痉挛段、移行段和扩张段三部分。除形成巨结肠外，其他病理生理变化有排便反射消失等。

根据病变肠管痉挛段的长度，本病可分为以下几种。

（1）常见型：病变自肛门向上达乙状结肠远端，约占 85%；

（2）短段型：局限于直肠远端，约占 10%；

（3）长段型：自肛门向上达降结肠以上，约占 4%；

（4）全结肠型：约占 1%；

（5）全胃肠型：全结肠及回肠以上病变型，此型罕见。

【临床表现】

1. 胎便排出延缓、顽固性便秘和腹胀

多数患儿生后 24 ～ 48 h 多无胎便或仅有少量胎便排出（正常婴儿 24 h 内多已排便），可于生后 2 ～ 3 d 出现腹胀、呕吐的低位肠梗阻症状。以后即有顽固性便秘，3 ～ 7 d 甚至 1 ～ 2 周排便 1 次。严重者发展成不灌肠就不排便。痉挛段越长，出现便秘时间越早、越严重。腹胀逐渐加重，腹壁紧张发亮，有静脉扩张，可见肠型及蠕动波，肠鸣音增强，膈肌上升可以引起呼吸困难。

2. 呕吐、营养不良和发育迟缓

由于功能性肠梗阻，可出现呕吐，量不多，呕吐物含少量胆汁，严重者可见粪样液，加上长期腹胀，便秘使患儿食欲下降，营养物质吸收障碍，发育迟缓，消瘦，贫血或有低蛋白血症伴水肿。

3. 直肠指检

直肠壶腹部空虚，直肠指检拔指后由于近端肠管内积存大量粪便，可排出恶臭气体及大便。

4. 并发症

（1）小肠结肠炎：为先天性巨结肠的严重并发症，可见于任何年龄，尤其是新生儿。由于远端肠梗阻使结肠高度扩张，肠腔内压增高导致肠黏膜缺血，同时降低了黏膜的屏障作用，使粪便的代谢产物、细菌、毒素进入血液循环，患儿出现高热、高度腹胀、呕吐、排出恶臭并带血的稀便。肠黏膜缺血处可产生水肿，溃疡，引起血便及肠穿孔。重者炎症侵犯肌层，出现浆膜充血、水肿、增厚，导致渗出性腹膜炎。由于吐泻及扩张肠管内大量肠液的积存，迅速出现脱水和酸中毒，死亡率极高。

（2）肠穿孔：多见于新生儿，常见的穿孔部位为乙状结肠和盲肠。

（3）继发感染：如败血症、肺炎等。

【辅助检查】

（1）X 线腹部立位平片：多显示低位不完全性肠梗阻，近端结肠扩张。

（2）钡剂灌肠检查：其诊断率在 90% 左右。

（3）直肠、肛门测压检查：测定直肠、肛门内外括约肌的反射性压力变化，患儿内括约肌反射性松弛过程消失，直肠肛门抑制反射阴性。2 周内新生儿可出现假阴性，故不适用。

（4）直肠肌层活检：从直肠壁取全层肠壁组织活检，HE 染色判断神经节细胞的有无并计算神经节细胞数量。病变肠段缺乏神经节细胞，而无髓鞘的神经纤维数量增加，形态增粗、增大。

【治疗】

应进行根治手术切除无神经节细胞肠段和部分扩张结肠。先天性巨结肠许多并发症发生在生后 2 个月内，故要特别重视此期间的治疗。

1. 保守治疗

（1）口服缓泻剂、润滑剂，帮助排便。

（2）使用开塞露、扩肛等刺激括约肌，诱发排便。

（3）巨结肠灌肠：肛管插入深度要超过狭窄段，每日 1 次注入生理盐水，按 100 ml/kg 计算生理盐水灌肠量，使灌肠水与粪水排出。

2. 手术治疗

手术治疗包括结肠造瘘术和根治术。年龄稍大、全身情况较差的新生儿或并发小肠结肠炎的患儿，可行结肠造瘘术，待全身情况、肠梗阻及小肠结肠炎症状缓解后再行根治术。

目前多主张早期进行根治手术，一般认为体重在 3 kg 以上，周身情况良好即可行根治术。手术方式有：①结肠切除，直肠后结肠拖出术。②结肠直肠切除吻合术。③直接黏膜剥除，结肠鞘内拖出术。④乙状结肠切除术。

【主要护理问题】

（1）排便异常——便秘：与直肠或结肠远端缺乏神经节细胞致便秘有关。

（2）舒适的改变：与患儿疾病引起的呕吐、腹胀有关。

（3）营养失调——低于机体需要量：与患儿长期腹胀，食欲下降，营养物质吸收障碍有关。

（4）皮肤完整性受损的危险：与患儿长期灌肠或造瘘术后造瘘口护理不当有关。

（5）焦虑与恐惧：与患儿治疗时间长，家长对疾病预后担忧有关。

（6）知识缺乏：与家长缺乏该疾病相关治疗及护理知识有关。

（7）潜在并发症：小肠结肠炎、出血、肠穿孔、感染、吻合口狭窄等。

【护理目标】

（1）患儿便秘缓解，能够自行正常排便。

（2）患儿呕吐、腹胀症状减轻或消失。

（3）患儿进食改善，营养状况改善。

（4）患儿皮肤黏膜完好。

（5）家长及患儿焦虑与恐惧感减轻或消失。

（6）家长对该疾病知识有一定的了解，能正确面对疾病，积极配合医生做好护理。

（7）无并发症或并发症发生后得到及时处理。

【护理措施】

1. 病情观察及护理

（1）观察患儿腹部体征，腹胀情况，是否可见肠形，监测患儿腹围。

（2）观察患儿全身营养状况，每周监测体重，必要时监测白蛋白及血红素等指标。

（3）观察患儿有无恶心、呕吐的症状，注意有无急性肠梗阻的表现，必要时应禁食、安置胃肠减压。

（4）观察并记录排出大便的性质、量、气味，注意患儿有无小肠结肠炎的发生。

（5）病情严重者，必要时遵医嘱安置心电监护，观察生命体征，监测患儿血氧饱和度、心率、呼吸变化，患儿意识情况，皮肤黏膜颜色及温度，四肢末梢循环等，及时向医生汇报病情，需手术时协助医生做好术前的准备工作。

（6）手术后患儿应观察体温、腹部体征、大便排便情况，如体温升高、大便次数增加，肛门有脓性分泌物流出，直肠指检可扪及吻合口裂隙，可能有盆腔感染的发生；如术后腹胀明显，肛门无排气、排便，可能有吻合口狭窄的发生，应及时汇报医生。

2. 饮食与营养

（1）入院时做患儿的营养评估筛查，是否有营养不良，评估结果为中重度的营养不良应及时汇报医生给予处理。

（2）根据不同年龄阶段提供适当饮食，原则上应给予高蛋白、高热量、高维生素、易消化、少渣饮食。有贫血者应积极纠正贫血，增强患儿机体抵抗力。

（3）术前准备的患儿需要每日灌肠，连续 5 ～ 7 d，灌肠期间禁止进食产渣多的食物，指导患儿进食易消化、少渣的半流质饮食，术前一天以流质饮食为主。

（4）患儿流食或禁食期间应遵医嘱正确地给予静脉补充水电解质或静脉营养，应准确记录出入量，保证进出的平衡。

3. 皮肤护理

（1）责任护士对患儿进行每日观察及记录，动态评估患儿压力性损伤情况。

（2）对长期灌肠的患儿，动作轻柔，使用液状石蜡先润滑肛周，减轻肛周的摩擦，灌肠后清洁会阴部及肛周皮肤，避免大便刺激引起潮红或皮肤破溃。

（3）对有造瘘口的患儿，按照要求规范更换造瘘袋，动作轻柔，避免去除造瘘袋时损伤皮肤，必要时可以配合造瘘粉和造瘘膏使用。

4. 心理护理

（1）为患儿提供一个安静、安全、舒适的病房环境，减少对感官的刺激，使患儿及家属放松及安心。

（2）灌肠前提前告知患儿及家长灌肠的必要性及可能引起的不适，让其有个心理准备。灌肠时拉起窗帘，保护患儿隐私。

（3）向患儿及家长介绍同病种恢复好的患儿及家长进行交流，促进其树立战胜疾病的信心。

（4）入院时及治疗前向患儿家长讲解该疾病的简单的知识，治疗的方案以及预后，让其家长对该疾病有一定的了解，帮助患儿和家长缓解焦虑恐惧的情绪。

【并发症的观察及护理】

（1）指导观察患儿大便情况，有无腹胀、呕吐加重，大便次数增加，颜色呈绿色甚至黑色、果酱样大便，个别伴有发热，警惕有小肠结肠炎的发生。护理应严格观察生命体征，遵医嘱合理使用抗生素、肠道益生菌以及药物保留灌肠等。

（2）灌肠时动作轻柔，充分润滑肛管，避免肠穿孔，观察大便有无血性液体，有无腹痛、腹胀、腹肌紧张等情况的发生。

（3）观察患儿的生命体征，注意有无发热、白细胞计数高等感染征兆，一旦发现应及时汇报给医生。

（4）对于造瘘的患儿，造瘘口开放时遵医嘱予以扩肛，防止造瘘口狭窄。

【健康宣教】

（1）生活中给予高蛋白、高热量、易消化的饮食，并注意清洁卫生，保持大便通畅。

（2）观察腹部体征，腹胀、呕吐情况，如有不适及时就医。

（3）发生便秘时可以使用开塞露、灌肠等方式协助排便；若有腹泻、大便呈黑色或果酱色，伴有发热，应尽早就医，警惕小肠结肠炎的发生。

（4）患儿若有造瘘口，应做好造瘘口护理，定时扩肛，指导家长术后 2 周开始每天扩肛 1 次，每次 15 ～ 20 min，坚持 3 ～ 6 月，同时训练排便习惯，以改善排便功能，预防造瘘口狭窄、凹陷等并发症；根治术后应做好饮食管理，观察腹部体征、大便情况等。

（5）定期门诊复查。

（方艳丽、冯黎维）

第六节　腹泻病

【概述】

腹泻病是由多种病原、多种因素引起的，以大便次数增多和大便性状改变为特点的消化道综合征，严重者可引起水、电解质和酸碱平衡紊乱。发病年龄以 6 个月至 2 岁多见，其中 1 岁以内约占半数，是造成儿童营养不良、生长发育障碍的主要原因之一。一年四季均可发病，但夏秋季发病率较高。

【病因】

1. 易感因素

（1）消化系统发育不成熟：胃酸和消化酶分泌不足，消化酶活性低，对食物质和量变化的耐受性差。

（2）生长发育快：对营养物质的需求相对较多，消化道负担较重。

（3）机体防御功能差：婴儿血液中免疫球蛋白、胃肠道分泌型 IgA（SIgA）及胃内酸度均较低，对感染的防御能力差。

（4）肠道菌群失调：新生儿出生后尚未建立正常肠道菌群，或因使用抗生素等导致肠道菌群失调，使正常菌群对入侵肠道致病微生物的拮抗作用丧失，而引起肠道感染。

（5）人工喂养：母乳中含有大量体液因子（如 SIgA、乳铁蛋白）、巨噬细胞和粒细胞、溶菌酶、溶酶体等，有很强的抗肠道感染作用。配方奶中虽有某些上述成分，但在加热过程中易被破坏，而且人工喂养的食物和食具易受污染，故人工喂养儿肠道感染发生率明显高于母乳喂养儿。

2. 感染因素

（1）肠道内感染：可由病毒、细菌、真菌、寄生虫引起，尤以病毒和细菌多见。

①病毒感染：寒冷季节的婴幼儿腹泻 80% 由病毒感染引起，以轮状病毒引起的秋冬季腹泻最为常见，此外，有星状病毒、杯状病毒和肠道病毒（包括柯萨奇病毒、埃可病毒、肠道腺病毒等）。

②细菌感染（不包括法定传染病）：以致腹泻大肠埃希菌为主，包括致病性大肠埃希菌（EPEC）、产毒性大肠埃希菌（ETEC）、侵袭性大肠埃希菌（EIEC）、出血性大肠埃希菌（EGEC）和黏附 – 集聚性大肠埃希菌（EAEC）五大组。其次是空肠弯曲菌和耶尔森菌等。

③真菌感染：以白念珠菌多见，其次是曲霉菌和毛霉菌等。

④寄生虫感染：常见有蓝氏贾第鞭毛虫、阿米巴原虫和隐孢子虫等。

（2）肠道外感染：因发热及病原体毒素作用使消化功能紊乱，或肠道外感染的病原体（主要是病毒）同时感染肠道，故当患中耳炎、肺炎、上呼吸道、泌尿道及皮肤感染时可伴有腹泻。

3. 非感染因素

（1）饮食因素，常见的有以下几种。

①喂养不当：喂养不定时、食物的质和量不适宜、过早给予淀粉类或脂肪类食物等均可引起腹泻；给予含高果糖或山梨醇的果汁，可产生高渗性腹泻；给予肠道刺激物，如调料或富含纤维素的食物等也可引起腹泻。

②过敏因素：个别婴儿对牛奶、大豆（豆浆）及某些食物成分过敏或不耐受而引起腹泻。

③其他因素：包括原发性或继发性双糖酶缺乏，乳糖酶的活力降低，肠道对糖的消化吸收不良而引起腹泻。

（2）气候因素：气候突然变冷、腹部受凉使肠蠕动增加；天气过热致消化液分泌减少或口渴饮奶过多，都可诱发消化功能紊乱而引起腹泻。

【发病机制】

导致腹泻发生的机制包括：肠腔内存在大量不能吸收的具有渗透活性的物质（渗透性腹泻）、肠腔内电解质分泌过多（分泌性腹泻）、炎症所致的液体大量渗出（渗出性腹泻）及肠道运动功能异常（肠道功能异常性腹泻）等。但临床上大部分腹泻并非由某种单一机制引起，而是多种机制共同作用的结果。

1. 感染性腹泻

大多数病原微生物通过污染的食物、水，或通过污染的手、玩具及日用品，或带菌者传播进入消化道。当机体的防御功能下降、大量的微生物侵袭并产生毒力时可引起腹泻。

（1）病毒性肠炎：病毒侵入肠道后，在小肠绒毛顶端的柱状上皮细胞上复制，使小肠绒毛细胞受损，受累的肠黏膜上皮细胞脱落而遗留不规则的裸露病变，导致小肠黏膜回吸收水、电解质能力下降，肠液在肠腔内大量集聚而引起腹泻；同时，发生病变的肠黏膜细胞分泌双糖酶不足且活性低，使肠腔内的糖类消化不完全并被肠道内细菌分解成小分子的短链有机酸，使肠腔的渗透压增高；微绒毛破坏亦造成载体减少，上皮细胞钠转运功能障碍，进一步造成水和电解质的丧失，加重腹泻。

（2）细菌性肠炎：肠道感染的病原体不同，其发病机制亦不相同。

①肠毒素性肠炎：如产毒性大肠埃希菌和霍乱弧菌等，虽不直接侵袭破坏肠黏膜，但能分泌肠毒素，包括不耐热肠毒素（LT）和耐热肠毒素（ST），两者最终通过抑制小肠绒毛上皮细胞吸收 Na^+、Cl^- 和水，促进肠腺分泌 Cl^- 使小肠液量增多，超过结肠吸收限度而发生腹泻，排出大量水样便，导致患儿脱水和电解质紊乱。

②侵袭性肠炎：如志贺菌属细菌、沙门菌属细菌、侵袭性大肠埃希菌等可直接侵入小肠或结肠肠壁，引起肠黏膜充血、水肿、炎症细胞浸润、溃疡和渗出等病变，产生广泛的炎性反应，患儿排出含有大量白细胞和红细胞的菌痢样大便。结肠由于炎症病变而不能充分吸收来自小肠的液体，且某些致病菌还会产生肠毒素，故亦可发生水样腹泻。

2. 非感染性腹泻

主要是由饮食不当引起。当摄入食物的质和量突然改变并超过消化道的承受能力时，食物不能被充分消化和吸收而积滞于小肠上部，使肠腔局部酸度减低，有利于肠道下部细菌上移和繁殖，使食物发酵和腐败而产生短链有机酸，致肠腔的渗透压增高，并协同腐败性毒性产物刺激肠壁致肠蠕动增加，引起腹泻，进而发生脱水和电解质紊乱。

【临床表现】

不同病因引起的腹泻常具有不同临床过程。病程在 2 周以内的腹泻为急性腹泻；病程在 2 周至 2 个月之间的腹泻为迁延性腹泻；病程超过 2 个月的腹泻为慢性腹泻。

1. 急性腹泻

不同病因引起的腹泻常具相似的临床表现，同时各有其特点。

（1）腹泻的共同临床表现

①轻型腹泻：多由饮食因素或肠道外感染引起。起病可急可缓，以胃肠道症状为主，表现为食欲缺乏，偶有溢奶或呕吐，大便次数增多，一般每天多在 10 次以内，每次大便量不多，稀薄或带水，呈黄色或黄绿色，有酸味，粪质不多，常见白色或黄白色奶瓣和泡沫。一般无脱水及全身中毒症状，多在数日内痊愈。

②重型腹泻：多由肠道内感染引起，起病常较急；也可由轻型逐渐加重而致。除有较重的胃肠道症状外，还有明显的脱水、电解质紊乱及全身中毒症状。

a. 胃肠道症状：腹泻频繁，每日大便从十余次到数十次；除了腹泻外，常伴有呕吐（严重者可吐咖啡样物）、腹胀、腹痛、食欲缺乏等。大便呈黄绿色水样或蛋花汤样、量多，含水分多，可有少量黏液，少数患儿也可有少量血便。

b. 水、电解质和酸碱平衡紊乱症状：有脱水、代谢性酸中毒、低钾及低钙、低镁血症等。

c. 全身中毒症状：如发热，体温可达 40℃，烦躁不安或萎靡、嗜睡，进而意识模糊，甚至昏迷、休克等，

（2）几种常见类型肠炎的临床特点

①轮状病毒肠炎：好发于秋冬季，以秋季流行为主，故又称秋季腹泻。经粪 – 口途径传播，也可通过气溶胶形式经呼吸道感染而致病。多见于 6 个月至 2 岁的婴幼儿，潜伏期 1 ～ 3 d。起病急，常伴有发热和上呼吸道感染症状，多无明显中毒症状。病初即出现呕吐，大便次数多，量多，呈黄色或淡黄色，水样或蛋花汤样，无腥臭味，大便镜检偶有少量白细胞。常并发脱水、酸中毒及电解质紊乱。本病为自限性疾病，自然病程 3 ～ 8 d。近年报道，轮状病毒感染也可侵犯多个系统、组织，如中枢神经系统损害、心肌损害等。

②产毒性细菌引起的肠炎：多发生在夏季。潜伏期 1 ～ 2 d，起病较急。轻症仅大便次数稍增，性状轻微改变。重症腹泻频繁，量多，呈水样或蛋花汤样，混有黏液，镜检无白细胞。常伴呕吐，严重者可伴发热、脱水、电解质和酸碱平衡紊乱。本病为自限性疾病，自然病程 3 ～ 7 d 或更长。

③侵袭性细菌性肠炎：全年均可发病，潜伏期长短不等。常引起志贺杆菌性痢疾样病变。起病急，高热甚至可以发生热惊厥。腹泻频繁，大便呈黏液状，带脓血，有腥臭味。常伴恶心、呕吐、腹痛和里急后重，可出现严重的全身中毒症状甚至休克。大便镜检有大量白细胞及数量不等的红细胞。粪便细菌培养可找到相应的致病菌。其中空肠弯曲菌肠炎多发生在夏季，常侵犯空肠和回肠，有脓血便，腹痛剧烈；耶尔森菌小肠结肠炎多发生在冬春季节，可引起淋巴结肿大，亦可产生肠系膜淋巴结炎，严重病例可产生肠穿孔和腹膜炎。以上两者均需与阑尾炎鉴别。鼠伤寒沙门菌小肠结肠炎有胃肠炎型和败血症型，夏季发病率高，新生儿和 1 岁以内的婴儿尤易感染，新生儿多为败血症型，常引起暴发流行，可排深绿色黏液脓便或白色胶冻样便，有特殊臭味。

④出血性大肠埃希菌肠炎：大便开始呈黄色水样便，后转为血水便，有特殊臭味，常伴腹痛，大便镜检有大量红细胞，一般无白细胞。

⑤抗生素相关性腹泻（AAD）：是指应用抗生素后发生的、与抗生素有关的腹泻。除一些抗生素可降低碳水化合物的运转和乳糖酶水平外，多数研究者认为，抗生素的使用破坏了肠道正常菌群，是引起腹泻最主要的病因。

a. 金黄色葡萄球菌肠炎：多继发于使用大量抗生素后，与菌群失调有关。表现为发热、呕吐、腹泻，不同程度中毒症状、脱水和电解质紊乱，甚至发生休克。典型大便暗绿色，量多，带黏液，少数为血便。大便镜检有大量脓细胞和成簇的革兰氏阳性

球菌（G^+球菌），培养有葡萄球菌生长。

b. 假膜性小肠结肠炎：由难辨梭状芽孢杆菌引起，主要症状为腹泻，轻者每日数次，停用抗生素后很快痊愈；重者腹泻频繁，呈黄绿色水样便，可有毒素致肠黏膜坏死所形成的假膜排出，大便厌氧菌培养、组织培养法检测细胞毒素可协助诊断。

c. 真菌性肠炎：多为白念珠菌感染所致，常并发于其他感染如鹅口疮时。症见大便次数增多，黄色稀便，泡沫较多带黏液，有时可见豆腐渣样细块（菌落）。大便镜检有真菌孢子和菌丝。

2. 迁延性腹泻和慢性腹泻

迁延性腹泻和慢性腹泻多与营养不良和急性期治疗不彻底有关，以人工喂养儿、营养不良儿多见。表现为腹泻迁延不愈，病情反复，大便次数和性质不稳定，严重时可出现水、电解质紊乱。由于营养不良儿腹泻时易迁延不愈，持续腹泻又加重了营养不良，两者可互为因果，形成恶性循环，最终引起免疫功能低下，继发感染，导致多脏器功能异常。

3. 生理性腹泻

生理性腹泻多见于6个月以内的婴儿，外观虚胖，常有湿疹，表现为生后不久即出现腹泻，但除大便次数增多外，无其他症状，食欲好，不影响生长发育，添加换乳期食物后，大便即逐渐转为正常。近年研究发现此类腹泻可能为乳糖不耐受的一种特殊类型。

【辅助检查】

1. 血常规

细菌感染时白细胞总数及中性粒细胞增多；寄生虫感染和过敏性腹泻时嗜酸性粒细胞增多。

2. 大便常规

肉眼检查大便的性状，如外观、颜色、是否有黏液脓血等；大便镜检有无脂肪球、白细胞、红细胞等。

3. 病原学检查

细菌性肠炎大便培养可检出致病菌；真菌性肠炎大便镜检可见真菌孢子和菌丝；病毒性肠炎可做病毒分离等检查。

4. 血液生化

血钠测定可了解脱水的性质；血钾测定可了解有无低钾血症；碳酸氢盐测定可了解体内酸碱平衡失调的性质及程度。

【治疗要点】

腹泻的治疗原则为调整饮食，预防和纠正脱水；合理用药，控制感染，预防并发症的发生。

1. 调整饮食（见护理措施——饮食护理部分）

强调继续进食，根据疾病的特殊病理生理状况、个体消化吸收功能和平时的饮食习惯进行合理调整，以满足生理需要，补充疾病消耗，缩短腹泻后的康复时间。

2. 纠正水电解质及酸碱平衡紊乱

口服补液可用于预防脱水及纠正轻、中度脱水，中、重度脱水伴周围循环衰竭者需静脉补液。重度酸中毒或经补液后仍有酸中毒症状者，给予 5% 碳酸氢钠纠正酸中毒；有低钾血症者遵循“见尿补钾”的原则，可口服或静脉补充，但静脉补钾浓度不超过 0.3%，且不可推注。

3. 药物治疗

（1）控制感染：病毒性肠炎以饮食疗法和支持疗法为主，一般不用抗生素。其他肠炎应对因选药，如大肠埃希菌肠炎可选用抗革兰氏阴性杆菌抗生素；抗生素诱发性肠炎应停用原使用的抗生素，可选用万古霉素、利福昔明、抗真菌药物等；寄生虫性肠炎可选用甲硝唑、大蒜素等。

（2）肠道微生态疗法：有助于恢复肠道正常菌群的生态平衡，抵御病原菌侵袭，控制腹泻，常用双歧杆菌、嗜酸乳杆菌等制剂。

（3）肠黏膜保护剂：腹泻与肠黏膜屏障功能破坏有密切关系，因此维护和修复肠黏膜屏障功能是治疗腹泻的方法之一，常用蒙脱石散。

（4）补锌治疗：联合国儿童基金会建议，对于急性腹泻患儿，年龄大于 6 个月者，应每日给予元素锌 20 mg；年龄小于 6 个月者，应每日给予元素锌 10 mg。疗程 10 ～ 14 d，可缩短病程。

（5）抗分泌治疗：脑啡肽酶抑制剂消旋卡多曲可以通过加强内源性脑啡肽来抑制肠道水电解质的分泌，可以用以治疗分泌性腹泻。

（6）对症治疗：腹泻一般不宜用止泻剂，因止泻会增加毒素的吸收。腹胀明显者可肌注新斯的明或肛管排气；呕吐严重者可肌注氯丙嗪或针刺足三里等。

4. 预防并发症

迁延性、慢性腹泻常伴营养不良或其他并发症，病情复杂，必须采取综合治疗措施。

【主要护理问题】

（1）腹泻：与感染、喂养不当、肠道功能紊乱等有关。

（2）体液不足：与腹泻、呕吐致体液丢失过多和摄入不足有关。

（3）营养失调——低于机体需要量：与腹泻、呕吐丢失过多和摄入不足有关。

（4）体温过高：与肠道感染有关。

（5）有皮肤完整性受损的危险：与大便刺激臀部皮肤有关。

【护理目标】

（1）患儿腹泻、呕吐次数逐渐减少至停止，大便性状正常。

（2）患儿脱水和电解质紊乱得以纠正。

（3）家长能对患儿进行合理喂养，体重恢复正常。

（4）患儿体温逐渐恢复正常。

（5）患儿臀部皮肤保持完整、无破损。

【护理措施】

1. 饮食护理

限制饮食过严或禁食过久常造成营养不良，并发酸中毒，造成病情迁延不愈而影响生长发育，故应继续进食，以满足生理需要，缩短病程，促进恢复。母乳喂养者可继续哺乳，减少哺乳次数，缩短每次哺乳时间，暂停换乳期食物添加；人工喂养者可喂米汤、酸奶、脱脂奶等，待腹泻次数减少后给予流质或半流质饮食如粥、面条，少量多餐，随着病情稳定和好转，逐步过渡到正常饮食。呕吐严重者，可暂时禁食 4 ～ 6 h（不禁水），待好转后继续喂食，由少到多，由稀到稠。病毒性肠炎多有双糖酶缺乏，不宜用蔗糖，并暂停乳类喂养，改用酸奶、豆浆等。腹泻停止后逐渐恢复营养丰富的饮食，并每日加餐 1 次，共 2 周。对少数严重病例口服营养物质不能耐受者，应加强支持疗法，必要时全静脉营养。

2. 维持水、电解质及酸碱平衡

（1）口服补液：口服补液盐（ORS）用于腹泻时预防脱水及纠正轻、中度脱水。轻度脱水约需 50 ～ 80 ml/kg。中度脱水约需 80 ～ 100 ml/kg，于 8 ～ 12 h 将累积损失量补足；脱水纠正后，可将 ORS 用等量水稀释按病情需要随时口服。有明显腹胀、休克、心功能不全或其他严重并发症者及新生儿不宜口服补液。

（2）静脉补液：用于中、重度脱水或吐泻严重或腹胀的患儿。根据不同的脱水程度和性质，结合患儿年龄、营养状况、自身调节功能，决定补给溶液的总量、种类和输液速度。

第 1 天补液：①输液总量包括累积损失量、继续损失量和生理需要量。对于营养不良以及心、肺、肾功能不全的患儿应根据具体病情分别进行精确计算。②输液种类根据脱水性质而定，若临床判断脱水性质有困难时，可先按等渗性脱水处理。③输液速度主要取决于累积损失量（脱水程度）和继续损失量，遵循“先快后慢”的原则，若呕吐、腹泻缓解，可酌情减少补液量或改为口服补液。

第 2 天及以后补液：此时脱水和电解质紊乱已基本纠正，一般只补继续损失量和生理需要量，于 12 ～ 24 h 均匀输入，能口服者应尽量口服。

3. 控制感染

按医嘱选用针对病原菌的抗生素以控制感染。严格执行消毒隔离，感染性腹泻与非感染性腹泻患儿应分室居住，护理患儿前后认真洗手，腹泻患儿用过的尿布、便盆应分类消毒，以防交叉感染。发热的患儿，根据情况给予物理降温或药物降温。

4. 保持皮肤完整性（尿布皮炎的护理）

选用吸水性强、柔软布质或纸质尿布，勤更换，避免使用不透气塑料布或橡皮布；每次便后用温水清洗臀部并擦干，以保持皮肤清洁、干燥；局部皮肤发红处涂以5% 鞣酸软膏或 40% 氧化锌油并按摩片刻，促进局部血液循环；局部皮肤糜烂或溃疡者，可采用暴露法，臀下仅垫尿布，不加包扎，使臀部皮肤暴露于空气中或阳光下。女婴尿道口接近肛门，应注意会阴部的清洁，预防上行性尿路感染。

5. 密切观察病情

（1）监测生命征：如神志、体温、脉搏、呼吸、血压等。体温过高时应给患儿多饮水、擦干汗液、及时更换汗湿的衣服，并予以头部冰敷等物理降温。

（2）观察大便情况：观察并记录大便次数、颜色、气味、性状、量，做好动态比较，为输液方案和治疗提供可靠依据。

（3）观察全身中毒症状：如发热、精神萎靡、嗜睡、烦躁等。

（4）观察水、电解质和酸碱平衡紊乱症状：如脱水情况及其程度、代谢性酸中毒表现、低钾血症表现。

【健康教育】

（1）指导护理：向家长解释腹泻的病因、潜在并发症以及相关的治疗措施；指导家长正确洗手并做好污染尿布及衣物的处理、出入量的监测以及脱水表现的观察；说明调整饮食的重要性；指导家长配制和使用 ORS 溶液，强调应少量多次饮用，呕吐不是禁忌证。

（2）做好预防：①指导合理喂养，提倡母乳喂养，避免在夏季断奶，按时逐步添加换乳期食物，防止过食、偏食及饮食结构突然变动。②注意饮食卫生，食物要新鲜，食具要定时消毒。教育儿童饭前便后洗手，勤剪指甲，培养良好的卫生习惯。③加强体格锻炼，适当户外活动；注意气候变化，防止受凉或过热。④避免长期滥用广谱抗生素。

（邱青霞）

第六章　呼吸道系统疾病护理

第一节　急性上呼吸道感染

【概述】

急性上呼吸道感染（AURI）是儿童最常见的疾病，俗称“感冒”，它是由各种病原引起的上呼吸道的急性感染（简称上感）。人体的鼻、鼻咽及咽部是该病主要侵犯的部位，根据主要感染部位的不同可诊断为急性鼻炎、急性咽炎、急性扁桃体炎等。

【病因】

任何病毒和（或）细菌均可引起急性上呼吸道感染，其中以病毒感染为主，常见的有鼻病毒（RV）、呼吸道合胞病毒（RSV）、流感病毒、副流感病毒、腺病毒（ADV）、冠状病毒等。被病毒感染后，可进一步发展为细菌感染，以溶血性链球菌感染最为常见，另外还有肺炎链球菌、流感嗜血杆菌等。肺炎支原体不仅可引起肺炎，还可引起上呼吸道感染。婴幼儿时期易患本病主要是由于上呼吸道的解剖和免疫特点。儿童患有其他疾病，包括营养障碍性疾病（如维生素 D 缺乏性佝偻病、亚临床维生素 A、锌或铁缺乏症等），免疫缺陷病等；另外气候改变、护理不当和环境不良、被动吸烟等因素，导致易发生反复上呼吸道感染或使病程迁延。

【临床表现】

由于患儿年龄大小、体质强弱及病变部位的不同，病情的缓急、轻重程度也不同。一般来说，年龄大的患儿症状较轻，婴幼儿则较重。

1. 一般类型上感

（1）局部症状：流涕、鼻塞、干咳、喷嚏、咽部不适和咽痛等，多于 3 ～ 4 d 自然好转。

（2）全身症状：婴幼儿起病急，全身症状为主，局部症状较轻。大多数伴有发热，体温可高达 40℃，热程 2 ～ 3 d 至 1 周左右，起病初期 1 ～ 2 d，因体温过高，导致惊厥发生。患儿可伴（或不伴）有食欲下降、呕吐、腹泻、腹痛等消化道症状。伴有腹痛的，主要是肠痉挛所致的，多为脐周阵发性疼痛，无压痛及反跳痛，如腹痛持续存在，多为并发急性肠系膜淋巴结炎。

2. 两种特殊类型上感

（1）疱疹性咽峡炎：柯萨奇 A 组病毒为主要病原体。常在夏秋季发病。起病急骤，以高热、咽痛、流涎、厌食、呕吐等为主要临床表现。查体可发现咽部充血，在咽腭弓、软腭、悬雍垂的结膜上可见数个至数十个大小不等灰白色的疱疹，周围有红晕，1 ～ 2 d 后破溃形成小溃疡，疱疹也可发生于口腔的其他部位。病程为 1 周左右。

（2）咽结膜热：腺病毒 3、7 型为主要病原体。常在春夏季发病，散发或发生小流行。以高热、咽痛、眼部刺痛为主要临床表现，可伴消化道症状。以发热、咽炎、结膜炎为主要特征。查体可发现咽部充血、表面附着白色点块状分泌物，周边无红晕，可剥离；一侧或双侧滤泡性眼结膜炎，可伴球结膜出血或充血；可扪及颈及耳后淋巴结肿大。病程 1 ～ 2 周。

【辅助检查】

（1）病毒感染者外周血白细胞计数正常或偏低，中性粒细胞减少，淋巴细胞计数相对增高。病毒分离和血清学检查可明确病原，近年来免疫荧光、免疫酶及分子生物学技术可做出早期诊断。

（2）细菌感染者外周血白细胞可增高，中性粒细胞增高，使用抗菌药物前行咽拭子培养可发现致病菌。C 反应蛋白（CRP）和降钙素原（PCT）有助于鉴别细菌感染。

【并发症】

婴幼儿期较多见，其中中耳炎、鼻窦炎、咽后壁脓肿、扁桃体周围脓肿、颈淋巴结炎、喉炎、支气管炎及肺炎等因病变蔓延而引起，患儿 A 组 β 溶血性链球菌咽峡炎的年长儿，后期可引起急性肾小球肾炎和风湿热，其他病原体也可引起类风湿病等结缔组织病。

【诊断和鉴别诊断】

根据临床表现一般不难诊断，但需与以下疾病鉴别：

（1）流行性感冒：简称流感，由流感病毒、副流感病毒引起。有明显的流行病史，局部症状较轻，全身症状较重。常有高热、头痛、四肢肌肉酸痛等，病程较长。

（2）急性传染病早期：上呼吸道感染常为各种传染病的前驱症状，如麻疹、流行性脑脊髓膜炎、百日咳、猩红热等，应结合流行病史、临床表现及实验室资料等综合分析，并观察病情演变加以鉴别。

（3）急性阑尾炎：伴腹痛者应注意与急性阑尾炎鉴别。本病腹痛常先于发热，腹痛部位以右下腹为主，呈持续性，有固定压痛点、反跳痛及腹肌紧张、腰大肌试验阳性等体征，白细胞及中性粒细胞增高。

（4）过敏性鼻炎：某些学龄前或学龄儿童“感冒”症状如流涕、打喷嚏持续超过2周或反复发作，而全身症状较轻，则应考虑过敏性鼻炎的可能，鼻拭子涂片嗜酸性粒细胞增多有助于诊断。

【治疗】

1. 一般治疗

病毒性上呼吸道感染为自限性疾病，无须特殊治疗。注意休息、多饮水、居室通风，做好呼吸道隔离，预防交叉感染和并发症的发生。

2. 抗感染治疗

（1）抗病毒药物：普通感冒目前尚无特异性抗病毒药物。若为流行性感冒病毒感染，可在病初应用奥司他韦口服，对甲型、乙型流感病毒均有效，每次2 mg/kg，每日2次，疗程5天。

（2）抗菌药物：常用青霉素类、头孢菌素类及大环内酯类抗生素，疗程3～5 d。如为链球菌感染或既往有肾炎或风湿热病史者，青霉素疗程应为10～14 d。

3. 对症治疗

高热者给予物理降温或药物降温，高热惊厥者给予镇静、止惊处理；咽痛者可含服喉炎片。

【主要护理问题】

（1）舒适度改变：咽痛、鼻塞等与上呼吸道炎症有关。

（2）低效性呼吸形态：与上呼吸道炎症有关。

（3）体温过高：与上呼吸道感染有关。

（4）潜在并发症：热性惊厥、窒息。

【护理目标】

（1）患儿咽痛、鼻塞等症状得到改善。

（2）保持呼吸道通畅，正常呼吸。

（3）体温控制在正常范围内。

（4）患儿住院期间无并发症发生。

【护理措施】

1. 一般护理

改善呼吸功能，注意休息，减少活动。采取分室居住和佩戴口罩等方式进行呼吸道隔离。保持室内空气清新，但应避免空气对流。

2. 提高患儿舒适度

卧床休息，减少活动，各种护理操作尽量集中进行，避免患儿哭闹。一般情况下不用镇静剂，若患儿过度烦躁不安，可遵医嘱使用地西泮、苯巴比妥肌内注射或 10% 水合氯醛灌肠。因氯丙嗪及吗啡有抑制呼吸的作用，不宜应用。

3. 发热的护理

卧床休息，保持室内安静、温度适中、通风良好。衣被不可过厚，以免影响机体散热。保持皮肤清洁，及时更换被汗液浸湿的衣被。每 4 h 测量体温 1 次，并准确记录，如为超高热或有热性惊厥史者须每 1 ～ 2 h 测量一次。退热处置 1 h 后复测体温，并随时注意有无新的症状或体征出现，以防惊厥发生或体温骤降，应予保暖，饮热水，严重者给予静脉补液。体温超过 38.5℃时给予药物降温。如果有高热惊厥病史者则应及早给予处置，必要时予抗惊厥药口服，如地西泮。

4. 保证充足的营养和水分

结合患儿的体质状况、母乳喂养情况，合理调整患儿的饮食，保证饮食均衡，营养均衡，给予富含营养、易消化的饮食。有呼吸困难者，应少食多餐。患儿哺乳时取头高位、呛咳重者用滴管或小勺慢慢喂，以免进食用力或呛咳加重病情。因发热、呼吸增快会增加水分消耗，所以要注意常喂水，入量不足者进行静脉补液。伴随消化道症状的根据患儿的消化道症状对症给药治疗，予以患儿合适剂量的药物，保证药物疗效，促进其胃肠道功能恢复，提升其食欲，对急性上呼吸道感染婴幼儿加强消化道护理，有助于改善婴幼儿的呼吸功能，促进其恢复身体健康。

5. 病情观察

密切观察病情变化。注意咳嗽的性质、神经系统症状、口腔黏膜改变及皮肤有无皮疹等，以便早期发现麻疹、猩红热、百日咳、流行性脑脊髓膜炎等急性传染病，注意观察咽部充血、水肿、化脓情况，疑有咽后壁脓肿时，应及时报告医生，同时要注意防止脓肿破溃后脓液流入气管引起窒息。有可能发生惊厥的患儿应加强巡视，密切观察体温变化。拉起床挡、以防患儿坠床、备好急救物品和药品。

6. 用药护理

使用解热剂后应注意多饮水，以免大量出汗引起虚脱。高热惊厥的患儿使用镇静剂时，应注意观察止惊的效果及药物的不良反应。使用抗生素时，应注意有无过敏反应的发生。

【健康宣教】

（1）向患儿家长讲解疾病的有关知识和护理要点。

（2）向家长说明雾化吸入的重要性，鼓励患儿配合治疗。

（3）避免患儿哭闹时间过长，防止呕吐物吸入性窒息。

（4）儿童居室应宽敞、整洁、采光好。室内应采取湿式清扫，经常开窗通气，成人应避免在儿童居室内吸烟，保持室内的空气新鲜。

（5）合理喂养，婴儿提倡母乳喂养，及时添加换乳期食物，进食易消化的流质或半流质饮食，多饮水，不吃有刺激性的食物，避免发生呛咳，保证摄入足量的蛋白质及维生素。

（6）适当进行户外活动，勤晒太阳。加强体格锻炼，增强体质。加强呼吸肌的肌力与耐力，提高呼吸系统的抵抗力与适应环境的能力，提高自身免疫力。

（7）预防感冒，注意气候变化，适时增减衣服，避免过多出汗，出汗后及时更换衣物。

（8）加强健康监测，减少去人群集聚场所，避免出现聚集性感染。体弱儿童可注射流感疫苗，提高抗感染的防御能力。

（朱昌成）

第二节　小儿急性喉炎

【概述】

小儿急性喉炎是一种常见的呼吸道疾病，是导致儿童急性喉梗阻的原因之一，属于喉黏膜急性弥漫性炎症，多发于6个月至3岁的儿童。由于喉部炎症引起的喉部水肿、阻塞，临床特征有喉鸣音、声音嘶哑、呼吸困难等症状。此病发病急骤，进展迅速，需要及时诊断和治疗。因为幼儿的免疫功能尚不健全，喉腔、喉内黏膜松弛且黏膜下的淋巴组织非常丰富而易出现喉梗阻。

【病因】

小儿急性喉炎的病因通常是由病毒或细菌感染引起的。常见的病毒有副流感病毒、腺病毒等，常见的细菌有金黄色葡萄球菌、溶血性链球菌等。此外，过敏反应、咽喉异物等也可能导致小儿急性喉炎的发生。

【生理病理】

小儿急性喉炎的病理生理变化主要是喉部黏膜水肿、充血，使喉腔变窄，造成气道阻塞。这种阻塞会影响患儿的呼吸功能，严重时可能导致缺氧和窒息。

【临床表现】

患儿的喉腔比较狭窄，这也使得患儿的声门下组织比较疏松，黏膜下淋巴组织非常多，易于产生水肿的现象。主要临床表现有三凹征、犬吠样咳嗽、发热和吸气性喉鸣、声嘶等。严重时还会导致患儿出现呼吸障碍、发绀和窒息等状况。

【辅助检查】

（1）喉镜检查：可以观察到喉部黏膜水肿、充血等情况，了解气道阻塞的程度。

（2）X 线检查：有助于了解肺部情况，排除肺部感染等其他疾病。

（3）实验室检查：血常规、CRP 等检查可以了解感染的程度和类型。

【治疗】

（1）药物治疗：使用抗生素和激素等药物，减轻喉部炎症，缓解呼吸困难。

（2）雾化吸入治疗：通过雾化吸入药物，达到消炎、化痰、平喘的作用。

（3）氧气治疗：对于呼吸困难严重的患儿，给予氧气治疗，保障生命安全。

（4）手术治疗：对于病情严重、药物治疗无效的患儿，可能需要进行气管插管等手术治疗。

【主要护理问题】

（1）呼吸困难：喉部炎症导致气道阻塞，使患儿呼吸困难。

（2）营养失调：呼吸困难和疼痛可能导致患儿食欲下降，营养吸收不足。

（3）清理呼吸道低效或无效：呼吸困难和痰液分泌过多，导致患儿无法有效清理呼吸道。

（4）知识缺乏：家长可能缺乏对急性喉炎的认识和对应对措施的了解。

【护理目标】

（1）解除或缓解呼吸困难，保持呼吸道通畅。

（2）保证患儿充足的营养。

（3）对家长进行健康宣教，使其知晓或掌握疾病相关知识。

【护理措施】

（1）改善环境：保持室内空气清新，温度适宜，减少粉尘和刺激性气体的刺激。

（2）饮食调整：给予患儿清淡、易消化的食物，避免食用辛辣、刺激性食物，鼓励患儿多喝水。

（3）呼吸道护理：定期为患儿更换体位、翻身、拍背，促进痰液排出，保持呼吸道通畅。对于呼吸困难严重的患儿，及时吸痰并做好气管插管的准备。

（4）用药护理：遵医嘱进行药物治疗，注意观察药物疗效和不良反应。对于使用激素治疗的患儿，注意观察血糖、血压等变化。

（5）心理护理：给予患儿及家长心理支持，缓解紧张情绪，鼓励家长积极参与护理过程。

（6）健康宣教：向家长介绍急性喉炎的病因、预防措施及护理方法，指导家长如何观察病情和及时就医。

【健康宣教】

（1）加强预防措施：避免接触过敏原，注意气候变化，保持室内空气清新，减少呼吸道感染的发生。

（2）增强免疫力：合理饮食，加强锻炼，增强免疫力，预防疾病的发生。

（3）及时就医：当患儿出现声音嘶哑、呼吸困难等症状时，应及时就医，以免延误病情。

（邱青霞、陈兰）

第三节　急性支气管炎

【概述】

急性支气管炎是指由于各种致病原引起的支气管黏膜感染，由于气管常同时受累，故称为急性气管支气管炎。常继发于上呼吸道感染或为急性传染病的一种表现，是儿童时期常见的呼吸道疾病，婴幼儿多见。

【病因】

病原为各种病毒、肺炎支原体、细菌或细菌和病毒混合感染。凡能引起上呼吸道感染的病原体都可引起支气管炎。免疫功能低下、特应性体质、营养障碍、佝偻病和支气管结构异常等均为本病的危险因素。

【临床表现】

大多先有上呼吸道感染症状，后以咳嗽为主要症状，开始为干咳，以后有痰。婴幼儿症状较重，常伴有发热、呕吐及腹泻等。一般无全身症状。双肺呼吸音粗糙，可闻及干鸣音或不固定的中粗湿啰音。婴幼儿期伴有喘息的支气管炎，如伴有湿疹或其他过敏史者，少数可发展为支气管哮喘。

【辅助检查】

（1）外周血液检测指标：白细胞、CRP、PCT。

（2）病原体检测：细菌培养和涂片、病毒学检查、其他病原学检查。

（3）胸部X线检查或胸部CT检查可无异常改变或肺纹理增粗、模糊。

【治疗】

1. 一般治疗

一般治疗同上呼吸道感染，适当多饮水，经常变换体位，保持适当的湿度，使呼吸道分泌物易于咳出。

2. 控制感染

由于该病病原体多为病毒，一般不采用抗菌药物。有细菌感染者才应用抗菌药物，如为支原体感染，则应予大环内酯类药物。

3. 对症治疗

一般不用镇咳药物，以免影响痰液咳出，痰液黏稠时可用祛痰药物，如氨溴索、N-乙酰半胱氨酸等。合并哮喘者可用支气管舒张剂，如雾化吸入沙丁胺醇或硫酸特布他林等 β_2 受体激动剂，也可以吸入糖皮质激素如布地奈德混悬液，雾化后哮喘无缓解或加重可短期加用口服糖皮质激素或静脉用糖皮质激素抗炎。

【主要护理问题】

（1）体温异常——高热：与病毒或细菌感染有关。

（2）清理呼吸道低效或无效：与痰液黏稠不易咳出或咳嗽排痰能力弱有关。

（3）舒适度改变：与咳嗽、排痰不畅等有关。

【护理目标】

（1）患儿体温恢复正常。

（2）患儿痰液能自行咳出。

（3）患儿咳嗽等好转或消失，自我感觉舒适。

【护理措施】

1. 一般护理

保持室内空气新鲜，定时开窗通风，保持空气对流，温湿度适宜（温度20℃左右，湿度60%左右）。患儿应注意休息，避免剧烈的活动及游戏，以防咳嗽加重。卧床时须经常更换体位，使呼吸道分泌物易于排出。鼓励患儿适当多饮水，使痰液稀释易于咳出。给予营养丰富、易消化的饮食，鼓励患儿进食，但应少量多餐，以免因咳嗽引起呕吐。由于患儿发热、咳嗽、痰多且黏稠，咳嗽剧烈时常引起呕吐等，故要保持口腔卫生，以增加舒适感。可在婴幼儿进食后给予适量温水，以清洁口腔。年长儿在晨起、睡前刷牙，餐后漱口，护理人员告知患儿口腔护理的重要性，及时清理分泌物，做好口腔护理，降低感染等并发症发生率。

2. 发热的护理

定时监测患儿体温，发现患儿低热时可以物理降温为主；超过38.5℃可遵医嘱使用药物降温，如布洛芬、对乙酰氨基酚等；如有高热惊厥者，应遵医嘱使用止惊或镇静的药物。

3. 排痰护理

观察患儿咳嗽、咳痰的性质，指导并鼓励患儿有效咳嗽；对咳嗽无力的患儿，经常更换其体位，拍背，促使呼吸道分泌物的排出及炎症消散；对痰液黏稠者可适当提高室内湿度，以湿化空气，湿润呼吸道，也可采用雾化吸入；如果分泌物多，影响呼吸时，必要时遵医嘱适时吸痰，以及时清除痰液，保持呼吸道通畅。在排痰期间，护理人员讲解注意事项，并告知患儿咳痰的正确方式，机械辅助排痰操作。

4. 病情观察

注意观察呼吸变化，有无三凹征，有无喘息，若有呼吸困难、发绀等症，应给予吸氧，并协助医生积极处理。

5. 用药护理

注意观察药物的疗效及不良反应。口服止咳糖浆后20 min内不要立即喝水，以使药物更好地发挥疗效。

【健康宣教】

（1）积极开展户外活动，进行体格锻炼，增强机体对气温变化的适应能力，少去人多的场所，戴口罩，勤洗手，防交叉感染。

（2）加强营养，增强体质，保证足够的睡眠。积极预防营养不良、佝偻病、贫血和各种传染病，按时预防接种，增强机体免疫力。

（3）若发生喘息、惊厥等症状，应及时医院就医。

（方艳丽、李梅）

第四节 毛细支气管炎

【概述】

毛细支气管炎即急性感染性细支气管炎，最常见的病因是病毒感染，尤其是呼吸道合胞病毒（RSV）感染。主要发生于2岁以下的婴幼儿，峰值发病年龄为2～6月龄。临床上以流涕、咳嗽、阵发性喘息、气促、三凹征、听诊呼气相延长、可闻及哮鸣音及细湿啰音为主要临床表现。感染可累及直径75～300 μm的细支气管，引起急性炎症、黏膜水肿、上皮细胞坏死、黏液分泌增多，致细支气管狭窄与阻塞，这是该病的病理基础。

【病因】

毛细支气管炎的病原主要为RSV，可占80%或更多；其他依次为腺病毒、副流感病毒、鼻病毒、流感病毒等；少数病例可由肺炎支原体引起；感染病毒后，细小的毛细支气管充血、水肿、黏液分泌增多，加上坏死的黏膜上皮细胞脱落而堵塞管腔，导致明显的肺气肿和肺不张。炎症常可累及肺泡，肺泡壁和肺间质，故可以认为它是肺炎的一种特殊类型。毛细支气管炎，不同于一般的气管炎或支气管炎，临床症状像肺炎，但以喘憋为主。

【临床表现】

典型的毛细支气管炎常发生在上呼吸道感染后2～3 d，出现持续性干咳和发热，体温以中、低度发热多见，发作喘憋为其特点，病情以喘憋发生后的2～3 d较严重，喘憋发作时呼吸明显增快，可达每分钟60～80次，并伴有呼气延长和呼气性喘鸣；重症患儿明显表现出鼻翼翕动和三凹征（即吸气时出现锁骨上窝，胸骨上窝及上腹部凹陷），脸色苍白，口周发青，或出现发绀，患儿常烦躁不安，呻吟不止；病情更重的患儿可合并心力衰竭或呼吸衰竭，大部分病例治疗后均可缓解，极少发生死亡。

【并发症】

（1）支气管肺炎：患儿可出现高热、缺氧、呼吸困难、急性呼吸衰竭，甚至出现肺不张、肺气肿、脓胸、脓气胸、肺脓肿、心包炎、败血症等并发症，严重时可危及生命。

（2）支气管扩张：当毛细支气管炎治疗不当时，可转变为慢性支气管化脓性炎症，破坏支气管壁使支气管壁变形扩张，管壁组织被破坏，使支气管丧失原有的自然防御能力，也降低了咳嗽效率，影响了排痰功能，为进一步感染提供了条件。时间久了，恶性循环进一步扩大，病情加重，难以治愈。患儿可出现长时间的间断性发热，咯大量脓痰或咯血。进一步发展会导致肺源性心脏病。

（3）慢性支气管炎、肺气肿、肺心病：如果毛细支气管炎不能彻底治愈，反复发作，就会转变成慢性支气管炎，再进一步就会发展成肺气肿、肺心病。患儿可反复发病，长期间断咳嗽、咯痰、喘息，出现劳力性气短、心慌、发绀、水肿，久治不愈。

【辅助检查】

（1）呼吸音变粗，双侧可听到水泡音。

（2）X 线检查：急性者可无特殊发现。慢性者可有相应慢性炎症改变。

【治疗】

毛细支气管炎的基本处理原则包括监测病情变化、供氧以及保持水电解质内环境稳定。

1. 细致观察并随时评估病情变化情况

临床医生需要反复查看患儿病情，评估变化。对处于疾病急性期的住院患儿，运用脉搏血氧监测仪进行经皮血氧饱和度监测。

2. 保证呼吸道通畅，保证足够的供氧

海平面呼吸空气条件下，睡眠时血氧饱和度持续低于 88%，或清醒时血氧饱和度持续低于 90% 者有吸氧指征。给氧前宜先吸痰、清理呼吸道、摆正体位，以保证呼吸道通畅。对有慢性心肺基础疾病的患儿更需要积极用氧。

3. 保证足够碳水化合物供应

患儿若能正常进食母乳，应鼓励其继续母乳喂养，若患儿呼吸频率大于 60 次 /min，且呼吸道分泌物多，容易发生吐奶、呛奶导致误吸时，可考虑鼻胃管营养摄入，必要时予以静脉营养。

4. 药物治疗

（1）支气管舒张剂 β_2 受体激动剂：可雾化吸入 β_2 受体激动剂或联合应用 M 受体阻滞剂，尤其是当有过敏性疾病，如哮喘、过敏性鼻炎等疾病家族史时。

（2）糖皮质激素：不推荐常规使用全身糖皮质激素治疗；可选用雾化吸入糖皮质激素治疗。

（3）抗菌药物：除非有合并细菌感染的证据，否则不作为常规药物使用。

【主要护理问题】

（1）气体交换受损：与肺部炎症所致的通气 / 换气功能障碍有关。

（2）清理呼吸道低效：与呼吸道分泌物过多、黏稠、咳嗽无力有关。
（3）体温过高：与肺部感染有关。
（4）营养失调：营养摄入不足、低于机体需要量。
（5）焦虑、知识缺乏：与家属缺乏相关疾病知识有关。

【护理目标】

（1）使患儿通气障碍得到改善。
（2）保持呼吸道通畅。
（3）体温控制在正常范围内。
（4）使患儿住院期间获得充足的营养。
（5）让家属了解毛细支气管炎相关知识。

【护理措施】

1. 一般护理

注意休息，减少活动。做好呼吸道隔离，患儿与其他患儿分室居住，接触者应戴口罩。保持室内空气清新，但应避免空气对流。

2. 促进患儿舒适

保持室温在 18 ～ 22℃，湿度在 50% ～ 60%，以减少空气对呼吸道黏膜的刺激。保持口腔清洁，婴幼儿饭后喂少量的温开水以清洗口腔，年长儿饭后漱口，口唇涂唇膏以免干燥。及时清除鼻腔及咽喉部分泌物和干痂，保持鼻孔周围的清洁，并用凡士林、液状石蜡等涂抹鼻翼部的黏膜及鼻下皮肤，以减轻分泌物的刺激。嘱患儿不要用力擤鼻，以免炎症经咽鼓管向中耳发展引起中耳炎。如婴儿因鼻塞而妨碍吸吮母乳，可在哺乳前 15 min 用 0.5% 麻黄碱液滴鼻，使鼻腔通畅，保证吸吮时的气体交换。咽部不适时可给予润喉含片或雾化吸入。

3. 发热的护理

发热患儿需卧床休息，保持室内安静、温度适中、通风良好。衣被不可过厚，以免影响机体散热。为保持皮肤清洁，避免汗腺阻塞，可用温热水擦浴，并及时更换被汗液浸湿的衣被。每 4 h 测量一次体温，并准确记录，如为超高热或有热性惊厥史者须 1 ～ 2 h 测量一次。退热处置 1 小时后复测体温，并随时注意有无新的症状或体征出现，以防惊厥发生或体温骤降。如有虚脱表现，应予保暖措施，如饮热水，严重者给予静脉补液。体温超过 38.5℃时给予物理降温或药物降温。若婴幼儿虽有发热甚至高热，但精神较好，玩耍如常，在严密观察下可暂不处置。若有高热惊厥病史者则应及早给予处置。

4. 保证充足的营养和水分

给予富含营养、易消化的饮食。有呼吸困难者，应少食多餐。婴儿哺乳时取头高位，呛咳重者用滴管或小勺慢慢喂，以免进食用力或呛咳加重病情。因发热、呼吸增快而增加水分消耗，所以要注意常喂水，入量不足者进行静脉补液。

5. 病情观察

密切观察病情变化，注意咳嗽的性质、神经系统症状、口腔黏膜改变及皮肤有无皮疹等，以便早期发现麻疹、猩红热、百日咳、流行性脑脊髓膜炎等急性传染病。注意观察咽部充血、水肿、化脓情况，疑有咽后壁脓肿时，应及时报告医生，同时要注意防止脓肿破溃后脓液流入气管引起窒息。有可能发生惊厥的患儿应加强巡视，密切观察体温变化，床边设置床挡，以防患儿坠床，备好急救物品和药品。

6. 用药护理

使用解热剂后应注意多饮水，以免大量出汗引起虚脱；高热惊厥的患儿使用镇静剂时，应注意观察止惊的效果及药物的不良反应；使用青霉素等抗生素时，应注意观察有无过敏反应的发生。

【健康宣教】

（1）儿童居室应宽敞、整洁、采光好。室内应采取湿式清扫，经常开窗透气，成人应避免在儿童居室内吸烟，保持室内的空气新鲜。

（2）合理喂养儿童，婴儿提倡母乳喂养，及时添加换乳期食物，保证摄入足量的蛋白质及维生素；要营养平衡，纠正偏食。

（3）多进行户外活动，多晒太阳，预防佝偻病的发生。加强体格锻炼，增强体质，加强呼吸肌的肌力与耐力，提高呼吸系统的抵抗力与适应环境的能力。

（4）在上呼吸道感染的高发季节，避免带儿童去人多拥挤的公共场所。

（5）在气温骤变时，应及时增减衣服，既要注意保暖、避免着凉，又要避免过多出汗。

（邱青霞）

第五节　支气管哮喘

【概述】

支气管哮喘简称哮喘，是由嗜酸性粒细胞、肥大细胞和 T 淋巴细胞等多种细胞参与的气道慢性炎症性疾病。这种慢性炎症导致易感个体气道高反应性，当接触物理、化学、生物等刺激因素时，发生广泛多变的可逆性气流受限，从而引起反复发作的喘息、咳嗽、气促、胸闷等症状，常在夜间和（或）清晨发作或加剧，多数患儿可经治疗缓解或自行缓解。

【病因】

尚未完全清楚。遗传过敏体质（特异反应性体质）与本病有密切的关系，多数患儿有婴儿湿疹、过敏性鼻炎和（或）食物（药物）过敏史，部分患儿伴有轻度免疫缺陷。本病为多基因遗传病，80% ~ 90% 患儿发病于 5 岁以前，25% ~ 50% 的患儿有家族史，同时哮喘的形成和反复发作又受环境因素的综合作用。常见的致病因素有以下几种。

（1）变应原：包括尘螨、动物变应原、蟑螂变应原、花粉和真菌等。

（2）食入过敏原：异体蛋白的摄入，如鱼、虾、蛋、奶和花生等。

（3）药物和食品添加剂：阿司匹林和其他非甾体类抗炎药物是引起哮喘的危险因素。

（4）呼吸道感染病原体：呼吸道病毒感染是诱发患儿反复哮喘的重要病因。

（5）运动和过度通气：运动可引起哮喘患儿气流受限而有哮喘症状的短暂发作，是哮喘最常见的触发因素。

（6）情绪激动：情绪激动可引起过度通气，是哮喘发作的触发因素。

（7）其他：空气寒冷、干燥，强烈气味刺激（被动吸烟），化学制剂、粉尘和气体，呼吸道疾病（鼻窦炎、鼻息肉）等，都与哮喘发作有关。

【病理】

哮喘的病理机制复杂，主要为慢性气道炎症、气流受限及气道高反应性。气道的慢性炎症是哮喘的本质，以肥大细胞的激活、嗜酸细胞与活化 T 淋巴细胞浸润、许多炎性介质产生为特点。

【临床表现】

哮喘的典型症状是反复喘息、气促、胸闷或咳嗽，呈阵发性反复发作，以夜间和（或）晨起为重。婴幼儿起病较缓，发病前 1 ~ 2 d 常有上呼吸道感染；年长儿大多起病较急，且多在夜间发作。婴幼儿在哭闹或玩闹后出现喘息或哮鸣音，或仅有夜间和清晨的咳嗽。儿童慢性或反复咳嗽有时可能是支气管哮喘的唯一症状，即咳嗽变异性哮喘（CVA），常在夜间和清晨发作，运动可加重咳嗽。

【辅助检查】

（1）外周血检查：嗜酸性粒细胞可增高 6% 以上，直接计数在（0.4 ~ 0.6）× 10^9/L。

（2）肺功能测定：适用于 5 岁以上患儿。对于第一秒用力呼气量（FEV_1）≥正常值预计 70% 的疑似哮喘患儿，可选择支气管激发试验测定气道反应性，对于 FEV_1 <正常值 70% 的疑似哮喘患儿，选择支气管舒张试验评估气流受限的可逆性，支气管激发试验阳性、支气管舒张试验阳性均有助于确诊哮喘。呼气峰流速（PEF）的日间变异率是诊断哮喘和反映哮喘严重程度的重要指标。

（3）胸部 X 线检查：无并发症的患儿 X 线大多无特殊表现。重症哮喘或婴幼儿急性发作时，可见两肺透亮度增加或肺气肿表现。

（4）特异性过敏原诊断：用变应原做皮肤试验有助于明确过敏原，是诊断变态反应的首要手段。血清特异性 IgE 测定可了解患儿过敏状态。痰或鼻分泌物查找嗜酸细胞可作为咽气道炎症指标。

【治疗】

1. 去除病因

避免接触过敏原，去除各种诱发因素，积极治疗和清除感染病灶。

2. 急性发作期治疗

主要是解痉和抗炎治疗。用药物缓解支气管痉挛，减轻气道黏膜水肿和炎症，减少黏痰分泌。

（1）β 受体激动剂：β 受体激动剂是目前最有效、临床应用最广的支气管舒张剂，根据维持时间长短可分为短效和长效两大类。

（2）糖皮质激素：病情较重的急性病例应给予口服泼尼松或泼尼松龙短程治疗 1 ～ 7 d。严重哮喘发作时，可静脉应用琥珀酸氢化可的松或氧化可的松，或甲泼尼龙。

（3）茶碱类药物：可舒张支气管平滑肌，并可强心、利尿、扩张冠状动脉。血压下降等不良反应。

（4）抗胆碱药物：抑制迷走神经释放乙酰胆碱，使呼吸道平滑肌松弛。

3. 哮喘持续期治疗

（1）吸入型糖皮质激素：局部吸入糖皮质激素是目前哮喘长期控制的首选药，也是最有效的抗炎药物。

（2）白三烯调节剂：具有舒张支气管平滑肌，预防和减轻黏膜炎性细胞浸润等作用。常用的有孟鲁司特和扎鲁司特。该药耐受性好，副作用少，服用方便。

（3）缓释茶碱：主要是协助吸入型糖皮质激素抗炎。

（4）长效 β_2 受体激动剂：常用的有福莫特罗、沙美特罗、班布特罗等。

（5）肥大细胞膜稳定剂：常用的药物是色甘酸钠，用于预防运动及其他刺激诱发的哮喘。

（6）全身性糖皮质激素：仅在哮喘慢性持续期分级为重度持续患儿、长期综合治疗效果不佳的情况下短期使用。

4. 哮喘持续状态的治疗

给氧、补液、纠正酸中毒。早期、较大剂量全身应用糖皮质激素可在 2 ～ 3 d 控制气道炎症。严重的持续性呼吸困难者可给予机械通气。

5. 预防复发

应避免接触过敏原，积极治疗和清除感染灶，去除各种诱发因素。吸入维持量糖皮质激素。控制气道反应性炎症，是预防复发的关键。

【主要护理问题】

（1）体温过高：与病毒感染有关。

（2）皮肤完整性受损：与水痘病毒引起的皮疹及皮肤瘙痒有关。

（3）有交叉感染的危险：与水痘的传染性有关。

（4）焦虑：与家长缺乏对疾病的正确认识以及预后有关。

（5）潜在的并发症：皮肤继发细菌性感染、脑炎、肺炎。

【护理目标】

（1）使患儿体温恢复正常。

（2）患儿皮肤完整无破损。

（3）无交叉感染发生。

（4）家属对疾病治疗、护理及预后有正确的认识。

（5）无并发症的发生。

【护理措施】

1. 保持环境舒适

保持室内空气清新，温湿度适宜，避免有害气体及强光的刺激。给患儿提供一个安静、舒适的环境以利于休息，护理操作应尽可能集中进行。

2. 维持气道通畅，缓解呼吸困难

（1）使患儿半坐位或半卧位，以利于呼吸；给予鼻导管或面罩吸氧，定时进行血气分析，及时调整氧流量。

（2）遵医嘱给予支气管扩张剂和糖皮质激素，观察其效果和副作用。

（3）给予雾化吸入，以促进分泌物的排出；对痰液多而无力咳出者，及时吸痰。

（4）保证患儿摄入足够的水分，以降低分泌物的黏稠度，防止痰栓形成。

（5）有感染者，遵医嘱给予抗生素。

（6）教会并鼓励患儿做深而慢的呼吸运动。

【健康宣教】

1. 指导患儿呼吸训练

指导患儿呼吸训练以加强呼吸肌的功能，在执行呼吸运动前，应先清除呼吸道分泌物。

（1）腹式呼吸运动方法：平躺，双手平放在身体两侧，膝弯曲，脚平放；用鼻连续吸气并放松上腹部，但胸部不扩张；缩紧双唇，慢慢吐气直到吐完；重复以上动作10次。

（2）向前弯曲运动方法：坐在椅上，背伸直。头向前向下低至膝部，使腹肌收缩；慢慢上升躯干并由鼻吸气，扩张上腹部；胸部保持直立不动，由口将气慢慢吹出。

（3）胸部扩张运动：坐在椅上，将手掌放在左右两侧的最下肋骨上；吸气，扩张下肋骨，然后张口吐气，收缩上胸部和下胸部；用手掌下压肋骨，可将肺底部的空气排出；重复以上动作10次。

2. 介绍用药方法及预防知识

指导家长给患儿增加营养。多进行户外活动，多晒太阳，增强体质，预防呼吸道感染；指导患儿及家长确认哮喘发作的诱因，避免接触可能的过敏原；教会患儿及家长对病情进行监测，辨别哮喘发作的早期征象、发作表现及掌握适当的日常处理方法。

（谭畅）

第六节　肺　炎

【概述】

肺炎是指不同病原体或其他因素（如吸入羊水，油类或过敏反应等）所引起的肺部炎症。主要临床表现为发热、咳嗽、气促，呼吸困难和肺部固定性中、细湿啰音。重症患儿可累及循环、神经及消化等系统继而出现相应的临床症状，如心力衰竭、缺氧中毒性脑病及缺氧中毒性肠麻痹等。

肺炎为婴儿时期重要的常见病，是我国住院儿童死亡的第一位原因，严重威胁儿童健康，因此加强对该病的防治十分重要。

【分类】

无统一分类，目前常用的有以下几种分类法。

1. 按病理分类

该病可分为大叶性肺炎、支气管肺炎和间质性肺炎。

2. 按病因分类

（1）病毒性肺炎：呼吸道合胞病毒（RSV）占首位，其次为腺病毒（ADV）3、7型，流感病毒，副流感病毒1、2、3型，鼻病毒、巨细胞病毒和肠道病毒等。

（2）细菌性肺炎：肺炎链球菌、金黄色葡萄球菌、肺炎克雷伯菌、流感嗜血杆菌、大肠埃希菌、军团菌等。

（3）支原体肺炎：由肺炎支原体所致。

（4）衣原体肺炎：由沙眼衣原体（CT）、肺炎衣原体（CP）和鹦鹉热衣原体引起，以CT和CP多见。

（5）原虫性肺炎：包括肺包虫病、肺血吸虫病、肺弓形虫病、肺线虫病等。

（6）真菌性肺炎：由白念珠菌、曲霉、隐球菌、组织胞质菌、肺孢子菌等引起的肺炎，多见于由免疫缺陷病及长期使用免疫抑制剂或抗菌药物者。

（7）非感染病因引起的肺炎：如吸入性肺炎、坠积性肺炎、嗜酸性粒细胞性肺炎（过敏性肺炎）等。

3. 按病程分类

①急性肺炎：病程＜1个月；②迁延性肺炎：病程1～3个月；③慢性肺炎：病程＞3个月。

4. 按病情分类

①轻症：除呼吸系统外，其他系统仅轻微受累，无全身中毒症状；②重症：除呼吸系统出现呼吸衰竭外，其他系统亦严重受累，可有酸碱平衡失调，水、电解质紊乱，全身中毒症状明显，甚至危及生命。

5. 按临床表现典型与否分类

①典型肺炎：肺炎链球菌、金黄色葡萄球菌、肺炎克雷伯菌，流感嗜血杆菌、大肠埃希菌等引起的肺炎；②非典型肺炎：肺炎支原体、衣原体、嗜肺军团菌、某些病毒（如汉坦病毒）等引起的肺炎。2002年冬季和2003年春季在我国发生的一种传染性非典型肺炎，WHO将其命名为严重急性呼吸综合征（SARS），为新型冠状病毒（CoV）引起，以肺间质病变为主，传染性强，病死率较高。儿童临床表现较成人轻，病死率亦较低，传染性亦较弱。还有近年来发生的禽流感病毒所致的肺炎。

6. 按肺炎发生地点分类

①社区获得性肺炎（CAP）指原本健康的儿童在医院外获得的感染性肺炎，包括感染了具有明确潜伏的病原体而在入院后潜伏期内发病的肺炎；②医院获得性肺炎（HAP），又称医院内肺炎（NP），指患儿入院时不存在，也不处于潜伏期而在入院48 h以后发生的感染性肺炎，包括在医院感染而于出院48 h内发生的肺炎。

年龄是儿童 CAP 病原诊断最好的提示，不同年龄组 CAP 病原情况参见表 2-6-1。

表 2-6-1　不同年龄组 CAP 病原情况

年龄	常见病原
3周至3月龄	沙眼衣原体；呼吸道合胞病毒、副流感病毒3型；肺炎链球菌、百日咳杆菌、金黄色葡萄球菌
4月龄至5岁	呼吸道合胞病毒、副流感病毒、流感病毒、腺病毒和鼻病毒；肺炎链球菌、B型流感嗜血杆菌；肺炎支原体；结核分枝杆菌
5岁至青少年	肺炎链球菌；肺炎支原体；肺炎衣原体；结核分枝杆菌

注：病原按照发生频率依次递减的顺序粗略排列。

（方艳丽）

第七节　支气管肺炎

【概述】

支气管肺炎为儿童时期最常见的肺炎。以 2 岁以下儿童最多见。起病急，四季均可发病，以冬、春寒冷季节及气候骤变时多见。居室拥挤、通风不良、空气污浊等均可使机体的抵抗力降低，易患肺炎。低出生体重儿以及合并营养不良、维生素 D 缺乏性佝偻病、先天性心脏病的患儿病情严重，常迁延不愈，病死率较高。

【病因】

常见的病原体为病毒和细菌。病毒以 RSV 最多见，其次是鼻病毒、副流感病毒等；细菌以肺炎链球菌多见，其他有流感嗜血杆菌、金黄色葡萄球菌、表皮葡萄球菌等。近年来，肺炎支原体、衣原体及流感嗜血杆菌肺炎日见增多。肺炎链球菌、金黄色葡萄球菌和流感嗜血杆菌是重症肺炎的主要病因。目前发达国家儿童肺炎以病毒感染为主，发展中国家以细菌为主。

【病理生理】

病原体常由呼吸道入侵，少数由血行入肺。

病原体侵入肺部后，引起支气管黏膜水肿，管腔狭窄；肺泡壁充血、水肿，肺泡腔内充满炎性渗出物，从而影响肺通气和肺换气。通气不足引起动脉血氧分压（PaO_2）和动脉血氧饱和度（SaO_2）降低（低氧血症）及二氧化碳分压增高（$PaCO_2$）（高碳酸血症）；换气功能障碍则主要引起低氧血症。为代偿缺氧，患儿出现呼吸与心率增快；

为增加呼吸深度，呼吸辅助肌也参与活动，出现鼻翼扇动和三凹征。重症者可产生呼吸衰竭。缺氧、二氧化碳潴留及病原体毒素和炎症产物吸收产生的毒血症，可导致循环系统、消化系统、神经系统的一系列改变以及酸碱平衡失调和电解质紊乱。

1. 循环系统

病原体和毒素作用于心肌可引起中毒性心肌炎。低氧血症和 CO_2 潴留，可引起肺小动脉反射性收缩，使肺循环的阻力增高，形成肺动脉高压，右心的负担加重。肺动脉高压和中毒性心肌炎是诱发心力衰竭的主要原因。重症患儿可出现微循环障碍、休克、弥散性血管内凝血。

2. 神经系统

缺氧和二氧化碳潴留可使脑毛细血管扩张，血流减慢，血管壁的通透性增加而致脑水肿。严重缺氧使脑细胞无氧代谢增强，乳酸堆积，ATP 生成减少，Na-K-ATP 酶的活性降低，引起脑细胞内水钠潴留，形成脑细胞水肿。

3. 消化系统

低氧血症和病原体毒素的作用，使胃肠道黏膜出现糜烂、出血、上皮细胞坏死脱落等，导致黏膜屏障功能破坏，胃肠功能紊乱，出现腹泻、呕吐，严重者出现中毒性肠麻痹和消化道出血。

4. 酸碱平衡失调和水、电解质紊乱

重症肺炎可出现混合性酸中毒，因为严重缺氧时体内需氧代谢障碍、酸性代谢产物增加，常可引起代谢性酸中毒；而二氧化碳潴留、HCO_3^- 增加又可导致呼吸性酸中毒。缺氧和二氧化碳潴留还可导致肾小动脉痉挛而引起水钠潴留，重症者可造成稀释性低钠血症。

【临床表现】

本病 2 岁以下的婴幼儿多见。起病大多较急，发病前数日多数患儿有上呼吸道感染。

1. 呼吸系统症状和体征

主要表现为发热、咳嗽、气促，肺部固定的中、细湿啰音。

（1）发热：热型不一，多数为不规则热，亦可为弛张热或稽留热，新生儿、重度营养不良儿可不发热或体温降低。

（2）咳嗽：患儿咳嗽频繁，初为刺激性干咳，恢复期咳嗽有痰，新生儿、早产儿可仅表现为口吐白沫。

（3）呼吸增快：多在发热、咳嗽之后出现。呼吸 40 ～ 80 次 /min，重者可有鼻翼扇动、点头呼吸、三凹征、唇周发绀等症状。

（4）肺部啰音：胸部体征早期不明显或仅呼吸音粗糙，以后可听到较固定的中、细湿啰音，以背部两肺下方及脊柱旁较多，深吸气末更为明显。新生儿、小婴儿常不易闻及湿啰音。

除上述症状外，患儿常有精神不振、食欲减退、烦躁不安、轻度腹泻或呕吐等全身症状。重症除全身症状及呼吸系统的症状加重外，常出现循环、神经、消化等系统的功能障碍，出现相应的临床表现。

2. 循环系统表现

轻度缺氧可致心率增快；重症肺炎可合并心肌炎、心力衰竭。心肌炎主要表现为：面色苍白、心动过速、心音低钝、心律不齐及心电图 ST 段下移、T 波平坦或倒置。心力衰竭主要表现为：①呼吸困难加重，呼吸突然加快超过 60 次 /min。②心率突然增快超过 180 次 /min，与体温升高和呼吸困难不相称。③心音低钝，奔马律。④骤发极度烦躁不安，面色苍白或发灰，指 / 趾甲微血管充盈时间延长，⑤肝脏迅速增大。⑥尿少或无尿，眼睑或双下肢水肿。重症革兰氏阴性杆菌肺炎还可发生微循环衰竭，出现面色灰白、四肢发凉、脉搏细弱等。

3. 神经系统表现

轻度缺氧表现为精神萎靡、烦躁不安或嗜睡；脑水肿时，出现意识障碍、惊厥、前囟膨隆，可有脑膜刺激征，呼吸不规则，瞳孔对光反射迟钝或消失。

4. 消化系统表现

轻者常有食欲减退、吐泻、腹胀等；重者可发生中毒性肠麻痹，因严重的腹胀，使膈肌抬高，呼吸困难加重。有消化道出血时，可吐咖啡渣样物，大便潜血试验阳性或柏油样便。

5. 弥散性血管内凝血

重症患儿可出现弥散性血管内凝血（DIC），表现为血压下降，四肢凉，脉细数，皮肤、黏膜及胃肠道出血。

若延误诊断或病原体致病力强者，可引起脓胸、脓气胸及肺大疱等并发症。

【辅助检查】

1. 外周血检查

病毒性肺炎白细胞大多正常或降低；细菌性肺炎白细胞总数及中性粒细胞常增高，并有核左移，胞质中可见中毒颗粒。细菌感染时血清 CRP 浓度升高，非细菌感染时 CRP 上升不明显。

2. 病原学检查

采集痰液、血液、气管分泌物、胸腔穿刺液、肺穿刺液等作细菌培养和鉴定；鼻咽拭子或气管分泌物做病毒分离鉴定；免疫学方法进行病原特异性抗原检测；冷凝集试验、病原特异性抗体测定、聚合酶链反应或特异性的基因探针检测病原体的 DNA。

3. 胸部 X 线检查

早期可见肺纹理增粗，以后出现大小不等的斑片状阴影，可融合成片，以双肺下野、中内带多见。可有肺气肿及肺不张。

【治疗】

采用综合的治疗措施，原则是控制炎症，改善通气功能，对症治疗，防止和治疗并发症。

1. 控制感染

明确为细菌感染或病毒感染继发细菌感染者，根据不同病原体选择抗生素。使用原则：①根据病原菌选用敏感药物；②早期治疗；③联合用药；④选用渗入下呼吸道浓度高的药物；⑤足量、足疗程。重症者宜静脉给药。

根据不同病原选择抗菌药物：

（1）肺炎链球菌：青霉素敏感者首选青霉素或阿莫西林；青霉素中介者，首选大剂量青霉素或阿莫西林；耐药者首选头孢曲松、头孢噻肟、万古霉素；青霉素过敏者选用大环内酯类抗生素，如红霉素等。

（2）金黄色葡萄球菌：甲氧西林敏感者首选苯唑西林或氯唑西林，耐药者首选万古霉素或联合应用利福平。

（3）流感嗜血杆菌：首选阿莫西林、克拉维酸或氨苄西林、舒巴坦。

（4）大肠埃希菌肺炎和肺炎克雷伯菌：不产超广谱 β – 内酰胺酶（ESBLs）菌首选头孢他啶、头孢哌酮；产 ESBLs 菌，首选亚胺培南、美罗培南。

（5）铜绿假单胞菌：首选替卡西林 / 克拉维酸。

（6）肺炎支原体或衣原体肺炎：首选大环内酯类，如红霉素、罗红霉素及阿奇霉素。

抗生素一般用至体温正常后的 5 ～ 7 d，临床症状、体征部分改善后 3 d。葡萄球菌性肺炎易复发及产生并发症，体温正常后继续用药 2 ～ 3 周，总疗程一般≥ 6 周。支原体肺炎至少用药 2 ～ 3 周。

若为流感病毒感染者，可用磷酸奥司他韦口服。

2. 对症治疗

有缺氧症状时应及时吸氧；发热、咳嗽、咳痰者，给予退热、祛痰、止咳等措施，保持呼吸道通畅；喘憋严重者可用支气管解痉剂；腹胀伴低钾者及时补钾，中毒性肠麻痹者，应禁食并进行胃肠减压，也可使用酚妥拉明静脉注射等；出现脱水症状时应及时纠正水、电解质、酸碱平衡紊乱。

3. 其他

中毒症状明显或严重喘憋、脑水肿、感染性休克、呼吸衰竭者，可短期应用糖皮质激素。防治心力衰竭、中毒性肠麻痹、中毒性脑病等，积极治疗脓胸、脓气胸等并发症。

【主要护理问题】

（1）气体交换受损：与肺部炎症有关。

（2）清理呼吸道低效或无效：与呼吸道分泌物过多、分泌物黏稠，患儿体弱、无力排痰有关。

（3）体温过高：与肺部感染有关。

（4）营养失调——低于机体的需要量：与摄入不足、消耗增加有关。

（5）潜在并发症：心力衰竭、中毒性脑病、中毒性肠麻痹。

【护理目标】

（1）患儿气促、发绀症状逐渐改善以至消失，呼吸平稳。

（2）患儿痰液能顺利咳出，呼吸道通畅。

（3）患儿体温恢复正常。

（4）患儿住院期间能得到充足的营养。

（5）患儿无并发症或并发症发生时得到及时的发现和处理。

【护理措施】

1. 改善呼吸功能

（1）休息：保持室内空气清新，室温控制在 18 ～ 22℃、湿度 50% ～ 60%。嘱患儿卧床休息，减少活动。注意被褥要轻暖，穿衣不要过多，以免引起不安和出汗；内衣应宽松，以免影响呼吸；勤换尿布，保持皮肤清洁，使患儿感觉舒适，以利于休息。治疗护理应集中进行，尽量使患儿安静，以减少机体的耗氧量。

（2）氧疗：烦躁、口唇发绀等缺氧表现的患儿应及早给氧，以改善低氧血症。一般采用鼻前庭导管给氧，氧流量为 0.5 ～ 1 L/min，氧浓度不超过 40%；缺氧明显者用面罩或头罩给氧，氧流量为 2 ～ 4 L/min，氧浓度不超过 50% ～ 60%。出现呼吸衰竭时，应使用人工呼吸器。吸氧过程中应经常检查导管是否通畅，患儿缺氧症状是否改善，发现异常及时处理。

（3）遵医嘱给予抗生素治疗，促进气体交换。

2. 保持呼吸道通畅

及时清除患儿口鼻分泌物；经常变换体位，以利于肺的扩张及呼吸道分泌物的排除。指导患儿进行有效的咳嗽，排痰前协助转换体位，帮助清除呼吸道分泌物。必要时，可进行雾化吸入使痰液变稀薄利于咳出。用上述方法不能有效咳出痰液者，可用吸痰器吸出痰液，但吸痰不能过频，否则会刺激呼吸道黏膜，导致黏液产生过多。密切监测生命体征和呼吸窘迫程度以帮助了解疾病的发展情况。

3. 降低体温

密切监测体温变化，采取相应的护理措施。

4. 补充营养及水分

给予足量的维生素和蛋白质，少量多餐。婴儿哺喂时应耐心，每次喂食须将头部抬高或抱起，以免呛入气管发生窒息。进食确有困难者，可按医嘱静脉补充营养。鼓励患儿多饮水使呼吸道黏膜湿润，以利于痰液的咳出，有助于黏膜病变的修复，同时防止发热导致的脱水。对重症患儿应准确记录 24 h 出入量。要严格控制静脉点滴速度，最好使用输液泵，保持液体均匀输入，以免发生心力衰竭。

5. 密切观察病情

（1）注意观察患儿神志、面色、呼吸、心音、心率等变化。当患儿出现烦躁不安、面色苍白、呼吸＞ 60 次 /min、心率＞ 180 次 /min、心音低钝、奔马律、肝脏在短时间内急剧增大等症时，是心力衰竭的表现。应及时报告医生，并减慢输液速度，准备强心剂、利尿剂，做好抢救的准备；患儿咳粉红色泡沫样痰为肺水肿的表现，可给患儿吸入经 20% ～ 30% 乙醇湿化的氧气，但每次吸入不宜超过 20 min。

（2）密切观察意识、瞳孔、囟门及肌张力等变化，若有烦躁或嗜睡、惊厥、昏迷、呼吸不规则、肌张力增高等颅内高压表现时，应立即报告医生，及时抢救。

（3）观察有无腹胀、肠鸣音是否减弱或消失、呕吐的性质、是否有便血等，以便及时发现中毒性肠麻痹及胃肠道出血。

（4）如患儿病情突然加重，出现剧烈咳嗽、呼吸困难、烦躁不安、面色青紫、胸痛及一侧呼吸运动受限等，提示出现了脓胸、脓气胸，应及时报告医生并配合胸穿或胸腔闭式引流。

【健康教育】

（1）指导家长加强患儿的营养，培养良好的饮食和卫生习惯。

（2）从小养成锻炼身体的好习惯，经常户外活动，增强体质，改善呼吸功能。

（3）婴幼儿应少去人多的公共场所，尽可能避免接触呼吸道感染患者。

（4）有营养不良、佝偻病、贫血及先天性心脏病的患儿应积极治疗，增强抵抗力，减少呼吸道感染的发生。

（5）教会家长处理呼吸道感染的方法，使患儿在疾病早期能得到及时控制。定期健康检查，按时预防接种。

（邱青霞）

第八节　病毒性肺炎

【概述】

病毒性肺炎是由上呼吸道病毒感染、向下蔓延所致的肺部炎症。本病一年四季均可发生，但大多见于冬春季节，可暴发或散发流行。临床主要表现为发热、头痛、全身酸痛、干咳及肺浸润等。病毒性肺炎的发生与病毒的毒力、感染途径以及宿主的年龄、免疫功能状态等有关。一般儿童发病率高于成人。

【病因】

急性呼吸道感染中，病毒感染占 90%，而病毒感染则以上呼吸道为主。婴幼儿还常由 RSV 感染产生肺炎。病毒性肺炎多发生于冬春季，可散发流行或暴发。在非细菌性肺炎中，病毒感染占 25% ～ 50%，患者多为儿童，成人相对少见。

【临床表现】

（1）咳嗽、咳痰，可闻及喉间痰鸣音。

（2）发热、气喘、全身酸痛。

（3）肺部听诊可闻及固定性中、细湿啰音，可伴有干啰音、喘鸣音。

（4）患儿容易发展为重症肺炎，表现为口唇发绀、呼吸困难、下胸壁吸气性凹陷，甚者鼻翼扇动、嗜睡、精神萎靡、多汗、胸痛等。

【辅助检查】

（1）病原学检查：病毒培养较困难，不易常规开展，肺炎病人的痰涂片仅发现散在细菌及大量有核细胞，或找不到致病菌，应怀疑病毒性肺炎的可能。

（2）血清学检查：急性期和恢复期的双份血清，补体结合试验、中和试验或血清抑制试验抗体滴度增高 4 倍或以上有确诊意义。近年用血清监测病毒的特异性 IgM 抗体，有助早期诊断。

（3）痰涂片：痰涂片所见的白细胞以单核细胞居多。

（4）胸部 X 线检查：可见肺纹理增多，小片状浸润或广泛浸润，病情严重者显示双肺弥漫性结节性浸润。病毒性肺炎的病原体不同，其 X 线征象亦有不同的特征。

【治疗】

以对症治疗为主，卧床休息，居室保持空气流通，注意隔离消毒，预防交叉感染。给予足量维生素及蛋白质，多饮水及少量多次进软食，保持呼吸道通畅，及时清除上呼吸道分泌物等，一旦明确合并细菌感染，应及时选用敏感的抗生素。联合中药，有效治疗。

【主要护理问题】

（1）气体交换受损：与肺部炎症有关。

（2）清理呼吸道无效：与分泌物增多、黏稠不能排痰有关。

（3）体温过高：与感染有关。

（4）营养失调——低于机体需要量：与食欲下降、摄入不足及消耗增加有关。

（5）潜在并发症：心力衰竭、中毒性脑病、中毒性肠麻痹、脓胸、脓气胸、肺大泡。

【护理目标】

（1）患儿体温恢复正常。

（2）患儿痰液能自行咳出。

（3）患儿咳嗽等好转或消失，自我感觉舒适。

（4）营养均衡。

（5）无并发症发生。

【护理措施】

1. 保持病室环境清洁、空气新鲜，温湿度适宜

（1）急性期绝对卧床休息，恢复期适当活动。

（2）饮食以高能量、易消化、营养丰富的流食、半流食为宜，鼓励患儿多饮水。

（3）定时给予病房通风换气，保证空气流通。

（4）指导家属及患儿将生活垃圾丢入指定位置，为患儿创造一个舒适、干净的就医环境。

（5）做好基础护理，协助家属完善生活护理。

2. 给予鼻管或面罩供氧，必要时考虑机械通气

（1）首先评估患儿面色、呼吸及缺氧程度。

（2）观察患儿鼻腔有无出血、鼻痂、分泌物及鼻中隔偏曲等。

（3）根据患儿意识状况、病情、心理状况及合作程度，合理进行氧疗工具的选择。

3. 密切监测生命体征和病情变化

（1）按照医生指定的诊疗计划和护理级别按时巡视病房。

（2）观察患儿用药过程中是否存在不良反应。

（3）严格执行查对制度，遵医嘱按时按量为患儿提供护理服务。

4. 保持呼吸道通畅

（1）鼓励患儿多饮水，少食多餐，加强营养，每日饮水量建议为 1 500 ～ 2 000 ml。

（2）指导患儿学会有效咳嗽咳痰的方法，教会家属正确拍背方式。

（3）嘱家属注意雾化前后 30 min 避免患儿进食，雾化前减少油脂类护肤品的使用，雾化后立刻为患儿擦洗面部。

（4）如雾化过程中出现皮疹、瘙痒、面色潮红、呼吸急促等不良反应，应立即停止雾化吸入，寻求医生帮助。

（5）雾化完毕后，雾化管应用凉水冲洗后置于阴凉干燥的位置，避免污染，未被污染的雾化管可反复使用。

5. 降温措施

（1）体温超过 37.3℃，但低于 38℃，可先使用物理降温，用退热贴贴于患儿额部，温热水沐浴，鼓励患儿多饮水。

（2）体温高于 38℃，物理降温难以降至正常时，可遵医嘱合理、规范地使用退烧药物，退烧药物的间隔时间需控制在 4 ～ 6 h 为宜。

（3）在患儿发热过程中，应密切关注患儿精神、食欲状况。

（4）既往有高热惊厥的患儿，更应加强体温的监测，避免抽搐的再次发生。

6. 注意营养和水分的补充

（1）鼓励患儿多饮水，保证每日水分的充足。

（2）避免液体输入过快，指导家属切勿随意自行调节输液滴数。

（3）输液前仔细询问患儿有无过敏史。

（4）输液过程中密切关注患儿有无药物不良反应。

（5）如输液过程中患儿出现皮肤瘙痒、呼吸、心率加快等表现，应立即停止液体输入，通知医生进行规范处理。

【健康宣教】

（1）加强体格锻炼，适当进行户外活动，衣服穿着不宜过厚，要逐渐适应气温的变化，避免过热或过冷，及时更换汗湿衣服。

（2）尽量少去公共场所，特别是空气流通不佳的场所，以免感染呼吸道传染病。家人若患感冒或其他呼吸道感染性疾病，应注意与患儿隔离。

（3）积极治疗上呼吸道感染，避免上呼吸道感染向下蔓延而致支气管炎。

（4）根据儿童的年龄、身体的发育情况，及时、合理地添加辅食，防止儿童发生营养不良和饮食失调，增强儿童的抵抗力。

（5）经常开窗通风，保持室内空气新鲜。冬天屋内要经常通风换气，但应注意避免对流风，患儿要注意保暖。

（6）做好预防接种，增强儿童对呼吸道病原体的免疫能力。

（谭畅）

第七章　心血管系统疾病护理

第一节　病毒性心肌炎

【概述】

病毒性心肌炎是由病毒感染引起的心肌间质炎症细胞浸润和邻近的心肌细胞坏死、变性，有时病变累及心包或心内膜。儿童期的发病率尚不确切。国外资料显示本病不是常见病。

【病因】

引起儿童心肌炎常见的病毒有柯萨奇病毒（B 组和 A 组）、埃可（ECHO）病毒、脊髓灰质炎病毒、腺病毒、流感和副流感病毒、麻疹病毒、流行性腮腺炎病毒、传染性肝炎病毒等，新生儿期柯萨奇病毒 B 组感染可导致群体流行，死亡率高达 50%。

【病理】

病变分布可为局灶性、散在性或弥漫性，多以心肌间质组织和附近血管周围单核细胞、淋巴细胞和中性粒细胞浸润为主，少数为心肌变性，包括肿胀、断裂、溶解和坏死等变化。慢性病例多有心脏扩大、心肌间质炎症浸润和心肌纤维化形成的瘢痕组织。心包可有浆液渗出，个别发生粘连。病变可波及传导系统，甚至导致终身心律失常。

【临床表现】

1. 前驱症状

在起病前数日或 1 ～ 3 周多有上呼吸或肠道等前驱病毒感染史，常伴有发热、全身不适、咽痛、肌痛、腹痛、腹泻和皮疹等症状。

2. 心肌炎表现

轻症患儿可无自觉症状，仅表现为心电图的异常。一般病例患儿表现为精神萎靡，疲乏无力、食欲缺乏、恶心呕吐、腹痛、气促、心悸和心前区不适或胸痛。重症者则暴发心源性休克、急性心力衰竭，并在数小时或数天内死亡。

体格检查：显示心脏大小正常或扩大，第一心音低钝，出现奔马律，安静时心动过速，伴心包炎者可听到心包摩擦音。严重时甚至血压下降，发展为充血性心力衰竭或心源性休克。

3. 分期

（1）急性期：新发病，症状及检查阳性发现明显且多变，一般病程在半年以内。

（2）迁延期：临床症状反复出现，客观检查指标迁延不愈，病程多在半年至 1 年。

（3）慢性期：进行性心脏增大，反复心力衰竭或心律失常，病情时轻时重，病程在 1 年以上。

【辅助检查】

（1）心肌损害的血生化指标：磷酸激酶（CPK），在早期多有增高，其中以来自心肌的同工酶（CK–MB）为主。

（2）X 线检查：显示心影增大，但无特殊性。心力衰竭时可显示肺淤血、水肿征象。

（3）心电图：缺乏特异性，应强调动态观察的重要性。可见严重心律失常，包括各种期前收缩、室上性和室性心动过速、房颤和室颤、高度房室传导阻滞。

（4）超声心动图：可显示心房、心室的扩大，心室壁水肿增厚，心室收缩功能受损程度，探查有无心包积液以及瓣膜功能。

（5）病毒学诊断：疾病早期可从咽拭子、盐冲洗液、粪便、血液中分离出病毒，但需结合血清抗体检测才更有意义。

（6）心肌活体组织检查：仍被认为是诊断的金标准，但由于取样部位的局限性，还有患儿依从性低，应用十分有限。

【治疗】

本病为自限性疾病，目前尚无特效治疗，主要是减轻心脏负担，改善心肌代谢和心脏功能，促进心肌修复。

1. 休息

卧床休息，减轻心脏负担。

2. 保护心肌和清除自由基的药物治疗

（1）大剂量维生素 C 和能量合剂：维生素 C 有清除自由基的作用，改善心肌代谢，促进心肌恢复，对心肌炎症有一定的疗效。维生素 C 每日 100 ～ 200 mg/kg，以葡萄糖稀释成 10% ～ 12.5% 溶液静脉注射，每日一次，疗程 3 ～ 4 周。病情好转可改为维生素 C 口服。能量合剂有加强心肌营养、改善心肌功能的作用，常用三磷腺苷 20 mg、辅酶 A 50 U、胰岛素 4 ～ 6 U 及 10% 氯化钾 8 ml 溶于 10% 葡萄糖液 250 ml 中静脉滴注，每日或隔日一次。

（2）辅酶 Q10：有保护心肌和清除自由基的作用，剂量 1 mg/（kg·d），分两次口服，疗程 3 个月以上。

（3）1，6– 二磷酸果糖（FDP）：可改善心肌细胞代谢，促进受损细胞恢复，150 ～ 250 mg/（kg·d）静脉滴注，疗程 1 ～ 3 周。

（4）中药：在常规治疗的基础上加用丹参或黄芪等中药。

3. 应用肾上腺皮质激素

激素有改善心肌功能、减轻心肌炎症反应和抗休克作用，一般病程早期和轻症者不用，多用于急重病例，常用泼尼松，1 ～ 1.5 mg/（kg·d）口服，共 2 ～ 3 周，症状缓解后逐渐减量至停药。对于急症抢救病例可采用静脉滴注，如地塞米松 0.2 ～ 0.4 mg/（kg·d），或氢化可的松 15 ～ 20 mg/（kg·d）。

4. 应用丙种球蛋白

丙种球蛋白用于重症病例，2 g/kg，单剂 24 h 静脉缓慢滴注。

5. 控制心力衰竭

强心药常用地高辛或毛花苷 C，由于心肌炎患儿对洋地黄制剂比较敏感，容易中毒，故剂量应偏小，一般用有效剂量的 2/3 即可。重症患儿加用利尿剂时，尤应注意电解质平衡，以免引起心律失常。

6. 救治心源性休克

静脉大剂量滴注肾上腺皮质激素或静脉推注大剂量维生素 C 可取得较好的效果，如效果不满意可应用调节血管紧张度的药物如多巴胺、异丙肾上腺素和间羟胺等加强心肌收缩、维持血压和改善微循环。

多数患儿预后良好，病死率不高。半数患儿经数周或数月治疗后痊愈。少数重症暴发病例，因心源性休克、急性心力衰竭或严重心律失常在数小时或数天内死亡。部分病例可迁延数年，仅表现为心电图或超声心动图改变。

【主要护理问题】

（1）活动无耐力：与心肌收缩力下降，组织供氧不足有关。

（2）潜在并发症：心律失常、心力衰竭、心源性休克。

【护理目标】

1. 减轻心脏负担，避免发生心肌收缩无力导致的心力衰竭，乃至死亡。

2. 保证氧气供给，避免出现呼吸困难、氧饱和度下降等症状。

【护理措施】

1. 休息

急性期卧床休息，至体温消退后 3 ～ 4 周，症状基本恢复正常时逐渐增加活动量。恢复期继续限制活动量至少3个月，一般总休息时间不少于6个月。重症患儿心脏扩大者、有心力衰竭者，应延长卧床时间，待心衰控制、心脏情况好转后再逐渐开始活动。

2. 严密观察病情，及时发现和处理并发症

（1）密切观察和记录患儿精神状态、面色、心率、心律、呼吸、体温和血压变化。有明显心律失常者应进行心电监护，发现多源性期前收缩、频发室性期前收缩、高度或完全性房室传导阻滞、心动过速、心动过缓应立即报告医生，采取紧急处理措施。

（2）胸闷、气促、心悸时应休息，必要时给予吸氧。烦躁不安者可根据医嘱给予镇静剂。有心力衰竭时置患儿于半卧位，尽量保持安静，静脉给药应注意点滴的速度不要过快，以免加重心脏负担。使用洋地黄时剂量应偏小，注意观察有无心率过慢，出现新的心律失常和恶心、呕吐等消化系统症状，如有上述症状暂停用药并及时与医生联系处理，避免洋地黄中毒。

（3）心源性休克使用血管活性药物和扩张血管药时，要正确控制滴速，最好能使用输液泵，以避免血压波动过大。

3. 饮食护理

患儿应进食营养丰富、清淡、易消化的食物，增加机体抵抗力，并遵循少食多餐的原则，避免暴饮暴食。忌食辛辣、油炸、腌制、熏烤等食物。心力衰竭患儿需要进食低盐、低脂食物。加大纤维素食物摄取量，多食用水果、绿色蔬菜以补充足够维生素C，促进心肌代谢与修复，防止便秘。

【并发症的观察及护理】

（1）心源性休克：地塞米松每次0.5～1.0 mg/kg，静脉注射。大剂量维生素C每次2～5 g静脉注射，每2～6 h一次，病情好转后改为1～2次/d。积极补液，纠正酸中毒。血压仍不升高或升高不满意者，应使用升压药维持血压。使用洋地黄类改善泵功能。

（2）心力衰竭：基本药物为洋地黄及利尿剂，但病人对洋地黄的敏感性增高，易发生洋地黄中毒（常表现为心律失常），故心肌炎病人只用常规剂量的2/3。使用利尿剂时，应注意补钾。必要时联合使用排钾和保钾利尿剂。

（3）缓慢性心律失常：严重窦性心动过缓和高度房室传导阻滞者应及时给予大剂量糖皮质激素，静脉滴注异丙肾上腺素、阿托品或山莨菪碱、大剂量维生素C，多数患儿在4周内恢复窦性心律和正常传导。必要时安装临时或永久心脏起搏器。

（4）快速性心律失常：β阻滞剂和胺碘酮是首选的治疗药物。控制房颤心室率可选用β阻滞剂、洋地黄、地尔硫卓或维拉帕米。若治疗室上性或室性心动过速，可使用胺碘酮。必要时行电复律治疗。严重危及生命的快速性心律失常，可给予糖皮质

激素治疗。必要时置入体内自动除颤器。

【健康宣教】

（1）叮嘱患儿出院后持续休息3个月以上，避免过度劳累，适当进行户外运动，增强免疫力。

（2）遵医嘱坚持服药，并定期复查。

（3）保证饮食卫生。

（4）若有胸痛、胸闷、心悸等不适反应出现，要及时复诊。

【特别关注】

（1）有无休克、精神差、反应慢等情况。

（2）有无气促、心率增快、肝大、水肿、面色苍白等心力衰竭表现。

（3）有无室上性或室性心动过速，药物控制不理想。

（4）有无严重窦性心动过缓和高度房室传导阻滞、晕厥等。

（李璐）

第二节　心力衰竭

【概述】

心力衰竭（简称心衰）是由于心脏结构和（或）功能异常导致心室充盈和（或）射血能力受损的一组临床综合征。

【病因】

常见病因包括心肌损害（如心肌梗死、心肌炎、心肌病等）、心瓣膜病变［狭窄和（或）关闭不全］、容量或阻力负荷过重（如高血压、肺动脉高压等）、机械性梗阻（严重主动脉狭窄、左房黏液瘤、心包压塞等）等，其中新发急性左心衰竭最常见的病因包括由急性心肌缺血、机体严重感染和急性中毒等所致的急性心肌细胞损伤或坏死，以及急性心瓣膜功能不全和急性心包压塞；急性失代偿心力衰竭大多是由一个或多个诱因所致，例如感染、严重心律失常、未控制的高血压、心衰患儿不恰当地调整或停用药物（治疗依从性差），以及静脉输入液体（尤其是含钠液体）过多过快等。

【临床表现】

以肺淤血和（或）体循环淤血、伴或不伴有组织器官低灌注为体征。主要表现为呼吸困难、乏力（活动耐量受限）和/或液体潴留（外周水肿），以及血浆利钠肽水平升高。

【辅助检查】

血常规、肾功能（尿素氮、肌酐）、肝功能、电解质、血糖、血乳酸、D-二聚集体、PCT、甲状腺功能、B型钠尿肽、肌钙蛋白、床旁心电图、超声心动图、胸片/胸部CT、动脉血气分析等。

【治疗】

1. 一般护理

根据心功能情况决定活动及休息，避免精神刺激，保持大便通畅，避免饱餐，控制钠盐摄入，急性期予端坐位双腿下垂减少静脉回流。

2. 氧疗，必要时行通气支持

（1）常规氧疗方法：鼻导管、面罩吸氧

（2）无创正压通气：效果不满意时，呼吸频率＞25次/min，血氧饱和度（SpO_2）＜90%，应尽早使用无创正压通气。

（3）有创机械通气：病情继续恶化（意识障碍，呼吸节律异常，或呼吸频率＜8次/min，自主呼吸微弱或消失，$PaCO_2$进行性升高），或者不能耐受无创正压通气者或存在禁忌证者，应行气管插管，行有创机械通气。

3. 镇静

对烦躁不安（有持续低血压、意识障碍、严重慢性阻塞性肺疾病除外）的患儿行镇静、镇痛治疗。

4. 利尿

有容量超负荷的患儿适用，有低灌注表现的应避免利尿（注意由于过度利尿可能发生的低血容量、休克与电解质紊乱等）。

5. 正确应用正性肌力药物

正确应用正性肌力药物，如儿茶酚胺类（多巴胺、多巴酚丁胺）、洋地黄类药物等。

6. 正确应用血管扩张剂

正确应用血管扩张剂，如硝酸甘油、硝酸异山梨酯、硝普钠、乌拉地尔、氨茶碱等。

【主要护理问题】

（1）气体交换受损：与左心衰竭所致的肺循环淤血、急性肺水肿有关。

（2）活动无耐力/耐力下降：与心排血量下降有关。

（3）体液过多：与右心衰竭所致体循环淤血、水钠潴留有关。

（4）有皮肤完整性受损的风险：与心衰引起组织水肿、长期卧床有关。

（5）潜在并发症：洋地黄中毒、心源性休克。

（6）清理呼吸道低效或无效：与呼吸道分泌物过多、咳嗽无力有关。

（7）知识缺乏：家长缺乏疾病、药物及护理等相关知识 。

（8）焦虑或恐惧：对预后不良的焦虑及癫痫发作的恐惧。

【护理目标】

（1）住院期间，患儿呼吸困难及缺氧状态、水肿、腹水等情况得到改善。

（2）患儿能进行简单的日常活动，如进食、如厕等。

（3）患儿能自行咳嗽、咳痰。

（4）住院期间，未发生压力性损伤、洋地黄中毒等并发症。

（5）通过心理护理，减少恐惧及焦虑情绪。

【护理措施】

1. 呼吸道的护理

（1）协助患儿取有利于呼吸的卧位，如半坐卧位、端坐卧位、高枕卧位。肺水肿患儿取坐位，双脚下垂，以减少静脉回心血量，减轻心脏前负荷。

（2）提供安静、舒适的环境，定时通风换气，保持室内空气流通。

（3）协助并指导正确的拍背方式，适时翻身，利于痰液的排出，必要时进行吸痰，保持呼吸道通畅。遵医嘱给予抗生素、化痰的药物，必要时给予雾化吸入。

（4）根据病情，必要时遵医嘱给予氧气吸入，肺水肿患儿用 20% ～ 30% 酒精湿化加压氧气吸入。

（5）控制输液量及输液速度。

（6）避免剧烈活动，坐起时动作宜缓慢。

（7）多巡视，密切观察呼吸困难症状的改善情况。

2. 活动与休息

（1）症状明显时，嘱卧床休息，以减少组织耗氧量，减轻心脏负担。

（2）根据病情，必要时遵医嘱给予氧气吸入。

（3）多巡视，了解患儿需求，保证患儿日常需要。

（4）休息为主，减少活动，必要时限制活动，适当卧床休息。

（5）及时巡视病房，及时观察病情变化。

3. 减轻心脏负荷，做好液体管理

（1）严格控制液体入量，限制饮水量。严重心衰患儿，24 h 饮水量一般不超过 600 ～ 800 ml，避免大量饮水，以免增加心脏负担。

（2）限制钠盐及高钠食物。

（3）准确记录 24 h 出入量。

（4）必要时遵医嘱予脱水治疗，并密切观察脱水效果。

（5）遵医嘱用药，观察疗效及不良反应。

4. 皮肤护理

（1）水肿严重者，嘱患儿卧床休息，伴胸腔积液或腹腔积液的患儿宜采取半卧位，以下肢水肿为主，间歇抬高下肢，利于静脉回流，以减轻肢体肿胀。

（2）给予低钠、高蛋白、易消化饮食。

（3）协助患儿摄入充足的营养，保证病人身体基本需要。

（4）遵医嘱给予利尿剂，观察用药后疗效和副作用，注意观察尿量，及时补充电解质，防止电解质紊乱。

5. 心理护理

（1）入院时，仔细介绍医院及病区环境，主管的医护人员。熟悉病房环境，减少对感官的刺激，使患儿放松及安心。

（2）教会患儿放松技巧，如深呼吸、按摩、听音乐、转移注意力等，帮助患儿缓解焦虑及恐惧情绪。

（3）护士提问时语言简明扼要，指导时用词简洁易懂，说话语调平静，语速缓慢，有耐心，操作最好集中进行，减少不必要的刺激。

（4）若症状明显，可遵医嘱给予抗焦虑等药物，帮助患儿缓解焦虑情绪。

【并发症】

常见并发症有心律失常、洋地黄中毒、心源性休克感染（呼吸道感染、尿路感染等）、血栓形成 / 栓塞、心源性肝硬化、电解质紊乱等，预防并发症发生及常见处理方法如下。

（1）给药前询问患儿过敏史、用药史，严格掌握禁忌证和适应证。

（2）掌握患儿进食情况，注意有无低血钾的表现，必要时测定血钾浓度。

（3）给药前，准确测量患儿脉搏，观察节律、频率，做好记录。若患儿心率太快或低于 60 次 /min，或节律变得不规则，应暂停给药并及时通知医生。

（4）必要时给予氧气吸入，保持呼吸道通畅，预防感染。

（5）低盐低脂饮食，控制盐分的摄入，注意观察尿量。

（6）及时巡视病房，及时观察病情变化，观察患儿血压、脉搏、呼吸、意识状态。

【健康宣教】

（1）饮食指导：限制盐的摄入，饮食宜清淡、易消化、高营养，少食多餐，不宜过饱，多食蔬菜水果，防便秘。

（2）休息：合理休息，活动后明显胸闷、心悸、气急、呼吸困难的患儿，应卧床休息。根据心功能状态进行活动锻炼，循序渐进，不宜过劳。

（3）用药指导：遵医嘱使用药物，不可随意自行增减药物。口服地高辛药物时，监测患儿生命体征，密切观察病情变化。指导患儿学会自检脉搏，若低于 60 次 /min 或节律不规则时，暂停服药，及时就诊。

（4）用氧：气紧、呼吸困难的居家患儿，可家庭氧疗，必要时医院就诊。

（5）心理护理：避免情绪激动，鼓励患儿表达。

（6）避免诱因：控制血压、血糖、血脂，积极治疗原发病。避免可致心衰加重的行为，避免各种诱发因素，预防感染（尤其呼吸道感染），避免暴饮暴食、过度劳累、情绪激动、输液过多过快等。

（7）病情自我监测：监测体重变化，体重明显增加或踝部、骶尾部出现水肿，警惕心力衰竭的前兆。

（8）复查：定期随访，病情变化随时就诊。

（凌鲜眉）

第八章　泌尿系统疾病护理

第一节　急性肾小球肾炎

【概述】

急性肾小球肾炎（AGN），简称急性肾炎，是指一组病因不一，临床表现为急性起病，多有前驱感染，以血尿为主，伴不同程度蛋白尿，可有水肿、高血压或肾功能不全等特点的肾小球疾病。该病可分为急性链球菌感染后肾小球肾炎和非链球菌感染后肾小球肾炎，以 5 ～ 14 岁儿童多见，2 岁以下婴幼儿少见，男女发病率之比为 2∶1。

【病因和发病机制】

尽管本病有多种病因，但临床上绝大多数病例属于乙型溶血性链球菌感染后引起的免疫复合物肾小球肾炎。溶血性链球菌感染后，肾炎的发生率一般在 20% 以内。前驱感染中，我国各地区均以上呼吸道感染最常见，皮肤感染次之。

除乙型溶血性链球菌之外，其他细菌如草绿色链球菌、肺炎链球菌、金黄色葡萄球菌、伤寒沙门菌、流感嗜血杆菌等；病毒如柯萨奇病毒 B 型、ECHO 病毒 9 型、麻疹病毒、腮腺炎病毒、乙型肝炎病毒、巨细胞病毒、EB 病毒、流感病毒等，还有疟原虫、肺炎支原体、白念珠菌、丝虫、钩虫、血吸虫、弓形虫、梅毒螺旋体、钩端螺旋体等也可导致急性肾炎。

目前认为，急性肾炎的发生主要与溶血性链球菌的致肾炎菌株感染有关。前驱感染后，机体对链球菌的某些抗原成分产生抗体，抗原抗体结合形成循环免疫复合物，此种循环免疫复合物不易被吞噬清除，随血流到达肾脏，沉积于肾小球基底膜上并激活补体系统，引起免疫和炎症反应，使肾小球基底膜损伤，血液成分漏出毛细血管，尿中出现蛋白质、红细胞、白细胞和各种管型。同时，细胞因子等又能刺激肾小球内皮和系膜细胞肿胀、增生，严重时可有新月体形成，使肾小球滤过率降低，出现少尿、无尿，严重者发生急性肾衰竭。因肾小球滤过率降低，水钠潴留，细胞外液和血容量增多，临床上患儿常出现不同程度的水肿、循环充血和高血压，严重者可出现高血压脑病。

【临床表现】

急性肾炎临床表现轻重悬殊，轻者无临床症状，仅见镜下血尿，重者可呈急进性过程，短期内出现肾功能不全。

1. 前驱感染

90% 的病例有链球菌的前驱感染，以呼吸道及皮肤感染为主。在前驱感染后经 1 ～ 3 周无症状的间歇期而急性起病。咽炎引起者 6 ～ 12 d（平均 10 d），皮肤感染引起者 14 ～ 28 d（平均 20 d）。

2. 典型表现

急性期可有全身不适、发热、食欲减退、疲倦、乏力、气急、头晕、腰部钝痛等非特异症状。部分患儿尚可见呼吸道或皮肤感染病灶。

（1）水肿：70% 患儿有水肿，初期多为眼睑及颜面部水肿，逐渐波及躯干、四肢，重者遍及全身，常呈非凹陷性。

（2）少尿：早期常有尿色深，尿量明显减少，严重者可出现无尿。

（3）血尿：50% ～ 70% 的病例有肉眼血尿，呈茶褐色或烟蒂水样（酸性尿），也可呈洗肉水样（中性或弱碱性尿），一般 1 ～ 2 周后转为显微镜下血尿，运动后或并发感染时血尿可暂时加剧。

（4）蛋白尿：程度不等，约有 20%病例蛋白尿达到肾病综合征水平。

（5）高血压：30% ～ 80% 病例可有血压增高，学龄前儿童血压≥ 120/80 mmHg，学龄儿童血压≥ 130/90 mmHg，一般在病后 1 ～ 2 周随尿量增多而恢复正常。

3. 严重表现

少数患儿在疾病早期（2 周内）可出现下列严重表现。

（1）严重循环充血：由于水钠潴留，血浆容量增加而出现循环充血，轻者仅有呼吸增快和肺部湿啰音；严重者表现为明显气促、端坐呼吸、颈静脉怒张、频繁咳嗽、咳粉红色泡沫痰，两肺布满湿啰音，心脏扩大、心率增快，有时可出现奔马律，肝大而硬，若水肿加重可出现胸腔积液和腹腔积液等。少数患儿可突然发生严重循环充血，使病情急剧恶化，

（2）高血压脑病：由于脑血管痉挛，导致缺血、缺氧、血管渗透性增高而发生脑水肿，也有人认为是由脑血管扩张所致。常发生在疾病早期，血压可在（150 ～ 160）mmHg/（100 ～ 110）mmHg 以上。年长儿会主诉剧烈头痛、呕吐、复视或一过性失明，严重者突然出现惊厥、昏迷。

（3）急性肾功能不全：常发生于疾病初期，出现尿少、无尿等症状，引起暂时性氮质血症、电解质紊乱和代谢性酸中毒，常持续 3 ～ 5 d，一般不超过 10 d。

4. 非典型表现

（1）无症状性急性肾炎：患儿仅有显微镜下血尿或仅有血清补体 C3 降低而无其他临床表现。

（2）肾外症状性急性肾炎：患儿水肿、高血压明显，甚至有严重循环充血及高血压脑病，但尿改变轻微或尿常规检查正常，可有链球菌前驱感染和血清 C3 水平明显降低。

（3）以肾病综合征为表现的急性肾炎：少数患儿以急性肾炎起病，但水肿和蛋白尿突出，伴低蛋白血症和高胆固醇血症，临床表现似肾病综合征。

【辅助检查】

1. 尿液检查

镜下除见大量红细胞外，可见透明、颗粒或红细胞管型，尿蛋白为（+）～（+++），与血尿程度相平行。疾病早期也可见较多的白细胞和上皮细胞，并非感染。

2. 血液检查

（1）外周血白细胞一般轻度升高或正常，有轻度贫血，血沉增快。

（2）血清抗链球菌抗体（如抗链球菌溶血素 O、抗透明质酸酶、抗脱氧核糖核酸酶）升高，提示新近链球菌感染，是诊断链球菌感染后肾炎的依据。

（3）血清总补体（CH50）及 C3 常在病程早期显著下降，于病后 6 ～ 8 周恢复正常。

（4）少尿期有轻度氮质血症，尿素氮、肌酐暂时升高。

3. 肾穿刺活检

对可能为急进性肾炎或临床、实验室检查不典型或病情迁延者进行肾穿刺活体组织检查以确定诊断。

【治疗要点】

本病无特异性治疗。

1. 一般治疗

急性期卧床休息，给予低盐饮食，严重水肿或高血压者需无盐饮食。有氮质血症者应限制蛋白质摄入，有严重循环充血时限制水的摄入。

2. 抗感染

对仍有咽部、皮肤感染灶者，应给予青霉素治疗 10 ～ 14 d，青霉素过敏者改用红霉素，避免使用肾毒性药物。

3. 对症治疗

（1）利尿：经控制水、盐入量后仍水肿、少尿者可用氢氯噻嗪 1 ～ 2 mg/（kg・d），分 2 ～ 3 次口服。无效时需用呋塞米，口服剂量为 2 ～ 5 mg/（kg・d）。注射剂量为每次 1 ～ 2 mg/kg，每日 1 ～ 2 次，静脉注射剂量过大时可有一过性耳聋。

（2）降血压：凡经休息、控制水盐摄入及利尿处理而血压仍高者应给予降压药。

常用硝苯地平，开始剂量为 0.25 mg/（kg·d），最大剂量不超过 1 mg/（kg·d），分 3 次口服，或给予卡托普利，初始剂量为 0.3 ～ 0.5 mg/（kg·d），最大剂量为 5 ～ 6 mg/（kg·d），分 3 次口服，与硝苯地平交替使用降压效果更佳。

4. 严重病例治疗

（1）高血压脑病的治疗：宜选用降血压作用强而迅速的药物，首选硝普钠 5 ～ 20 mg 加入 5% 葡萄糖液 100 ml 中，以 1 ug/（kg·min）速度静脉滴注，并严密监测血压；有惊厥者应及时止痉，持续抽搐者首选地西泮，剂量为每次 0.3 mg/kg，总量不超过 10 mg，缓慢静脉注射。

（2）严重循环充血的治疗：纠正水钠潴留，恢复正常血容量，可使用呋塞米注射；有急性肺水肿表现者除一般对症治疗外，可加用硝普钠，上述处理无效时可采用腹膜透析或血液滤过治疗。

（3）急性肾衰竭的治疗：控制出入水量，维持水电解质平衡，注意高钾血症和低钠血症的处理，必要时透析治疗。

【预后】

急性肾炎预后较好。95% 的急性链球菌感染后肾炎病例能完全恢复，小于 5% 的病例可有持续尿异常，死亡病例在 1% 以下。主要死亡原因为急性肾衰竭。

【常见护理诊断/问题】

（1）体液过多：与肾小球滤过率下降有关。

（2）活动无耐力：与水肿、血压升高有关。

（3）潜在并发症：高血压脑病、严重循环充血、急性肾衰竭。

（4）知识缺乏：患儿及家长缺乏本病的相关知识。

【护理目标】

（1）患儿尿量增加、水肿消退。

（2）患儿倦怠乏力有所减轻，活动耐力逐渐增强。

（3）患儿无高血压脑病、严重循环充血及急性肾衰竭等情况发生或发生时得到及时发现与处理。

（4）患儿及家长了解急性肾炎的相关知识，积极配合治疗和护理。

【护理措施】

1. 休息原则

急性期患儿应卧床休息 2 ～ 3 周，待水肿消退、血压降至正常、肉眼血尿消失，可下床在室内轻微活动；血沉正常可上学，但应避免体育运动和重体力活动；尿沉渣细胞绝对计数正常后方可恢复体力活动。

2. 饮食管理

对于水肿、血压高、尿少的患儿，适当限制盐和水的摄入，食盐以＜1 g/d 或 60 mg/（kg·d）为宜，水分一般以不显性失水加尿量计算，严重水肿或高血压者须采用无盐饮食；有氮质血症者应适当限制蛋白质摄入，可给优质动物蛋白 0.5 g/（kg·d），尿量增多、氮质血症消除后可恢复蛋白质供给，以保证儿童生长发育的需要。

3. 用药护理

（1）经控制水和盐摄入后仍有水肿、少尿者遵医嘱给予利尿药，应用利尿剂前后，要注意尿量、水肿及体重的变化并随时记录；静脉应用呋塞米后要注意有无脱水、电解质紊乱等现象。

（2）经休息、控制水盐及利尿剂后血压仍高者遵医嘱给予降压药，应用降压药后应监测血压的变化，并避免患儿突然站立，以防直立性低血压的发生。

（3）患儿出现高血压脑病时遵医嘱给予硝普钠治疗，应用硝普钠时要现用现配，以免药物遇光分解，严格控制输液速度，严密监测血压、心率变化；应用硝普钠后应观察有无恶心、呕吐、头痛、情绪不稳定和肌肉痉挛等副作用。

4. 密切观察病情变化，预防并发症发生

（1）观察患儿水肿有无消退或减轻，每日观察体重有无减轻、腹围有无缩小；观察尿量、尿色，准确记录 24 h 出入量，遵医嘱留尿标本送检。患儿尿量增加，肉眼血尿消失，提示病情好转；如尿量持续减少、尿素氮或肌酐升高，出现头痛、恶心、呕吐等，要警惕急性肾功能衰竭的发生，及时纠正水、电解质和酸碱平衡紊乱。

（2）观察患儿血压变化，如果突然血压增高，出现剧烈头痛、呕吐、头晕眼花等，提示高血压脑病，立即报告医生并配合抢救，遵医嘱给予镇静剂、脱水剂等药物治疗。

（3）观察患儿有无咳嗽及咯粉红色泡沫痰，观察呼吸、心律、心率或脉率变化，警惕严重循环充血的发生。若发生严重循环充血，应将患儿置于半卧位、吸氧，并遵医嘱药物治疗。

【健康教育】

（1）向患儿及家长讲解本病是一种自限性疾病，多数病例能治愈，预后良好。强调急性期休息和限制患儿活动的重要性。告知家长疾病不同时期饮食调整的重要性和必要性，并介绍适合的饮食种类或食谱。

（2）告知患儿及家长，减少链球菌感染是预防的关键，一旦发生上呼吸道感染或皮肤感染等疾病，应及早用抗生素彻底治疗，溶血性链球菌感染后 1 ～ 3 周定期检查尿常规。

（3）指导家长及患儿出院后定期门诊复查。

【特别关注】

儿童尿筛查：儿童肾脏疾病常起病隐匿，并无明显临床症状，部分患儿可进行性发展为终末期肾脏疾病。因此在儿童时期对肾脏疾病的早期发现非常重要。

目前各国主要采用尿液试纸法，留取晨尿中段尿标本进行筛查，检测项目主要为血尿、蛋白尿和白细胞尿等。由于试纸法假阳性率高，故多采用重复检测。对初次筛查提示潜血、蛋白质、白细胞阳性的儿童，于两周后复查。多次检测阳性者前往医院或专科医生处进一步检查以明确诊断。

尿筛查具有操作简便、经济实用、切实有效的特点，专家建议将尿筛查纳入我国儿童保健常规项目，采用初级筛查、二级医院随访管理、三级医院确诊治疗的筛查模式，从而早期发现肾脏疾病。但对于儿童尿筛查的有效性和选择筛查的方法目前全球尚无统一的意见和相关指南。

（邱青霞）

第二节　肾病综合征

【概述】

肾病综合征（NS）是一组由多种原因引起的肾小球基底膜通透性增高，导致大量血浆蛋白自尿丢失引起的一种临床综合征。临床具有 4 大特点：①大量蛋白尿；②低蛋白血症；③高胆固醇血症；④明显水肿。以上第①、②两项为诊断必备条件。

肾病综合征在儿童肾脏疾病中发病率仅次于急性肾炎，男女发病比例为 3.7 :1。发病年龄多为学龄前儿童，3 ～ 5 岁为发病高峰期。

【分类】

（1）按病因可分为先天性、原发性和继发性三大类型。原发性肾病病因不明，继发性肾病是指在诊断明确的原发病基础上出现肾病表现，可由免疫性疾病、糖尿病、继发感染、循环系统疾病及药物中毒等引起。先天性肾病我国少见，多于生后 6 个月内起病。儿童时期的肾病综合征约 90% 为原发性肾病综合征。故本节主要叙述原发性肾病综合征。

（2）按临床表现分为单纯型肾病和肾炎型肾病。其中以单纯型肾病多见。

（3）按糖皮质激素反应分为：①激素敏感型肾病：以泼尼松足 2 mg/（kg · d）或 60 mg/（m^2 · d）治疗≤ 8 周尿蛋白转阴。②激素耐药型肾病：以泼尼松足量治疗＞ 8 周尿蛋白仍呈阳性。③激素依赖型肾病：对激素敏感，但连续 2 次减量或停药 2 周内复发。④肾病复发与频复发：根据激素治疗好转后又出现肾病表现或治疗过程中病情加重等情况分为肾病复发或频复发，复发是指连续 3 天，尿蛋白由阴性转为（+++）或（++++），或 24 小时尿蛋白定量≥ 50 mg/kg 或尿蛋白 / 肌酐（g/mg）≥ 2.0；频复发是指肾病病程中半年内复发≥ 2 次，或 1 年内复发≥ 3 次。

【病因和发病机制】

病因及发病机制目前尚不明确。

单纯型肾病的发病可能与 T 细胞免疫功能紊乱有关。肾炎型肾病患儿的肾病变中常可发现免疫球蛋白和补体成分沉积，提示与免疫病理损伤有关，还与遗传及环境有关。

【病理生理】

基本病变是肾小球通透性增加，导致蛋白尿，而低蛋白血症、水肿和高胆固醇血症是蛋白尿继发的病理生理改变。

1. 蛋白尿

肾小球毛细血管壁结构改变使血浆中分子量较大的蛋白能经肾小球滤出（选择性蛋白尿）；另外，由于毛细血管壁电化学改变，即基底膜阴电荷位点和上皮细胞表面的阴电荷减少，使带阴电荷的蛋白（白蛋白）能大量通过（选择性蛋白尿）。长时间持续大量蛋白尿能引起肾小球系膜硬化和间质病变，可导致肾功能不全。

2. 低蛋白血症

低蛋白血症是病理生理改变中的关键环节，大量血浆蛋白自尿中丢失是造成低蛋白血症的主要原因，蛋白质分解的增加是次要原因，同时蛋白的丢失超过肝脏合成蛋白的速度也使血浆蛋白减低。血浆白蛋白下降影响机体内环境的稳定，低蛋白血症还影响脂类代谢。

3. 水肿

水肿的发生是由于：①低蛋白血症使血浆胶体渗透压降低，使水由血管内转移到组织间隙，当血浆白蛋白低于 25 g/L 时，液体主要在间质区潴留，低于 15 g/L 时可同时形成胸水和腹水。②由于水由血管内转移到组织间隙，有效循环血量减少，肾素 – 血管紧张素 – 醛固酮系统激活，使远端肾小管对水、钠的重吸收增多，造成水钠潴留。③低血容量使交感神经兴奋性增高，近端肾小管对钠的重吸收增加。

4. 高脂血症

低蛋白血症促进肝合成脂蛋白增加，以及其中大分子脂蛋白难以从肾排出而蓄积体内，形成高脂血症。患儿血清总胆固醇、低密度脂蛋白升高，而高密度脂蛋白正常或降低，促进了动脉硬化的形成。持续高脂血症，脂质从肾小球滤出，可导致肾小球硬化和肾间质纤维化。

【临床表现】

1. 单纯型肾病

起病隐匿，常无明显诱因，水肿最常见，开始于眼睑、面部，渐及四肢全身，男孩常有阴囊显著水肿，重者可出现腹水、胸水、心包积液。水肿呈凹陷性。病初患儿一般状况尚好，继之出现面色苍白、疲倦、厌食，水肿严重者可有少尿，一般无血尿及高血压。

2. 肾炎型肾病

除具备肾病四大特征外，凡具有以下 4 项之一或多项者属于肾炎型肾病：① 2 周内 3 次以上离心尿检查红细胞≥ 10 个 /HP，并证实为肾小球源性血尿者；②反复或持续高血压［≥ 3 次不同时间点测量的收缩压和（或）舒张压大于同性别、同年龄和身高的儿童青少年血压的第 95 百分位数］，并除外糖皮质激素等原因所致；③肾功能不全，并排除由于血容量不足等所致；④持续低补体血症。

3. 并发症

（1）感染：肾病患儿易患各种感染。常见为呼吸道、皮肤、泌尿道感染和原发性腹膜炎等，其中以上呼吸道感染最多见，占 50% 以上。呼吸道感染中病毒感染常见；细菌感染中以肺炎链球菌为主，结核分枝杆菌感染亦应引起重视。另外，肾病患儿易发生医院内感染，以呼吸道感染和泌尿道感染最多见，致病菌以条件致病菌为主。

（2）电解质紊乱和低血容量：常见的电解质紊乱有低钠、低钾及低钙血症。患儿不恰当长期禁用食盐或长期食用不含钠的食盐代用品、过多使用利尿剂以及感染、呕吐、腹泻等因素均可致低钠血症。其临床表现可有厌食、乏力、懒言、嗜睡、血压下降甚至出现休克、抽搐等。另外由于低蛋白血症、血浆胶体渗透压下降、显著水肿而常有血容量不足，尤其在各种诱因引起低钠血症时易出现低血容量性休克。

（3）血栓形成和栓塞：肾病综合征高凝状态易致各种动、静脉血栓形成，以肾静脉血栓形成常见，表现为突发腰痛、出现血尿或血尿加重、少尿，甚至发生肾衰竭。除肾静脉血栓形成外，其他部位血栓形成包括：①两侧肢体水肿程度差别固定，不随体位改变而变化，多见下肢深静脉血栓形成；②皮肤突发紫斑并迅速扩大；③阴囊水肿呈紫色；④顽固性腹腔积液；⑤出现下肢疼痛伴足背动脉搏动消失等症状及体征时，应考虑下肢动脉血栓形成；⑥股动脉血栓形成是儿童肾病综合征并发的急症之一，如不及时溶栓治疗，可导致肢端坏死而需截肢；⑦不明原因的咳嗽、咯血或呼吸困难而无肺部阳性体征时要警惕肺栓塞，其半数可无临床症状；⑧突发的偏瘫、面瘫、失语或神志改变等神经系统症状，在排除高血压脑病、颅内感染性疾病时要考虑脑栓塞。血栓缓慢形成者其临床症状多不明显。

（4）急性肾功能衰竭：多数为起病或复发时低血容量所致的肾前性肾功能衰竭，部分与原因未明的滤过系数降低有关，少数为肾组织严重的增生性病变。

（5）生长延迟：主要见于频繁复发和长期接受大剂量皮质激素治疗的患儿。

【辅助检查】

1. 尿液检查

尿蛋白定性为（+++），大多可见透明管型和颗粒管型，肾炎性肾病患儿尿内红细胞可增多。24 h 尿蛋白定量≥ 50 mg/kg，随机或晨尿尿蛋白 / 肌酐比≥ 2.0。

2. 血液检查

血浆总蛋白及白蛋白明显减少，血浆白蛋白低于 25 g/L，白、球比例（A/G）倒置；胆固醇明显增多＞ 5.7 mmol/L；血沉明显增快；肾炎型肾病者可有血清补体（CH50、C3）降低、尿素氮和肌酐升高。

多数原发性肾病患儿都存在不同程度的高凝状态、血小板增多、血小板聚集率增加、血浆纤维蛋白原增加、尿纤维蛋白裂解产物（FDP）增高。

3. 经皮肾穿刺组织病理学检查

多数肾病综合征患儿不需要进行诊断性肾活体组织检查。肾病综合征肾活体组织检查的指征：①对糖皮质激素治疗耐药或频繁复发者；②对临床或实验室证据支持肾炎性肾病或继发性肾病综合征者。

【治疗要点】

1. 一般治疗

（1）休息：一般无须严格限制活动，严重水肿、高血压、低血容量的患儿需卧床休息，但应经常变换体位。

（2）饮食：显著水肿和严重高血压时应短期限制水、钠摄入，病情缓解后不必继续限盐。活动期适当限制蛋白质的摄入，注意优质蛋白的补充。在应用糖皮质激素过程中每日应给予维生素 D 400 U 及适量钙剂。

（3）防治感染：避免到公共场所；抗生素不作为预防用药，一旦发生感染应及时治疗。预防接种需在病情完全缓解且停用糖皮质激素 6 个月后才进行。

2. 利尿

对糖皮质激素耐药或未使用糖皮质激素而水肿较重伴尿少者可配合使用利尿剂，但需密切观察出入水量、体重变化及电解质紊乱。

3. 糖皮质激素

肾病综合征较有效的首选药物，初治病例诊断确定后应尽早使用泼尼松治疗，常用治疗方案有：短程疗法（全疗程 8 周）、中程疗法（全疗程 6 个月）和长程疗法（全疗程 9 个月）。复发和糖皮质激素依赖型肾病需要根据情况调整糖皮质激素的剂量和疗程或更换糖皮质激素制剂。

4. 免疫抑制剂

适用于激素部分敏感、耐药、依赖及复发的病例，在小剂量糖皮质激素隔日使用的同时可选用环磷酰胺（CTX）、环孢素等免疫抑制剂。

5. 抗凝治疗

肾病综合征往往并发血栓形成，应用肝素、尿激酶、双嘧达莫等可防治血栓。

6. 其他

如免疫调节剂、血管紧张素转换酶抑制剂、中医药治疗等。

【预后】

肾病综合征的预后转归与其病理变化和对糖皮质激素治疗的反应关系密切。微小病变型预后最好，局灶节段性肾小球硬化预后最差。90% ～ 95% 的微小病变型患儿首次应用糖皮质激素有效。其中 85% 可有复发，复发在第 1 年更常见。第 3 ～ 4 年未复发者，其后有 95% 的概率不复发。微小病变型预后较好，但要注意严重感染或糖皮质激素的严重副作用。局灶节段性肾小球硬化者如对糖皮质激素敏感，则预后可改善。

【常见护理诊断/问题】

（1）体液过多：与蛋白尿引起低蛋白血症导致水钠潴留有关。

（2）营养失调，低于机体需要量：与大量蛋白自尿中丢失有关。

（3）有感染的危险：与免疫力低下有关。

（4）潜在并发症：电解质紊乱、血栓形成、药物副作用。

（5）焦虑：与病情反复、病程长或担心预后有关。

【护理目标】

（1）维持正常的体液平衡，增加尿量。

（2）维持人血白蛋白在正常范围内。

（3）病人不出现感染的症状和体征。

（4）防止或减少并发症的发生。

（5）能正确面对疾病并配合治疗。

【护理措施】

1. 适当休息

一般不需要严格限制活动，无高度水肿、低血容量及感染的患儿不需卧床休息，严重水肿和高血压时需卧床休息，以减轻心脏和肾脏的负担，即使卧床也应在床上经常变换体位，以防血管栓塞等并发症，病情缓解后可逐渐增加活动量，但不要过度劳累，以免病情复发。

2. 营养管理

入院后运用儿童STAMP营养筛查评分量表进行营养评估，一般患儿不需要特别限制饮食，但因消化道黏膜水肿使消化能力减弱，应注意减轻消化道负担，给予易消化的饮食，如优质的蛋白（乳类、蛋、鱼、家禽等）、少量脂肪、足量碳水化合物及高维生素饮食；激素治疗过程中食欲增加者应适当控制食量。

（1）能量：摄入总能量依年龄不同而不同。其中糖类占40%～60%，一般为多糖和纤维，可增加富含可溶性纤维的饮食如燕麦、米糠及豆类等。

（2）脂肪：为减轻高脂血症应少食动物脂肪，以植物性脂肪为宜，脂肪一般摄入2～4 g/（kg·d），植物油占50%。

（3）蛋白质：大量蛋白尿期间蛋白摄入量不宜过多，高蛋白膳食虽然使体内合成蛋白质增加、但其分解及尿中排出增加，并可能使肾小球硬化，患儿蛋白供给1.5～2.0 g/（kg·d）为宜，三餐中蛋白质的分配宜重点放在晚餐。尿蛋白消失后长期用糖皮质激素治疗期间应多补充蛋白，因糖皮质激素可使机体蛋白质分解代谢增强，易出现负氮平衡。

（4）水和盐：一般不必限制水，但水肿时应限制钠的摄入，一般为1～2 g/d，严重水肿时则应＜1 g/d，待水肿明显好转应逐渐增加食盐摄入量。

（5）维生素D和钙：足量激素治疗时每天给予维生素D 400 U及钙800～1 200 mg。

3. 预防感染

（1）患儿由于免疫力低下易继发感染，而感染常使病情加重或复发，严重感染甚至可危及患儿生命。应向患儿及家长解释预防感染的重要性，尽量避免到人多的公共场所。

（2）做好保护性隔离，肾病患儿与感染性疾病患儿分室收治，病房每日进行空气消毒，减少探视人数。

（3）加强皮肤护理：由于高度水肿致皮肤张力增加，皮下血液循环不良，加之营养不良及使用激素等，皮肤容易受损及继发感染，应注意保持皮肤清洁、干燥，及时更换内衣；保持床铺清洁、整齐，被褥松软，经常翻身；水肿严重时，臀部和四肢受压部位垫软垫或用气垫床；水肿的阴囊可用棉垫或吊带托起，皮肤破损可涂碘伏预防感染。

（4）做好会阴部清洁，每日用 3% 硼酸坐浴 1 ～ 2 次，以预防尿路感染。

（5）严重水肿者应尽量避免肌内注射，以防药液外渗，导致局部潮湿、糜烂或感染。

（6）注意监测体温、血常规等，及时发现感染灶，发生感染者给予抗生素治疗。

4. 观察药物疗效及副作用

（1）激素治疗期间注意每日尿量、尿蛋白变化及血浆蛋白恢复等情况，观察激素的副作用，如库欣综合征、高血压、消化道溃疡、骨质疏松等。遵医嘱及时补充维生素 D 及钙质，以免发生手足搐搦症。

（2）应用利尿剂时注意观察尿量，定期查血钾、血钠，尿量过多时应及时与医生联系，因大量利尿可加重血容量不足，有出现低血容量性休克或静脉血栓形成的危险。

（3）使用免疫抑制剂（如环磷酰胺）治疗时，注意有无白细胞数下降、脱发、胃肠道反应及出血性膀胱炎等。用药期间多饮水和定期查血常规。

（4）抗凝和溶栓疗法能改善肾病的临床症状，改变患儿对激素的效应，减少血栓形成。在使用此类药物过程中应注意监测凝血时间及凝血酶原时间，预防出血。

【健康教育】

（1）关心、爱护患儿，多与患儿及其家长交谈，鼓励其说出内心的感受，如害怕、忧虑等，指导家长多给患儿心理支持，使其保持良好情绪；在恢复期可组织一些轻松的娱乐活动，适当安排一定的学习，以增强患儿信心，积极配合治疗，争取早日康复；活动时注意安全，避免奔跑、打闹，以防摔伤、骨折等。

（2）讲解激素治疗对本病的重要性，使患儿及家长主动配合与坚持按计划用药；指导家长做好出院后的家庭护理，尽可能达到好的预后。

（3）让患儿及家长了解感染是本病最常见的并发症及复发的诱因，使家长和患儿积极预防感染，尽可能减少复发，缩短病程，提高治疗效果。

（邱青霞）

第三节　泌尿道感染

【概述】

泌尿道感染（UTI）是指病原体直接侵入尿路，在尿液中生长繁殖，并侵犯尿路黏膜或组织而引起损伤。按病原体侵袭的部位不同，分为肾盂肾炎、膀胱炎、尿道炎。肾盂肾炎称为上尿路感染；膀胱炎、尿道炎合称下尿路感染。由于儿童时期感染局限在尿道某一部位者较少，且临床上难以准确定位，故常统称为泌尿道感染。可根据患儿有无临床症状，分为症状性泌尿道感染和无症状性菌尿。

泌尿道感染是儿童泌尿系统常见疾病之一，占儿童泌尿系疾病的12.5%。女孩发病率普遍高于男孩，但新生儿、婴幼儿早期，男孩发病率却高于女孩。新生儿、婴幼儿泌尿道感染的局部症状往往不明显，全身症状较重。易漏诊而延误治疗。

【病因】

任何致病菌均可引起泌尿道感染，但绝大多数为革兰阴性杆菌，如大肠埃希菌、变形杆菌、肺炎克雷伯菌、铜绿假单胞菌，少数为肠球菌和葡萄球菌。大肠埃希菌是泌尿道感染中最常见的致病菌，占60%～80%。初次患泌尿道感染的新生儿、所有年龄的女孩和1岁以下的男孩，主要的致病菌仍是大肠埃希菌，而在1岁以上男孩主要致病菌多数是变形杆菌。对于10～16岁的女孩，白色葡萄糖球菌也常见；肺炎克雷伯菌和肠球菌多见于新生儿和泌尿道感染。

【发病机制】

1. 感染途径

（1）上行感染：致病菌从尿道口上行并进入膀胱，引起膀胱炎，膀胱内的致病菌再经输尿管移行至肾脏，引起肾盂肾炎，是儿童泌尿道感染最主要的途径。

（2）血源性感染：通常可为全身性败血症的一部分，主要见于新生儿和小婴儿，经血源途径侵袭尿路的致病菌主要是金黄色葡萄球菌。

（3）淋巴感染和直接蔓延：结肠内和盆腔的细菌感染可通过淋巴管感染肾脏，肾脏周围邻近器官和组织的感染也可直接蔓延。

2. 易感因素

（1）尿道周围菌种的改变及尿液性状的变化，为致病菌入侵和繁殖创造了条件。

（2）细菌黏附于尿路上皮细胞（定植）是其在泌尿道增殖引起泌尿道感染的先决条件。

（3）泌尿道感染患儿分泌型 IgA 的产生存在缺陷，使尿中分泌型 IgA 浓度减低，发生泌尿道感染的机会增加。

（4）先天性或获得性尿路畸形，增加泌尿道感染的危险性。

（5）新生儿和小婴儿抗感染能力差，易患泌尿道感染。尿布、尿道口常受细菌污染，且局部防卫能力差，易致上行感染。

（6）糖尿病、高钙血症、高血压、慢性肾脏疾病、镰状细胞贫血及长期使用糖皮质激素或免疫抑制剂的患儿，其泌尿道感染的发病率可增高。

3. 细菌毒力

除以上个体因素所起的作用外，对没有泌尿系结构异常的儿童，入侵微生物的毒力是决定细菌能否引起上行性感染的主要因素。

【临床表现】

1. 急性泌尿道感染

临床表现因患儿年龄不同存在着较大差异。

（1）新生儿：临床症状极不典型，多以全身症状为主，如发热或体温不升、面色苍白、吃奶差、呕吐、腹泻等。许多患儿有生长发育停滞，体重增长缓慢或不增，伴有黄疸者较多见。部分患儿可有嗜睡、烦躁甚至惊厥等神经系统症状。新生儿泌尿道感染常伴有败血症，但其局部排尿刺激症状多不明显，30% 的患儿血和尿培养出的致病菌一致。

（2）婴幼儿：临床症状也不典型，常以发热最突出。拒食、呕吐、腹泻等全身症状也较明显。局部排尿刺激症状可不明显，但细心观察可发现有排尿时哭闹不安、尿布有臭味和顽固性尿布疹等。

（3）年长儿：以发热、寒战、腹痛等全身症状突出，常伴有腰痛和肾区叩击痛、肋脊角压痛等。同时尿路刺激症状明显，患儿可出现尿频、尿急、尿痛、尿液混浊，偶见肉眼血尿。

2. 慢性泌尿道感染

病程迁延或反复发作，常伴有贫血、消瘦、生长迟缓、高血压或肾功能不全者。

3. 无症状性菌尿

在常规的尿筛查中，可以发现健康儿童存在着有意义的菌尿，但无任何尿路感染症状。这种现象可见于各年龄组，在儿童中以学龄期女孩常见。无症状性菌尿患儿常同时伴有尿路畸形和既往有症状的尿路感染史。病原体多数是大肠埃希菌。

【辅助检查】

1. 尿常规

清洁中段尿离心沉渣镜检中白细胞 ≥ 5 个 /HP，即可怀疑为尿路感染，血尿也常见。肾盂肾炎患儿有中等蛋白尿、白细胞管型尿及晨尿的比重和渗透压减低。

2. 尿培养细菌学检查

尿细菌培养及菌落计数是诊断泌尿道感染的主要依据。清洁中段尿细菌培养：菌落计数超过 10^5/ml 便可确诊，菌落计数在 10^4 ～ 10^5/ml 为可疑，菌落计数少于 10^4/ml 或多种杂菌生长时，则尿液污染的可能性大，应结合患儿性别、有无症状、细菌种类及繁殖力综合评价临床意义；通过耻骨上膀胱穿刺获取的尿培养，只要发现有细菌生长，即有诊断意义。对于伴有严重尿路刺激症状的女孩，如果尿中有较多白细胞，中段尿细菌定量培养≥ 10^2/ml，且致病菌为大肠埃希菌类或腐物寄生球菌等，也可诊断为泌尿道感染。

3. 影像学检查

影像学检查的目的主要是：①检查泌尿系统有无先天性或获得性畸形；②了解慢性肾损害或瘢痕进展情况；③辅助上尿路感染的诊断。反复感染或迁延不愈者应进行影像学检查，以观察有无泌尿系畸形和膀胱输尿管反流。常用的有 B 超检查、静脉肾盂造影加断层摄片（检查肾瘢痕形成）、排泄性膀胱造影、肾核素造影和 CT 扫描等。

【治疗要点】

1. 一般治疗

急性期应卧床休息，鼓励饮水，勤排尿；女童应注意清洁外阴。加强营养，以增强机体的抵抗力。

2. 对症治疗

对高热、头痛、腰痛的患儿应给予解热镇痛剂缓解症状。对尿路刺激症状明显者，可用阿托品等抗胆碱类药物治疗，也可以给予碳酸氢钠口服碱化尿液，减轻尿路刺激症状。

3. 抗菌治疗

宜及早开始抗菌药物治疗，在留尿送尿细菌培养后即可。婴幼儿难以区分感染部位且有全身症状者均按上尿路感染用药。选用抗生素的原则：①感染部位。对肾盂肾炎应选择血浓度高的药物，对膀胱炎应选择尿浓度高的药物。②感染途径。对上行性感染，首选磺胺类药物治疗。如发热等全身症状明显或属血源性感染，多选用青霉素类、氨基糖苷类或头孢菌素类单独或联合治疗。③根据尿培养及药物敏感试验结果，同时结合临床疗效选用抗生素。④选用对肾功能损害小的药物。

4. 其他治疗

对有尿路畸形的患儿，应积极矫治泌尿道畸形；对全身给药治疗无效的顽固性慢性膀胱炎患儿，常采用膀胱内药液灌注治疗。

【预后】

急性泌尿道感染经合理抗生素治疗后多于数日内症状消失而治愈，但有近 50% 的患儿可有复发或再感染，如不及时纠正，易于频繁复发或慢性感染，再发病例多伴有尿路畸形。

【主要护理问题】

1. 体温过高：与细菌感染有关。
2. 排尿异常：与膀胱、尿道炎症有关。
3. 知识缺乏：家长及年长患儿缺乏本病的防护知识。

【护理目标】

1. 维持正常体温。
2. 尿频、尿急、尿痛等不适减轻或消失。
3. 家长及患儿了解疾病相关知识。

【护理措施】

1. 维持正常体温

（1）一般护理：急性期需卧床休息，鼓励患儿大量饮水，通过增加尿量起到冲洗尿道的作用，减少细菌在尿道的停留时间，促进细菌和毒素排出；多饮水还可降低肾髓质及乳头部组织的渗透压，阻碍细菌生长繁殖。

（2）降温：监测体温变化，高热或伴不适者给予降温处理。

2. 减轻排尿异常

（1）保持会阴部清洁，便后冲洗外阴，小婴儿勤换尿布，尿布用开水烫洗晒干，或煮沸、高压消毒。

（2）婴幼儿哭闹、尿道刺激症状明显者，遵医嘱应用抗胆碱药或口服碳酸氢钠碱化尿液，减轻尿路刺激症状。

（3）遵医嘱应用抗菌药物，阻碍细菌生长繁殖，注意药物副作用。口服抗菌药物可出现恶心、呕吐、食欲减退等现象，饭后服药可减轻胃肠道症状；服用磺胺药时应多喝水，并注意有无血尿、尿少等。

（4）定期复查尿常规和进行尿培养，以了解病情的变化和治疗效果。

【健康教育】

（1）向患儿及家长解释本病的护理要点及预防知识，如幼儿不穿开裆裤，为婴儿勤换尿布，便后洗净臀部，保持清洁；女孩清洗外阴时从前向后擦洗，单独使用洁具，防止肠道细菌污染尿道，引起上行性感染；及时发现男孩包茎、女孩处女膜伞的蛲虫感染等情况，并及时处理。

（2）指导按时服药，定期复查，防止复发与再感染。一般急性感染于疗程结束后每月随访一次，除尿常规外，还应做中段尿培养，连续3个月，如无复发可视为治愈，反复发作者每3～6个月复查一次，维持2年或更长时间。

（邱青霞）

第四节　急性肾损伤

【概述】

急性肾损伤（AKI）是指肾功能突然丧失，从而导致肾小球滤过（GFR）降低、尿素和其他含氮废物潴留，以及水、电解质及酸碱平衡紊乱。主要表现为48 h内血清肌酐较基线增加≥0.3 mg/dL（≥26.5 μmol/L）；或过去7日内，血清肌酐增至基线浓度的1.5倍及以上；或尿量≤0.5 ml/（kg・h），持续8 h。AKI是一种涉及多个学科的儿科常见临床危重综合征，其病因繁多、病情复杂、预后较差。术语AKI已基本取代“急性肾衰竭（ARF）”，因为AKI更明确地将肾功能不全定义为连续性表现，而不是独立的肾脏失功。

【病因】

（1）肾前性：肾前性AKI由肾灌注减少所致，最常见的原因是低血容量，或是心衰、脓毒症或肝硬化引起的有效动脉灌注减少。

（2）肾性：肾性AKI的特点为肾实质结构破坏：长时间肾灌注不足、脓毒症、肾毒性药物/物质或严重的肾小球疾病。

（3）肾后性：肾后性或梗阻性AKI通常是先天性或获得性下尿路解剖性梗阻造成的。

但在危重症病例中，肾性AKI常有多种病因，可合并能加重肾损伤的缺血性、肾毒性和脓毒性损害。

【临床表现】

大多数AKI患儿有肾功能改变直接造成的症状和体征，包括水肿（进行性液体积聚引起）、少尿或无尿、肉眼或镜下血尿和/或高血压。这类患儿通常存在诱发儿童AKI的已知致病因素，如休克或心衰，或是链球菌感染后肾小球肾炎患儿中的前驱性链球菌感染。

1. 少尿期

（1）大多数在先驱症状出现后 12 ～ 24 h 开始出现少尿（每日尿量 50 ～ 400 ml）或无尿。一般持续 2 ～ 4 周。

（2）可有厌食、恶心、呕吐、腹泻、呃逆、头昏、头痛、烦躁不安、贫血、出血倾向、呼吸深而快，甚至昏迷、抽搐。

（3）代谢产物的蓄积，血尿素氮、肌酐等升高。出现代谢性酸中毒。

（4）电解质紊乱，可有高血钾、低血钠、高血镁、高血磷、低血钙等。尤其是高钾血症。严重者可导致心搏骤停。

（5）水平衡失调，易产生过多的水潴留；严重者导致心力衰竭，肺水肿或脑水肿。

（6）易继发呼吸系统及尿路感染。

2. 多尿期

少尿期后尿量逐渐增加，当每日尿量超过 500 ml 时，即进入多尿期。此后，尿量逐日成倍增加，最高尿量每日 3 000 ～ 6 000 ml，甚至可达到 10 000 ml。在多尿期初始，尿量虽增多，但肾脏清除率仍低，体内代谢产物的蓄积仍存在。4 ～ 5 d 后，血尿素氮、肌酐等随尿量增多而逐渐下降，尿毒症症状也随之好转。钾、钠、氯等电解质从尿中大量排出可导致电解质紊乱或脱水，应注意少尿期的高峰阶段可能转变为低钾血症。此期持续 1 ～ 3 周。

3. 恢复期

尿量逐渐恢复正常，3 ～ 12 个月肾功能逐渐复原，大部分患儿肾功能可恢复到正常水平，只有少数患儿转为慢性肾功能衰竭。

【辅助检查】

（1）血清肌酐：血清肌酐是判定 GFR 降低（作为 AKI 的指标）最常用的实验室检查指标，血清肌酐每日升高或每 12 h 升高，即可确诊 AKI。

（2）尿液分析：肾前性 AKI 患儿的尿液分析结果可能是正常的。而肾性 AKI 患儿，特别是肾小球疾病或急性肾小球坏死（ATN）患儿，常常会出现血尿和 / 或蛋白尿。

（3）急性肾损伤的生物标志物：由于血清肌酐往往不能及时精确地反映 AKI，所以目前的研究侧重于寻找可以在损伤早期准确预测 AKI 的生物标志物。排钠分数（FE_{Na}）能够直接反映肾脏处理钠的能力，该值在儿童与成人中相近。因此，可鉴别肾前性 AKI 与 ATN 的儿童 FE_{Na} 值与成人相近。

（4）肾脏影像学检查：可明确肾脏数（1 个或 2 个）、肾脏大小和肾实质情况，尤其有助于诊断尿路梗阻或主要肾血管阻塞。

（5）实验室检查表现包括：高钾血症、血清钠异常、代谢性酸中毒、低钙血症和高磷血症、尿酸水平明显升高等。

（6）肾活检：AKI 患儿很少需要肾活检，但无创评估不能确诊时可考虑。

【治疗】

经证实可有效预防 AKI 的措施包括：为 AKI 风险较高的患儿中积极补液；为低血容量患儿充分补液；对危重症患儿酌情给予正性肌力药，以避免低血压；有条件时，在密切监测肾功能和血药浓度的基础上重新调整肾毒性药物。

（1）对基础病因进行特异性治疗。

（2）液体管理对 AKI 患儿至关重要。准确地初步评估明确患儿的血容量是偏高、偏低还是正常，从而指导液体治疗。高血容量合并 AKI 的危重症患儿需尽早考虑肾脏替代治疗。

（3）电解质管理：高钾血症是最常见的电解质并发症，可引发心律失常从而危及生命，需监测 AKI 患儿的血钾水平。少尿或无尿患儿不可使用钾或磷。对于多尿型 AKI 患儿，还需要补充丢失的电解质。钠摄入量应限制 2 ～ 3 mg/（kg · d），以预防水钠潴留引起高血压。

（4）营养支持：AKI 伴有显著的分解代谢，积极的营养支持是促进患儿恢复的关键。包括维持正常需求和补充能量以满足患儿的分解代谢需求。婴儿至少应摄入 120 kcal/（kg · d）的能量，大龄儿童的摄入量应至少为正常维持需要量的 150%。

（5）调整用药：AKI 患儿的药物管理为避免使用肾毒性药物，并根据残余肾功能调整经肾脏排泄药物的剂量。

（6）肾脏替代疗法（KRT）：AKI 患儿使用 KRT 的指征包括：利尿剂治疗无效且有临床意义的液体过剩、非透析治疗无效的高钾血症、尿毒症。KRT 模式包括间歇血液透析（HD）、腹膜透析（PD）和连续性动 - 静脉血液滤过三种。PD 常为新生儿和小婴儿的首选治疗方法。

（7）特异性药物治疗。

（8）其他处理：合并其他并发症时，如出血、感染、高血压、代谢性酸中毒等，应进行相应的治疗。

【主要护理问题】

（1）营养失调——低于机体需要量：与患儿食欲低下、限制饮食、原发疾病等因素有关。

（2）体液过多：与肾小球滤过功能受损有关。

（3）焦虑：与肾功能急骤恶化、病情重等有关。

（4）有感染的危险：与机体抵抗力下降、侵入性操作等有关。

（5）潜在并发症：水、电解质、酸碱平衡失调。

【护理目标】

（1）营养充足能够满足患儿机体需要量。

（2）维持体液平衡。

（3）与患儿及家属沟通有效，积极配合治疗护理，有述说与倾听愿望。

（4）规范各项操作，住院期间无新发感染，原发疾病得到有效控制。

（5）住院期间保持内环境稳定，积极观察治疗无并发症发生。

【护理措施】

（1）按原发病护理常规护理。

（2）休息：急性期绝对卧床休息，直到临床症状消失，肾功能恢复正常。恢复期可适量活动。烦躁、惊厥患儿应采取保护性措施。肾功能恢复正常后可上学，但避免体育活动，门诊随访调整活动量直至恢复正常活动。

（3）饮食：少尿期、尿毒症期给予高热量、低蛋白、高维生素饮食，限制水、钠、钾摄入；多尿期饮食按血、尿氮下降情况递增蛋白质摄入量，按血液电解质浓度及时补充钠盐及钾盐。补液量应根据尿量及体液平衡状态而定。肾功能恢复正常后可进普通饮食。

（4）做好口腔护理、皮肤护理，尿毒症患儿有面部尿素霜、皮炎、皮肤感到奇痒的症状，要勤用温水擦洗，勤换衣裤、被单，保护皮肤、预防压力性损伤。

（5）病情观察：注意患儿意识、精神状态、尿量、心律等变化，定时测量体温、呼吸、脉搏、血压并做记录。观察有无出现心力衰竭、心律失常、脑水肿、电解质紊乱的表现，发现异常及时报告医生处理。

（6）准确记录 24 h 出入量，观察大小便的量和性质。监测体重变化情况，每日测体重（要求同一时间同一磅秤上进行）。

（7）高血压者遵医嘱使用降压药，并严密监测降压效果。

（8）腹膜透析、血液净化治疗者按相应的护理常规进行。

（9）做好患儿心理护理，增强其战胜疾病的信心。

【并发症的观察及护理】

（1）监测血清电解质的变化、有无高钾血症的征象，如脉律不齐、肌无力、心电图改变等。高钾血症应限制钾的摄入，少用或忌食富含钾的食物，如紫菜、菠菜、苋菜和薯类，限制钠盐。

（2）密切观察有无低钙血症的征象。如手指麻木、易激惹、腱反射亢进、抽搐等。若发生低钙血症，可摄入含钙量较高的食物如牛奶，可遵医嘱使用活性维生素 D 及钙剂等。

（3）休息与体位：应绝对卧床休息以减轻肾脏负担，抬高水肿的下肢。

（4）维持与监测水平衡：坚持“量出为入”的原则。严格记录 24 h 出入量。

【健康宣教】

（1）疾病知识指导。

（2）合理饮食、维持营养。严格控制出入量，“量出为入，宁少勿多”，给予高能量、高营养、高维生素食物，可让患儿补充适量的含钾、钠的食物，适当增加蛋白质，以保证组织的需要。

（3）维持出入液量的平衡，准确记录出入量，特别是尿量。

（4）预防感染。做好保护性隔离，预防感染发生，以安静卧床休息为主。注意保暖，避免劳累，预防感冒。

（5）治疗指导与定期随访。

（6）出院指导。

①生活指导：避免劳累，加强营养；注意个人卫生，注意保暖。

②病情监测：学会监测体重、尿量；如有异常及时就医；定期复查，监测肾功能、电解质有无紊乱等。

③心理指导：教会病人自我调节情绪，病情变化时及时积极地应对。

④安全指导：不做重体力劳动，不做剧烈运动，避免外伤。

⑤用药指导：遵医嘱正确按时服药，避免使用肾毒性药物。

（罗锦）

第九章　血液系统疾病护理

第一节　缺铁性贫血

【概述】

缺铁性贫血（IDA）是体内铁缺乏导致血红蛋白合成减少，临床以小细胞低色素性贫血、血清铁蛋白减少和铁剂治疗有效为特点。本病遍及全球，易发生于婴幼儿，以6个月至2岁发病率最高，严重危害儿童健康，是我国重点防治的儿童常见病之一。

铁缺乏（ID）是最常见的营养素缺乏症和全球性健康问题，据估计全球1/3人口缺铁，6个月后的婴儿如仅哺喂母乳将会导致铁严重缺乏。由于缺铁导致许多酶活性降低，婴幼儿严重缺铁可出现免疫功能紊乱、循环功能障碍、免疫功能低下、精神神经症状以及皮肤黏膜病变等一系列非血液系统疾病的表现。

【病因】

1. 先天储铁不足

新生儿体内铁的含量主要取决于血容量和血红蛋白的浓度。

2. 饮食缺铁

人乳的含铁量、铁的吸收率较高，生后6个月内的婴儿若有足量的母乳喂养，可以维持血红蛋白和储存铁在正常范围内。在不能用母乳喂养时，应喂强化铁的配方奶，并及时添加辅食。

3. 生长速度与贫血的关系

儿童生长迅速，血容量增加很快。一般婴儿会动用储存的铁维持，无须在食物中加铁。但在体重增长1倍以后，出现明显的缺铁性贫血，一般不是由于饮食中缺铁所致。早产儿需要量远超过正常婴儿，需要在食物中额外加铁。

4. 长期少量失血

急性失血不超过全血总量的1/3，可不额外补充铁剂，不致发生贫血。长期慢性失血时，铁的消耗量超过正常的1倍，即可造成贫血。每失血1 ml，约损失0.5 mg铁。

【发病机制】

铁缺乏对机体多系统造成影响。

1. 铁对造血系统的影响

铁是合成血红蛋白的原料。铁缺乏时，血红素生成不足，进而使血红蛋白合成减少，导致新生的红细胞内血红蛋白不足，细胞质减少，细胞变小；而缺铁对细胞的分裂、增殖影响较小，故红细胞数量减少的程度不如血红蛋白量减少明显，从而形成小细胞低色素性贫血。

2. 缺铁对其他系统的影响

缺铁可影响肌红蛋白的形成，并可使多种含铁酶（如细胞色素 C、过氧化氢酶、核糖核苷酸还原酶、琥珀酸脱氢酶、腺苷脱氨酶等）活性降低。这些含铁酶与生物氧化、组织呼吸、胶原合成、淋巴细胞和粒细胞功能、神经递质合成与分解、神经组织的发育等有关。此外，缺铁还可引起细胞免疫功能及中性粒细胞功能下降，机体抗感染能力降低，易患感染性疾病。

【临床表现】

1. 一般表现

皮肤及黏膜苍白，以口唇、口腔黏膜、甲床较明显，易疲乏，不爱活动，年长儿可诉头晕、耳鸣、眼前发黑等。体重不增长或增长缓慢。

2. 髓外造血表现

常出现肝、脾和淋巴结轻度肿大。年龄越小、病程越久，贫血越严重，肝脾大愈明显。但肿大程度很少有超过中度者。

3. 非造血系统表现

（1）消化系统症状：食欲减退，少数有异食癖（如嗜食泥土、墙皮等）；可有呕吐、腹泻、口腔炎、舌炎等，严重者可出现萎缩性胃炎或吸收不良综合征。

（2）神经系统症状：常表现为烦躁不安、易激惹或精神不振，注意力不集中，理解力降低，反应慢。

（3）心血管系统症状：明显贫血时心率加快，严重者心脏扩大，甚至发生心力衰竭。

（4）其他表现：如皮肤干燥、毛发枯黄易脱落、反甲、易感染等。

【辅助检查】

1. 血常规

红细胞及血红蛋白均降低，特别是血红蛋白。红细胞：压积相应地减少，平均红细胞容积（MCV）小于 80 fl，平均红细胞血红蛋白量（MCH）低于 26 pg，平均红细胞血红蛋白浓度（MCHC）低于 310 g/L。涂片中红细胞变小，染色浅，中间透亮区加大。重症病例，红细胞可能呈环形。脆性降低，周围血象中很少见到有核红细胞。网织红细胞百分数正常，绝对值低于正常。严重贫血的病例，白细胞数量可减低，同时出现淋巴细胞相对增高。血小板计数多数正常，部分病例可出现血小板计数增高，但在严重病例中可稍降低，但极少达到引起出血的程度。

2. 生化检验

缺铁时，肝脏和骨髓中的铁蛋白与含铁血黄素含量减少。之后血清铁蛋白减少，降低至 12 ng/ml 以下可出现生化或临床方面的缺铁现象。此外血清铁下降至 50 μg/dL 以下，血清铁结合力增至 350 μg/dL 以上，转铁蛋白饱和度降至 15% 以下，血红蛋白的合成减少，红细胞游离原卟啉堆积高至 500 μg/dL 提示缺铁。婴幼儿时期红细胞游离原卟啉与血红蛋白比值的增加，对于诊断缺铁性贫血转运铁蛋白饱和度降低更有意义，比值＞ 3 μg/g 则考虑为异常，若在 5.5 ～ 17.5 μg/g，排除铅中毒后，即可诊断为缺铁性贫血。

3. 骨髓象

骨髓呈增生现象，骨髓细胞计数稍增，巨核细胞数正常。粒细胞与有核红细胞的比例降低，红细胞增生旺盛。中幼红细胞及幼红细胞均增加，特别是中幼红细胞增加得更为明显。红细胞系表现为胞质减少，血红蛋白含量减少，胞质成熟程度落后于胞核。骨髓铁染色显示铁粒幼细胞及含铁血黄素减少。

4. 其他检查

B 超可发现肝脾肿大、心脏扩大。有慢性肠道失血，大便潜血阳性。并发肺部感染时，X 线胸片可见炎性阴影，心脏可扩大。病情严重、病程长的，颅骨 X 线片可见有如血红蛋白病的辐射样条纹改变。

【治疗】

以补充铁剂和去除病因为原则。

1. 铁剂治疗

注意维生素 B_{12}、叶酸对于治疗缺铁性贫血无效，不可滥用。口服铁剂，口服无机盐最经济、方便和有效；注射铁剂适用于不能耐受口服铁剂、腹泻严重而贫血又较重的患儿。

2. 去因治疗

饮食不当者，必须改善饮食，合理喂养。肠道畸形、钩虫病等慢性失血性疾病患者在贫血纠正后应行外科手术或驱虫。鲜牛奶过敏，可改为奶粉、蒸发乳、水解蛋白奶粉等。

3. 输血

适应证：重度贫血或合并严重感染或急需外科手术者，血红蛋白在 60 g/L 以下。

原则：采取少量多次的方法，或输入红细胞悬液，每次 4 ～ 6 ml/kg。

心力衰竭严重者用换血法，以浓缩的红细胞代替全血。

【主要护理问题】

（1）活动无耐力：与组织细胞缺氧有关。

（2）营养失调——低于机体需要量：与铁的供应不足、吸收不良、丢失过多或消耗增加有关。

（3）感染的风险：与机体免疫力下降有关。

【护理目标】

（1）患儿倦怠无力感减少，活动耐力增加。

（2）维持营养均衡，增加含铁食物的摄入，避免机体需要不足。

（3）纠正缺铁现象，避免感染发生。

【护理措施】

1. 活动无耐力的护理

（1）注意休息，适量活动，贫血程度轻的患儿可参加日常活动，无须卧床休息。

（2）对严重贫血者，应根据其活动耐力下降程度制定休息方式、活动强度及每次活动持续时间。

2. 营养失调的护理

（1）提倡母乳喂养，及时添加含铁丰富的食物，帮助纠正不良饮食习惯。

（2）合理搭配患儿的膳食，让家长了解动物血、黄豆、肉类含铁较丰富，是防治缺铁的理想食品。

（3）维生素 C、肉类、氨基酸、果糖、脂肪酸可促进铁吸收，茶、咖啡、牛奶等抑制铁吸收，应避免与含铁多的食物同时食用。

3. 服用铁剂的护理

（1）铁剂对胃肠道的刺激，可引起胃肠不适及疼痛恶心、呕吐、便秘或腹泻，故口服铁剂从小剂量开始，在两餐之间口服，可与维生素 C 同服以利吸收。服铁剂后牙往往黑染，大便呈黑色，停药后恢复正常，应向家长说明其原因，消除顾虑。

（2）铁剂治疗有效者，于服药后 2 ～ 3 d 网织红细胞上升，1 ～ 2 周后可见血红蛋白逐渐上升。如服药 3 ～ 4 周无效，应查找原因。注射铁剂时应精确计算剂量，分次、深部肌内注射，更换注射部位，以免引起组织坏死。

【并发症的观察及护理】

（1）定期复查血常规，关注炎性指标。

（2）注意生命体征的变化，有无发热。

（3）因贫血患儿免疫力较差，易并发感染，应注意保护，与感染患儿分室居住，保持室内空气新鲜，每日空气消毒 1 ～ 2 次，注意保护性隔离，以免交叉感染。

【健康宣教】

（1）注意保护患儿，不到公共场所去，避免感染。

（2）纠正偏食习惯，食物应多样化，并注意色、香、味，以增进食欲。

（3）适当增加户外活动，以增强体质。

（4）妥善安排患儿饮食，增强含铁食物摄入，坚持用药，可服用硫酸亚铁、葡萄糖酸亚铁，加服维生素 C，可促进铁的吸收。足月儿从 4 ～ 6 个月开始（不晚于 6 个月），早产婴及低体重儿从 3 个月开始，加强饮食中铁的含量。最简单的方法即在奶粉中或辅食中加硫酸亚铁，交替食用含铁谷类或硫酸亚铁滴剂。硫酸亚铁滴剂在家庭中使用最多不超过 1 个月，以免发生铁中毒。另外，人工喂养儿在 6 个月以后，喂不加铁的牛奶不可超过 750 ml。血红蛋白恢复正常后，仍需补充铁剂 2 ～ 3 月。

（5）向家长及患儿解释不良饮食习惯导致本病，协助纠正不良的饮食习惯，宜多吃的食物有各种瘦肉、动物肝脏、动物血液、鸡蛋黄、绿色带叶蔬菜、黄豆及其制品、木耳、蘑菇和芝麻酱等。

（6）注意休息，减少体能消耗。

（7）定期复查血常规，做到早发现、早治疗。

（李璐）

第二节　地中海贫血

【概述】

地中海贫血简称地贫，又被称为“海洋性贫血”或珠蛋白生成障碍性贫血，是由于珠蛋白基因缺陷导致珠蛋白肽链合成障碍所致的遗传性溶血性疾病。地贫是全球分布最广、累及人群最多的一种单基因遗传病，我国地贫高发地区有福建、江西、湖南、广东、广西、海南、重庆、四川、贵州、云南、香港等长江以南地区，其中广西、广东、海南发病率最高。

【病因】

地中海贫血是基因缺陷导致的遗传性血液病，只会遗传，不会传染。正常情况下，一个人拥有两组正常的珠蛋白基因，一组遗传自父亲，另一组遗传自母亲。假如父母染色体上携带这种异常基因，后代就有可能遗传这种异常基因，也就有可能患上地中海贫血。

【病理】

组成珠蛋白的肽链有 4 种，即 α、β、γ、δ 链，分别由其相应的基因编码，这些基因的缺失或部分基因位点突变可造成各种肽链的合成障碍，致使 α、β、γ、δ 合成失去平衡而导致溶血性贫血。通常将地中海贫血分为 α、β、δβ 和 δ 等 4 种类型，其中以 α 和 β 地中海贫血较为常见。地贫是常染色体隐性遗传病，其发病与性别无关，男女患病概率相同，父母将异常基因遗传给子女。只有双方是同型的地贫，才会有 1/4 的机会生出重型地贫儿，有部分双方 α 地贫会生出轻型或中间型地贫儿。

【临床表现】

绝大多数地贫携带者是无临床症状的，仅表现出一些异常改变的血液学表型。此疾病的临床症状轻重不一，根据病情轻重的不同，α 地中海贫血可分为静止型、轻型、中间型和重型，β 地中海贫血可分为轻型、中间型和重型。

1. α 地中海贫血

静止型、轻型：通常没有明显症状或症状轻微。

中间型：婴儿期后逐渐出现轻至中度贫血、乏力、肝脾肿大、轻中度黄疸，感染和药物可加重溶血，可合并胆石症。

重型：又称 γ 链合成 γ4 胎儿水肿综合征（Hb Bart），大多数于妊娠期 30 ～ 40 周胎儿死于宫内或娩出后半小时内死亡，可伴有重度贫血、全身重度水肿、胸腹水。

2. β 地中海贫血

轻型：无症状或轻度贫血，脾不大或轻度肿大。

中间型：多于幼童时出现症状，中度贫血，脾轻或中度肿大，可出现黄疸，骨骼改变较轻。

重型：（Cooley）贫血，在出生后 3 ～ 12 月开始发病，出现逐渐加重的贫血，多表现出面色苍白、重度贫血，发育不良、黄疸、肝脾肿大等，如不进行规范治疗，会逐渐出现头颅变大、额部隆起、眼距增宽、鼻梁塌陷等典型的地中海贫血特殊面容。

【辅助检查】

通过血常规检测和血红蛋白电泳可以发现异常的血液学指标，再通过这些指标改变的不同组合对地中海贫血进行分类，从而指导后续基因检测。

（1）血常规检查：目的是初步确诊疾病。医生会通过看血红蛋白、红细胞、白细胞、血小板等是否出现异常，进行判断。

（2）血红蛋白电泳：目的是判断是否为重型 β 地中海贫血。

（3）地中海贫血基因检测：基因诊断是确诊地中海贫血携带者和患儿最直接有效的检测方法。

【治疗】

地贫是一种遗传性血液病，目前尚无药物和成熟的基因治疗方法，静止型和轻型地贫无须特殊治疗，中、重型地贫患儿需要定期输血和排铁治疗维持生命，地贫虽难治但可防可控。

1. 输血

目的是维持患儿一定血红蛋白浓度，保障机体的携氧能力，抑制患儿自身骨髓中缺陷红细胞的产生。最常用的血液制剂为浓缩红细胞或洗涤红细胞。血红蛋白应保持在 90 ～ 140 g/L。重型 β 地贫患儿必须依赖长期规则的输血才能维持生命。

2. 除铁

目的是维持体内铁的含量，缓解因为输血及贫血造成铁过量，使铁在体内组织器官沉积引起心力衰竭、肝肾功能等损害。常用药物有去铁酮、地拉罗司（口服药）等。

3. 微量元素补充剂

目的是预防巨幼红细胞贫血，可遵医嘱适当补充叶酸、维生素 B_{12}、钙片。

4. 手术治疗

脾切除术：目的是在脾功能亢进、巨脾有压迫症状、需要的输血量越来越多等情况下缓解症状。

5. 造血干细胞移植

唯一根治方法，年龄越小，移植效果也越好，有条件的患儿可尽早（2 ～ 6 岁）接受造血干细胞移植。干细胞移植虽然有效，但由于受到供体、费用、技术等诸多因素以及移植后身体的不良反应等影响，难以普遍开展。

【主要护理问题】

（1）活动无耐力：与贫血导致组织缺氧有关。

（2）舒适度改变——疼痛：与慢性溶血引起的肝脾肿大有关。

（3）营养失调——低于机体需要量：与血细胞破坏，血红蛋白减少有关。

（4）有感染的危险：与机体免疫功能低下有关。

（5）潜在并发症：脾大、骨骼发育畸形等。

【护理目标】

（1）患儿舒适度改善，活动耐力增强。

（2）未发生营养不良，生长发育在正常范围内。

（3）住院期间没有新发生的感染病灶。

（4）在治疗期间患儿的基本生活需求能够得到满足。

（5）无并发症的发生或并发症得到及时的治疗。

【护理措施】

1. 常规护理

一般患儿按儿科一般护理常规护理，新生儿按新生儿一般护理常规护理。

2. 合理安排休息与活动

（1）轻度贫血者一般无须严格限制活动，但应避免剧烈运动，根据患儿的活动耐受情况安排休息与活动，活动量以不感到疲劳、不加重症状为原则。协助满足其日常生活所需。

（2）重度贫血者适当限制活动，应卧床休息，吸氧，保暖，并协助日常生活，保持患儿心情愉快，防止因烦躁、哭闹而增加需氧量。

3. 加强营养

饮食给予高蛋白、高维生素、营养丰富的食物，纠正偏食、挑食习惯，小婴儿应及时添加辅食。避免进食一切可能引起溶血的食物或药物（抗疟药、解热镇痛药、磺胺类、青蒿素、蚕豆等），多饮水，勤排尿，促进溶血后所产生的毒性物质排泄。养成良好的饮食习惯，以保证能量和营养素的摄入。

4. 病情观察

（1）观察生命体征、面色及乏力状况，如有异常及时通知医生处理。溶血性贫血者应观察黄疸进展情况、小便的量及颜色。

（2）必要时给予氧气吸入。

5. 预防感染

（1）注意个人卫生，协助进行皮肤、口腔护理。

（2）注意保护性隔离，勿与感染患儿同室收住，防止交叉感染。

（3）严格无菌技术操作。

（4）增强体质，提高免疫力。

6. 遵医嘱及时、准确用药

输血、输液过程中，应注意输入量和速度，观察有无不良反应。

【并发症的观察及护理】

（1）脾大：在长期贫血和溶血的刺激下，不少中间型和重型都会出现脾脏发大的问题。过大脾脏会使贫血加剧和令患儿需要接受更大量的输血而导致更严重的铁质积聚，故及时把发大的脾脏切除往往能令情况改善。

（2）胆结石：长期的溶血，导致了胆红素的代谢增高，从而使得胆囊排泄的胆红素增多，导致了胆结石的生成。患儿可能经常出现右上腹痛、皮肤、眼白变黄和茶色小便等的症状。应密切观察患儿有无上述情况。

（3）输血引起的反应：常见输血时引起的不良反应包括发热反应、皮疹等，也可能有较严重的反应如急性溶血、过敏等。急性溶血及过敏虽然甚少出现，但绝不能忽视。

（4）经输血而传染的疾病：比如说肝炎、艾滋等，都是经过血液传播的，如果不是合格的血液制品，很可能引起传染病的传播。虽然在输血整个过程中，多重的预防措施已把传染的机会减至极少。

（5）过量铁质积聚：频繁输血会造成铁质沉积而过量，铁质的积聚会对多个器官造成破坏。过量的铁沉积在人的重要脏器，心脏、肺脏、肝脏、肾脏等，从而出现各种脏器功能受损的临床表现。

（6）去铁药物的副作用：注射去铁药物，局部可能出现硬结、红肿、疼痛等，长期使用去铁药物，甚至会出现感觉神经功能障碍，有时亦会影响视力、听觉和骨骼生长。因此，除铁药物的注射分量应根据铁质积聚的多少而定，切勿擅自把分量增加或减少。

【健康宣教】

（1）加大宣传力度，让准父母们意识到地贫的危害性。

（2）全民教育，制订有效筛查策略，严格进行产前检查，如产前检查发现母亲患小细胞低色素性贫血，应立即要求父亲也做血常规检查。要更多的人了解地中海贫血的危害。

（3）向患儿及家长介绍疾病相关知识，合理安排患儿饮食，培养良好饮食习惯。

（4）遵医嘱用药，定期门诊随访。

【特别关注】

采取三级预防策略，目的是预防重型地中海贫血患儿的出生。

一级预防：婚前孕前预防，建议夫妇双方婚前及孕前进行地中海贫血的筛查。

二级预防：产前预防，夫妻双方均为同型地中海贫血基因携带者，在孕后需尽早行遗传咨询，必要时行产前诊断。

三级预防：患儿的早诊早治，对新生儿及体检中发现贫血、红细胞形态呈小细胞低色素改变的患儿行地中海贫血筛查，做到早发现、早治疗。

（罗锦）

第三节　免疫性血小板减少症

【概述】

免疫性血小板减少症（ITP），是正常血小板被免疫性破坏的自身免疫性疾病，是儿童最常见的出血性疾病，占儿童出血性疾病的 25% ～ 30%。其主要临床特点为皮肤、黏膜自发性出血、血小板减少、束臂试验阳性、出血时间延长和血块收缩不良。

【病因及发病机制】

发病前常有病毒感染史。但病毒感染不是导致血小板减少的直接原因，而是由于病毒感染后机体产生相应的血小板相关抗体（PAIgG），PAIgG 与血小板膜发生交叉反应，使血小板受到损伤而被单核 – 巨噬细胞系统清除。血小板数量减少是导致出血的主要原因。

免疫性血小板减少症可以是原发性或继发于其他病症。继发性常见于下列情况：疫苗接种、感染（巨细胞病毒、幽门螺杆菌、丙型肝炎病毒、人类免疫缺陷病毒等），抗磷脂综合征、系统性红斑狼疮免疫缺陷病、药物、淋巴增殖性病变、骨髓移植的并发症。

【临床表现】

本病见于各年龄时期儿童，以 1 ～ 5 岁多见，男女发病数无差异，冬春季发病数较高。新诊断的 ITP 患儿发病前 1 ～ 3 周常有急性病毒感染史，如上呼吸道感染、流行性腮腺炎、水痘、风疹、麻疹、传染性单核细胞增多症等，偶见于免疫接种后。

大多数患儿发疹前无任何症状，部分可有发热。以自发性皮肤、黏膜出血为突出表现，多为针尖大小的皮内或皮下出血点，或为瘀斑和紫癜，分布不均匀，通常以四肢为多，在易于碰撞的部位更多见。常伴有鼻出血或齿龈出血，消化道出血和血尿。青春期女性患儿可有月经过多。少数患儿可有结膜下和视网膜出血。颅内出血少见，一旦发生，则预后不良。出血严重可致贫血，一般无肝脾肿大，淋巴结不肿大。

【辅助检查】

（1）血常规：血小板计数（PLT）< 100×10^9/L，出血轻重与血小板计数多少有关，PLT < 50×10^9/L 时可见自发性出血，PLT < 20×10^9/L 时出血明显，PLT < 10×10^9/L 时出血严重。慢性型可见血小板大小不等。失血较多时可致贫血，白细胞数正常。

（2）骨髓象：在临床表现不典型或对治疗反应差时，骨髓检查是必要的，有时甚至需要多次骨穿。新诊断的 ITP 和持续性 ITP 骨髓巨核细胞数增多或正常。慢性 ITP 巨核细胞显著增多，幼稚巨核浆细胞增多，核分叶减少，核 – 质发育不平衡，产生血小板的巨核细胞数明显减少，其细胞质中有空泡形成、颗粒减少和量少等现象。急性型骨髓巨核细胞数正常或增加，成熟障碍，表现为幼稚巨核浆细胞明显增多。慢性型者巨核细胞显著增多，包浆呈空泡变性。

（3）血小板相关抗体检测：可见 PAIgG 含量明显增高，但 PAIgG 增高并非 ITP 的特异性改变，其他免疫性疾病中亦可发生。

（4）其他：血小板减少使毛细血管脆性增加，束臂试验阳性。出血时间延长，凝血时间正常，当血小板数量明显减少时血块收缩不良。血清凝血酶原消耗不良。慢性 ITP 患儿的血小板黏附和聚集功能可以异常。

【治疗要点】

（1）一般治疗：对于血小板计数稳定在 30×10^9/L 以上的持续性和慢性病例，要充分考虑激素和免疫抑制剂等治疗给患儿带来的风险。在急性出血期间以住院治疗为宜，尽量减少活动，避免外伤，明显出血时应卧床休息。积极预防及积极控制，避免服用影响血小板功能的药物（如阿司匹林等）。

（2）糖皮质激素：其主要药理作用是降低毛细血管通透性；抑制血小板抗体产生；抑制单核 – 吞噬细胞系统破坏有抗体吸附的血小板。常用泼尼松：1.5 ～ 2.0 mg/（kg · d），分 3 次口服，血小板正常后缓慢减量、停药。国际上推荐：儿童慢性 ITP，波尼松 4 ～ 5 mg/（kg · d），分 3 次服用，连用 3 ～ 4 d，2 ～ 3 周为 1 个疗程，可连续 4 ～ 5 个疗程。

（3）大剂量静脉免疫球蛋白：单独应用大剂量静脉免疫球蛋白的升血小板效果与糖皮质激素相似，常用剂量 0.4 ～ 0.5 g/（kg · d），连续静脉输注 5 d，或每次 1g/kg 静脉滴注，必要时次日可再用 1 次；以后每 3 ～ 4 周一次。副作用少，但偶有过敏反应。

（4）血小板输注：因患儿血液循环中含有大量抗血小板抗体，输入的血小板很快被破坏，故通常不主张输血小板；在发生颅内出血或急性内脏出血及危及生命时输注血小板，并需同时予以肾上腺皮质激素，以减少输入血小板的破坏。

（5）脾切除：儿童患儿应严格掌握适应证，尽可能地推迟切脾时间。在脾切除前，必须对 ITP 的诊断重新评价，仍确诊为 ITP 者，方可考虑脾切除术。

（6）利妥昔单抗：目前主要用于治疗慢性 ITP 和难治性 ITP。剂量为 375 mg/m^2，静脉滴注，每周 1 次，共 4 次。一般在首次注射 4 ～ 8 周起效。

（7）血小板生成素和血小板生成素受体激动剂：目前主要用于治疗难治性 ITP。

（8）免疫抑制剂：目前主要用于治疗慢性 ITP。

（9）其他：达那唑是一种合成的雄性激素，对部分病例有效。

【主要护理问题】

（1）皮肤黏膜完整性受损的危险：与血小板减少凝血功能障碍导致出血有关。

（2）有感染的风险：与糖皮质激素及免疫抑制剂的使用导致免疫功能下降有关。

（3）潜在并发症：出血。

（4）恐惧：与出血有关。

【护理目标】

（1）皮肤完好无破损、淤青消失或缓解。

（2）患儿无感染症状发生。

（3）患儿无出血等并发症发生。

（4）患儿及家属无焦虑和恐惧心理。

【护理措施】

1. 密切观察病情，避免损伤出血

（1）密切观察生命体征、神志、皮肤黏膜瘀斑（点）增减及血肿消退情况，记录出血量，及时发现内脏及颅内出血。当患儿出现易怒、嗜睡、头痛、意识混乱、恶心、呕吐等症状时，应怀疑为颅内出血并组织抢救。

（2）避免损伤：急性期减少活动，避免出血，尤其是头部外伤，有出血倾向时应限制活动，卧床休息，出血停止后逐步增加活动量。

2. 出血的护理

（1）消化道出血的护理：消化道少量出血的患儿，宜进食温凉流质饮食；大量出血，应禁食，待出血停止 24 h 后给予少量流质饮食。建立静脉输液通道、配血、做好输血准备。记录 24 h 出入量。

（2）鼻出血的护理：少量出血用棉球等填塞，局部冷敷。出血严重时，尤其是后鼻腔出血可用凡士林油纱条做后鼻孔填塞术。

3. 预防感染

应与感染患儿分室居住；保持出血部位清洁；注意个人卫生；严格无菌技术

操作。

4. 心理支持

对因为反复出血、不能根治而悲观、焦虑的患儿给予安慰和鼓励，必要时遵医嘱给予镇静剂。分析本次出血的诱发因素及指导实施预防再出血的措施，树立信心，消除消极心理。年长患儿参与自身的护理，如日常生活自理，有利于增强自信心和自我控制力。鼓励年长患儿表达想法，减轻焦虑和挫折感。安排同学、同伴探望，可减轻孤独感。

5. 用药护理

（1）糖皮质激素：按时按量服用，不可随意加减药量，当服用激素时 PLT 回升至接近正常值，遵医嘱正确减量，勿随意自行减药或停药，以免引起不良后果。注意有无激素不良反应，避免感染。

（2）丙种球蛋白：严格控制输液速度，注意操作流程，输注过程中，密切关注患儿生命体征变化，出现不适，应暂停输注，告知医生，遵医嘱正确处理。

（3）免疫抑制剂：口服环孢素 A 时，按时定量服用，勿擅自停药或改量，定期监测血药浓度（200 ～ 300 ng/ml），疗程 2 ～ 3 个月。注意服用环孢素 A 前后 1h 内应禁食，不可与其他药物同时服用；观察有无药物不良反应如肝肾功能损害、多毛及牙龈增生等。

【并发症的观察及护理】

（1）观察出血的发生部位、发展或消退情况，及时结合患儿的病情和检查结果作出判断。

（2）观察皮肤有无瘀点、瘀斑，口腔、牙龈、鼻腔、会阴部有无出血，有无咯血、呕血、血尿、黑便等情况。

（3）观察生命体征、神志状态、有无突然头痛、视力模糊、呼吸急促、喷射性呕吐、双侧瞳孔大小异常、休克等。

【健康宣教】

（1）增强患儿和家长的保护意识，指导家长采取预防性措施，减少或避免外伤出血；让患儿养成良好的生活习惯，为患儿提供安全的家庭环境；告知老师和学校卫生员患儿的病情及应限制的活动。

（2）教会家长及年长患儿必要的应急护理措施，如局部止血的方法，以便在家能尽快处理。

（3）鼓励患儿规律、适度地进行体格锻炼和运动，增强关节周围肌肉的力量和强度，延缓出血或使出血局限化。

（4）告知患儿及家长，禁用含有影响血小板功能的药物。

（5）用药指导：遵医嘱口服药物，不能擅自停药或改药。服药期间，不与感染患儿接触。

（6）告知家长密切关注患儿病情变化，关注有无新发出血点，识别出血征象，学会压迫止血的方法，一旦发现出血，立即到医院就诊。

（7）脾切除的患儿易患呼吸道和皮肤化脓性感染，易发展为败血症。在术后 2 年内，应定期随诊并遵医嘱应用抗生素和丙种球蛋白，以增强抗感染能力。

（李璐）

第四节　急性白血病

【概述】

白血病是我国最常见的儿童恶性肿瘤，其特点为某一血细胞系统在骨髓中恶性增生，并浸润至其他组织与器官，引起一系列临床症状。在我国 10 岁以下儿童白血病发病率为 3/10 万～ 4/10 万，男孩高于女孩，每年 15 岁以下儿童有 15 000 人左右发生白血病。其中急性白血病占 90% ～ 95%。根据增生的白细胞种类的不同可分为急性淋巴细胞白血病（ALL，简称急淋）和急性非淋巴细胞白血病（AML）。儿童以急淋发病率最高，占儿童白血病 75% 以上。

【病因】

（1）化学因素：苯、抗肿瘤药如烷化剂等均可引起白血病，治疗银屑病的药物乙双吗啉被证实与急性早幼粒细胞白血病（APL）的发病相关，

（2）病毒：如一种 C 型逆转录病毒——人类嗜 T 细胞病毒 -1（HTLV-1）可引起成人 T 细胞性白血病；研究证实，该病毒可通过母婴垂直传播，也可通过血制品输注、性接触而横向传播。

（3）遗传因素：家族性白血病占白血病的 7‰，同卵双生同患白血病的概率较其他人群高 3 倍，先天性疾病如范可尼综合征（Fanconi）贫血、唐氏（Downs）综合征、先天性远端毛细血管扩张性红斑症（Bloom 综合征）及先天性免疫球蛋白缺乏症等白血病发病率均较高。

（4）其他血液病：如慢性髓细胞白血病、骨髓增生异常综合征、骨髓增生性疾病如原发性血小板增多症、骨髓纤维化和真性红细胞增多症、阵发性血红蛋白尿、多发性骨髓瘤、淋巴瘤等血液病最终可发展成急性白血病，特别是急性非淋巴细胞白血病。

【病理】

正常情况下，骨髓中的造血干细胞经过一步步分化发育为各种成熟的血细胞（白细胞、红细胞和血小板）。如果造血干 / 祖细胞在分化过程中的不同阶段发生分化阻滞、凋亡障碍和恶性增殖，人体就会产生大量的白血病细胞，抑制机体正常造血功能，并浸润其他组织和器官，导致白血病的发生。

目前主要采用形态学（M）、免疫学（I）、细胞遗传学（C）和分子生物学（M）分型，即 MICM 分型。形态学分型将急淋分为 L1、L2、L3 三型，以 L1 型最常见；应用单克隆抗体检测淋巴细胞表面抗原标记，将 ALL 分为 T、B 两大系列。AML 形态学分 8 个亚型：急性髓系白血病微分化型（M0）；急性髓系白血病未分化型（M1）；急性髓系白血病部分分化型（M2）；急性早幼粒细胞白血病（M3）；急性粒 – 单核细胞白血病（M4）；急性单核细胞白血病（M5）；急性红白血病（M6）；急性巨核细胞白血病（M7）。

【临床表现】

（1）一般情况：起病大多较急，少数缓慢。早期症状有：面色苍白、精神不振、乏力、食欲低下，鼻衄或齿龈出血等；少数患儿以发热和类似风湿热的骨关节痛为首发症状，少数晚期患儿可呈现恶病质状况。

（2）出血：系由血小板减少造成，出血可发生于全身任何部位。以皮肤和黏膜出血多见，表现为紫癜、瘀斑、鼻衄、齿龈出血，消化道出血和血尿。偶有颅内出血，为引起死亡的重要原因之一。

（3）贫血：出现较早，并随病情发展而加重，表现为苍白、虚弱无力、活动后气促、嗜睡等，查体时发现面色、甲床、眼睑结膜不同程度的苍白。

（4）发热：50% ～ 60% 的患儿首发症状为发热，热型不定。发热主要原因是白血病本身所致，这种发热用抗生素治疗无效，在诱导治疗后 72 h 内缓解；其次是感染所致。

（5）感染：起病时常伴有感染，最常见的感染有呼吸道感染如扁桃体炎、气管炎和肺炎；消化道感染如胃肠炎；少数患儿发病时即有较严重的感染如脓毒血症。几乎任何病原体都可成为感染源，如真菌（念珠菌、曲霉菌、卡氏肺囊虫等）、病毒（单纯疱疹病毒、水痘病毒、巨细胞病毒等）都可导致感染。白血病患儿易于合并感染，与其免疫功能低下、白细胞数量减少及其功能异常，尤其中性粒细胞的数值减低密切相关。

（6）白血病细胞浸润：肝、脾、淋巴结肿大，骨骼和关节疼痛，牙龈增生、肿胀。少见部位：皮肤、睾丸、胸腺、心脏、肾脏等。

【辅助检查】

（1）血常规检查：外周血白细胞（WBC）的改变，WBC 可高于 50×10^9/L，亦可低于 4×10^9/L 以下，部分病人 WBC 正常。贫血为正细胞正色素性，程度轻重不一。血小板大多减少，仍有 25% 在正常范围。

（2）骨髓细胞检查：骨髓细胞检查是确立诊断和评定疗效的重要依据。

（3）组织化学染色和溶菌酶检查：有助于鉴别白血病细胞类型。

（4）免疫学检查：细胞遗传学、分子生物学检测是重要的诊断方法。

【治疗】

治疗原则是以化疗为主的综合疗法；早诊断、早治疗、严格分型、按不同类型选用不同化疗方案，同时注意中枢神经系统白血病和睾丸白血病的早期防治。重视支持疗法和造血干细胞移植。

（1）化疗：化疗是最基础的治疗，应遵循以下原则进行。按不同危险度分型选方案，采用早期连续适度化疗和分阶段长期规范治疗的方针。ALL 治疗程序依次是：诱导缓解治疗、巩固治疗、髓外白血病预防治疗、早期强化治疗、维持治疗和维持治疗期间的强化治疗。

（2）靶向治疗：靶向治疗不同于化疗的最大特点是特异性清除白血病细胞而对正常细胞无杀伤作用或很少有杀伤作用。靶向治疗两个要素：一是有白血病细胞特异性靶点，二是有针对靶点的药物，靶向治疗研究也是针对这两个方面来研究。

（3）免疫治疗：白血病细胞表面有抗原分子，针对这个抗原分子体液免疫和细胞免疫的单抗；免疫治疗的单抗 CD20、CD19 细胞免疫 CAR–T 治疗。

（4）造血干细胞移植：难治的高危白血病患儿；复发的白血病病人。

【主要护理问题】

（1）体温异常——高热：与大量白血病细胞浸润、坏死和（或）感染有关。

（2）活动无耐力：与贫血致组织缺氧有关。

（3）有感染的危险：与中性粒细胞减少、机体抵抗力下降有关。

（4）舒适度改变——疼痛：与白血病细胞浸润有关。

（5）营养失调——低于机体需要量：与消耗增加或化疗药物副作用有关。

（6）预感性悲哀：与白血病久治不愈有关。

（7）执行治疗方案无效：与治疗方案复杂、时间长、患儿与家长难以坚持、家长缺乏白血病的相关知识等有关。

（8）潜在并发症：出血、输血反应、药物副作用。

【护理目标】

（1）维持体温正常，生命体征平稳。
（2）病情允许的情况下适当活动。
（3）住院期间没有新发感染。
（4）采取多种方法促进舒适度良好。
（5）摄入量可，营养良好。
（6）情绪良好，愿意倾听及诉说。
（7）坚持积极配合治疗。
（8）无相关并发症发生。

【护理措施】

1. 常规护理

按儿科一般护理常规护理。

2. 健康宣教

帮助和教导家属正确面对疾病，为患儿创造良好的治疗和休养环境，避免不良刺激，关心体贴、安慰鼓励患儿，使其增强战胜疾病的信心。

3. 活动与休息

合理安排活动与休息，防止活动过度或过多卧床。有发热、出血、贫血时需卧床休息。

4. 合理指导饮食

（1）化疗期：给予高热量、富含蛋白质与维生素、适量纤维素、清淡易消化饮食，以半流质食物为主，少食多餐，避免进食高糖、高脂、产气过多和辛辣的食物。多饮水。

（2）抗贫血：可食用猪肝、芝麻、花生、海参、鲍鱼等。

（3）抗出血：可食用木耳、香菇、金针菇、葡萄、藕、荠菜等。消化道出血者禁食。

（4）发热、口腔溃疡：影响吞咽时改为流食、半流食，如米粥、烂面条等。

5. 密切观察病情

（1）防治出血：白血病本身及化疗后都会引起血小板减少，当血小板 $< 50 \times 10^9/L$ 时可出现出血症状。护理措施参见本章免疫性血小板减少症的护理措施。

（2）熟悉各种化疗药物的药理作用和毒性作用，了解化疗方案及给药途径，遵医嘱正确给药。

①化疗药物应新鲜配制。注意自我防护及环境保护等，应在生物安全柜内配制。

化疗药物刺激性较大，药液渗出容易引起局部疼痛、红肿、坏死，应熟练掌握穿刺技术。注射前应确认静脉通畅，若药液渗出，立即停止给药，局部给予封闭治疗。

②由于化疗的疗程较长，静脉给药者需有计划选择血管，目前多选择应用经外周静脉穿刺中心静脉置管、输液港等。

③用药前应详细询问用药史及过敏史，门冬酰胺酶按规定做皮试，用药过程中注意观察有无过敏反应。

④某些药物遇光分解，如甲氨蝶呤静注时应注意避光。

⑤鞘内注射时浓度不宜过大，缓慢推入，术后去枕平卧 4 ～ 6 h。

（3）注意药物毒性作用的护理。

①血液系统反应：多数化疗药可引起骨髓抑制，导致患儿并发感染、出血，应监测血常规，及时防治感染并观察有无出血、贫血发生。

②消化系统反应：如恶心、呕吐、食欲不振等，在化疗前、中、后均可给予止吐药、胃肠黏膜保护剂。建议患儿接受化疗前 2 h 内避免进食，并注意化疗后应少食多餐，进食温和无刺激性的食物。保证液体入量，尤其呕吐严重的患儿，必要时静脉补液。

③泌尿系统反应：环磷酰胺可致出血性膀胱炎，用药前应注意给予碳酸氢钠碱化尿液，保持尿液 pH ≥ 7，嘱患儿多饮水，保证尿量达 150 ml/h，并尽量在白天给药，以免影响睡眠。

④口腔黏膜损害：化疗期间应避免进食生冷、坚硬、刺激性食物。加强口腔护理，可用 1 ∶ 2 000 的朵贝溶液或 25% 的碳酸氢钠溶液漱口。

⑤循环系统反应：如柔红霉素等可引起急性和慢性蓄积性心脏损害，出现心动过速、房室传导阻滞，严重者出现心肌病症状。给药时注意输液速度不宜过快，并注意观察心率的改变。

⑥神经系统反应：部分患儿在使用长春新碱时会出现肢端麻木，足下垂、声音嘶哑、面肌麻痹等，应告知患儿及家长停药后可自行缓解。

6. 预防感染

感染是白血病患儿的主要死因之一。白血病患儿由于免疫功能下降，加之化疗致骨髓抑制，使成熟中性粒细胞减少或缺乏，机体免疫功能进一步下降，易发生感染。

（1）严格执行无菌技术操作，建立严格的消毒隔离制度。

（2）保护性隔离：白血病患儿应与其他病种患儿分室居住，以免交叉感染。粒细胞数极低或免疫功能明显低下者应住单间，有条件者住空气层流室或无菌单人层流床。房间每日用紫外线消毒 1 ～ 2 次。限制探视人数，有感染者禁止探视。接触患儿前认真洗手，必要时以消毒液洗手。

（3）皮肤黏膜的护理：保持患儿口腔清洁，进食前后及睡前用漱口液漱口；选用软毛牙刷刷牙，避免损伤口腔黏膜。保持肛周、会阴部皮肤清洁，大便后用 1∶5 000 的高锰酸钾溶液坐盆，防止肛周脓肿。勤换内衣裤，养成良好的个人卫生习惯。

（4）避免预防接种：免疫功能低下者，避免接种麻疹、风疹、水痘、流行性腮腺炎、脊髓灰质炎糖丸等减毒活疫苗。

（5）及早发现感染征象：监测生命体征尤其是体温变化，检查口腔有无齿龈红肿，咽喉有无红、肿、痛，肛周及外阴有无异常。

7. 预防出血

（1）不要用力擤鼻涕、挖鼻和剧烈咳嗽，保持大便通畅。

（2）活动时避免损伤，穿柔软、宽松的衣物，避免粗糙、紧束衣物，勤修剪指甲、避免抓挠皮肤。

（3）穿刺后局部施压，输液、抽血、肌肉针、皮下针穿刺后按压 15 min。

（4）注意观察大小便颜色、性状，皮肤、黏膜出血征象；出现头痛、视物模糊、喷射性呕吐等情况立即报告医务人员。

8. 减轻疼痛

化疗可采用 PICC 给药，各项操作动作轻柔，尽量减少因治疗给患儿带来的痛苦。可遵医嘱适当应用止痛药。

9. 心理护理

（1）关心患儿，让患儿及家长了解本病的治疗状况，树立战胜疾病的信心。

（2）进行各项诊疗、护理操作前，向患儿及家长告知其意义、配合要点及可能出现的不良反应，减轻恐惧心理。

（3）提供交流的机会，让患儿及家长们之间交流护理经验，提高心理应对能力，增强战胜疾病的信心。根据心理变化及时调整心态，消化不良情绪。

【并发症的观察及护理】

1. 抗感染治疗

儿童白血病患儿感染的特点：同时多种病原体感染，病毒，革兰氏阳性菌、革兰氏阴性菌、真菌混合感染；大多数是一些重症感染，脓毒败血症并发感染性休克、重症肺炎并发呼吸需要呼吸支持；持续时间很长，造血功能不恢复，白细胞特别是粒细胞不恢复正常感染很难控制；症状体征不典型，易漏诊。

2. 各种脏器功能损伤的防治

（1）化疗药物在杀灭白血病细胞的同时，对正常组织器官有不同程度的损伤。以皮肤黏膜、肝功能受损常见，神经、心脏、胰腺、肾脏也易受损。

（2）止凝血系统功能也易受损、出血风险增大，特别在治疗初期诱导阶段，使用门冬酰胺酶时易出现低纤维蛋白原血症等凝血异常。

（3）防治原则是化疗后检测各脏器功能，根据检测结果调整化疗药物剂量，并予以相应对症支持治疗。

【健康宣教】

（1）教会家长预防感染的方法：如预防感冒，注意饮食，避免腹泻，鼓励患儿适度锻炼，提高机体抵抗力，出门戴口罩，少去人群拥挤的地方。观察感染及出血征象，如出现发热、心率增快、呼吸加快、鼻衄等，及时就诊。

（2）指导坚持定期化疗，化疗间歇期可酌情参加学校学习。

（3）讲解白血病的有关知识、化疗药物的作用和毒副作用，讲解用药注意事项，定期门诊随访。

（4）PICC 维护宣教：可以淋浴、手臂一般活动（吃饭、梳头等）。不准盆浴、衣服袖口过紧、大范围的手臂旋转活动、牵拉导管、带管的手臂用力过度。输液港每月维护一次。

（5）向家长和患儿讲解白血病的相关知识；向家长和年长儿说明白血病完全缓解后，患儿体内仍有残存的白血病细胞，使其明确坚持定期化疗的重要性。

（6）建立随访制度，第 1 年每 2 个月、第 2 年每 4 个月、第 3 年每 6 个月复查 1 次血常规，第 1 年每 6 个月、第 2 年后每年 1 次复查骨髓象至停药后 5 年。

（罗锦）

第十章　神经系统疾病护理

第一节　难治性癫痫

【概述】

难治性癫痫作为一种慢性神经系统疾病，在儿童群体中较为多发，且药物治疗难以有效控制癫痫发作。占癫痫病人的 20% ～ 30%。目前普遍采用国际抗癫痫联盟 2010 年的定义：难治性癫痫通常指无中枢神经系统进行性疾病或占位性病变，但临床迁延，应用正确选择且能耐受的两种抗癫痫药物（单药或联合用药），达到患儿能耐受的最大剂量，血药浓度达到有效范围，仍未能达到持续无发作。

【病因】

儿童难治性癫痫的病因较为复杂，包括易发展为难治性癫痫的综合征，这些婴幼儿或儿童期的癫痫综合征是由特定病因引起的（如大田原综合征由先天发育畸形引起，早发肌阵挛性脑病是由先天代谢异常引起），而有些综合征可继发于多种病因（如婴儿痉挛和 Lennox - Gastaut 综合征可能由染色体异常、代谢异常、缺氧性脑病、脑炎、脑膜炎等引起）。

【临床表现】

难治性癫痫具备普通癫痫几乎所有的临床表现，可表现为一般癫痫的症状，如抽搐、口吐白沫、意识丧失、眼角上翻、大小便失禁等，此外难治性癫痫多伴有精神、智力障碍。

【辅助检查】

1. 评估

详细询问病史，包括发作时的症状（先兆、症状学演变、发作频率、是否有诱因、是否有特别提示意义）、用药史（种类、剂量、疗程、患儿服药依从性等）、出生史、家族史、热性惊厥史、外伤史、中枢神经系统感染史、生长发育史、睡眠情况、情绪性格、不良生活习惯（熬夜、酗酒等）及其他系统疾病史等。

2. 辅助检查

（1）脑电图检查：是癫痫诊断、鉴别诊断、发作类型和综合征诊断及定位诊断必不可少的工具。

（2）影像学检查：疑为药物难治性癫痫的患儿应尽早行头部影像学检查，以帮助寻找病因。影像学检查首选高分辨率磁共振检查。

（3）血液检查：包括血常规、血糖、电解质、肝肾功能、血气、丙酮酸、乳酸等方面的检查，能够帮助查找病因。已经服用抗癫痫药物者，可酌情进行药物浓度监测。

（4）尿液检查：包括尿常规及遗传代谢病的筛查。

（5）脑脊液检查：主要为排除颅内感染性疾病，对某些遗传代谢病的诊断也有帮助。

（6）心电图：有助于发现容易误诊为癫痫发作的某些心源性发作（如心律失常所致的晕厥发作）。

（7）基因检测。

【治疗】

（1）切除性外科手术：对于有明确致痫灶且致痫灶位于脑非重要功能区，手术风险较低的药物难治性癫痫患儿，应尽早考虑切除性手术。

（2）姑息性外科手术：通过阻断癫痫样放电的传导，达到减少发作频率和减轻发作程度的目的。

（3）生酮饮食：生酮饮食是由低糖类、适量蛋白质和高脂肪物质组成的特制比例饮食，包含满足机体生长发育和生理活动的必需物质，如叶酸、多种维生素、钙离子等。适用于儿童各年龄段发作频繁的癫痫综合征，可使 38% ～ 50% 患儿发作减少 50%。主要不良反应为便秘、酮症酸中毒、高脂血症、肾结石等。

（4）神经调控手术：通过持续的或反射性的微弱脉冲电刺激达到治疗癫痫的目的，可使 50% ～ 60% 的患儿发作减少 50%。该手段的治疗目的为减少发作，改善生活质量。

（5）进一步抗癫痫药物治疗：包括应用新型抗癫痫药物和尝试多药联合应用。

（6）皮质类固醇激素治疗。

（7）静脉用免疫球蛋白等。

【主要护理问题】

（1）有意外受伤的危险：与突然意识丧失、抽搐、惊厥、癫痫持续状态、癫痫发作时跌倒、坠床或保护措施不当有关。

（2）有误吸、窒息的危险：与喉头痉挛、舌根后坠、呕吐、呼吸道分泌物滞留有关。

（3）清理呼吸道低效或无效：与喉头痉挛、口腔或呼吸道分泌物增多、癫痫持续状态有关。

（4）脑组织灌注异常——脑水肿：与癫痫持续状态时脑组织缺氧缺血、脑血管通透性增高有关。

（5）脑疝的危险：与癫痫持续状态、颅内高压有关。

（6）营养失调——低于机体需要量：与意识障碍与癫痫持续状态进食下降有关。

（7）自理能力下降：与患儿年龄小、癫痫持续状态及认知损害有关。

（8）焦虑或恐惧：与对预后不良的焦虑及癫痫发作的恐惧有关。

（9）知识缺乏：与缺乏疾病、药物及护理等相关知识有关。

【护理目标】

（1）患儿未发生意外伤害。

（2）患儿呼吸道分泌物清除有效，未发生误吸或窒息。

（3）患儿未发生脑水肿、脑组织缺氧等。

（4）患儿未发生脑疝。

（5）患儿营养充足，未发生营养失调。

（6）患儿癫痫停止后恢复自理能力，进行日常活动。

（7）患儿及家属焦虑恐惧感缓解或消失。

（8）患儿家长知晓疾病护理和规范用药等知识。

【护理措施】

1. 做好安全防护，防止意外伤害

（1）安全设施上，双侧床挡保护，地面平整、防滑，呼叫系统使用方便。

（2）卫生间、楼梯口、潮湿地面等处有必要的安全提示、警示。

（3）加强对患儿、陪护等的环境介绍及安全教育，做好预防工作。

（4）24 h 留陪护，帮助步态不稳的患儿取用适宜的辅助工具，教会患儿正确移动躯体的方法。

（5）躁动的患儿专人守护，防止受伤、坠床，必要时给予保护性约束。

（6）发作期使患儿平卧，头偏向一侧，顺势保护抽动的关节和肢体，在关节处垫软垫，切勿强行按压身体，勿试图制止患儿的抽搐动作或抽动的肢体，或口腔放置任何物品等。

2. 保持呼吸道通畅，以防误吸、窒息

（1）指导家属发现患儿发作时或呕吐后立即将患儿头偏向一侧，并拍背，及时通知医务人员处理。

（2）床旁备负压吸引装置，必要时吸痰，保持呼吸道通畅，及时清理口腔中的分泌物及食物残渣。

（3）根据吞咽功能的评定选取适宜的食物及进食方式，进食时采取端坐位或半卧位。

（4）密切观察患儿神志、口唇面色、呼吸是否通畅，观察咳嗽的性质，痰液的量、颜色、性状等情况，发生异常及时报告，并准备抢救药品及用物。

（5）及时巡视病房，及时观察病情变化。

3. 病情观察

（1）严密观察患儿意识状况、生命体征、瞳孔、四肢活动等。

（2）观察患儿发作的频次、持续的时间、发作的症状及表现，必要时录制视频，以便于协助诊断与治疗。

（3）观察用药情况，患儿有无规范用药，有无漏服或随意减药、停药等情况。

（4）查看有无定期检查血药浓度，有无定期做脑电图等相关检查，根据症状及检查进行调药。

4. 营养支持，保障机体需要量

（1）提供高维生素、高能量及适当蛋白质的饮食，指导摄入充足的营养，以增强机体抵抗力。

（2）观察患儿有无吞咽困难，必要时安置胃管，管喂流质饮食，保证患儿身体基本需要。

5. 活动与休息

（1）做好基础护理，协助家属做好生活护理。

（2）给患儿创造或提供良好的康复训练环境及必要的设施。

（3）生活必需品放在易取位置，并保证安全。

（4）家长协助或护士主动协助生活护理。

6. 心理护理

（1）入院时仔细介绍医院及病区环境，主管的医护人员，减轻陌生感，提供安全舒适的病房环境，减少对感官的刺激。

（2）针对疾病给予相关健康指导，使家属及患儿了解自身疾病的发病原理，主要症状，药物使用以及自我护理。指导深呼吸、按摩、听音乐等放松术。

（3）护士提问要简明扼要，指导要简洁明确易懂，说话语调平静，语速缓慢，有耐心。

（4）避免患儿看一些刺激性强的、有强光的动画片等。

（5）指导规范用药，预防癫痫再发作。

【并发症的观察及护理】

1. 脑水肿、脑组织缺氧缺血、脑血管通透性增高

（1）病情允许的情况下，可抬高床头 15° ～ 30° 。

（2）严密观察患儿的神志、瞳孔、呼吸、血压等生命体征及意识状态。

（3）保持患儿呼吸道通畅，防止脑缺氧。

（4）遵医嘱予脱水治疗，并密切观察脱水效果，应用营养神经药物，促进脑功能恢复。

（5）操作动作温柔，避免护理不当，造成颅内压增高。

2. 脑疝、癫痫持续状态、颅内高压

（1）严密观察患儿的神志、瞳孔、呼吸、血压等生命体征及意识状态。

（2）迅速判断意识水平，结合其伴随症状正确判断，及时、准确地反馈，有利于患儿得到恰当的救治。

（3）注意脑保护，给予降低颅内压药物，减轻脑水肿引起的头痛、恶心、呕吐等脑膜刺激征，防止脑疝的发生。

（4）必要时做脑部 CT 检查。

【健康宣教】

（1）在季节交替时做好保暖工作，不要着凉。

（2）指导癫痫患儿科学用药、遵医嘱合理、规范、长期用药。

（3）发作时就地抢救，确认周围环境情况，及时转移至安全地点，保证患儿安全。使患儿平卧或侧卧，头偏向于一侧，及时清除口鼻分泌物，保持呼吸道通畅。顺势保护患儿抽动的关节和肢体，禁止强行按压制止患儿的抽搐动作或抽动的肢体。专人守护，发作时注意观察抽搐表现及时间等，教会家长充分运用电子设备，录像保存发作情况的电子资料，以便医务人员观看后最快做出诊断处理。禁止随意搬动、向口腔内塞入任何物品、掐人中、过度用力按压身体、喂食食物及药品。

（4）在遇到危险时，注意保护头部，避免头部创伤诱发性癫痫。

（5）癫痫发作不定期性，严禁从事游泳、登高等危险活动。

（6）加强个人饮食，注意饮食卫生，不喝生水，避免进食刺激性食物，预防寄生虫感染，如有中枢神经系统症状，及时就医、干预。

（7）延续性、集束化个性化护理。

（8）定期门诊随访，如血药浓度、肝肾功能、视频脑电图、磁共振等，根据症状

及检查结果在医生的指导下调药，禁止自行减药或停药。

（方艳丽、蔡晓唐）

第二节　惊　厥

【概述】

惊厥，又称抽搐，是儿童常见的神经系统急症，主要是由于脑部神经元的过度放电导致的不可控制的抽搐或肌张力的改变，可分为局灶性及全面性发作。通常表现为意识丧失、四肢抽搐等，任何季节均可发生。

【病因】

儿童惊厥可伴发热也可不伴发热，其中伴有发热者，多为感染性病因所致，如颅内感染——脑膜炎、脑炎、脑脓肿等，颅外感染——热性惊厥、各种严重感染等。不伴有发热者，多为非感染性疾病所致，如颅内疾病——癫痫、颅脑损伤与出血、缺血缺氧性脑损伤、颅内占位等，颅外疾病——水电解质紊乱、低血糖、低钙血症、中毒等。

【临床表现】

局灶性发作：多为一侧肢体或某个肢体出现抽搐，如面部、口角、手指发作。

全面性发作：意识丧失、双眼凝视、斜视或上翻，面肌及四肢呈强直性或阵挛性发作，发绀等。

【辅助检查】

脑电图、神经影像学（磁共振成像、头颅 CT、正电子发射计算机断层显像等）、血液检查（血常规、肝肾功能、电解质、血糖、乳酸、血气分析、血氨、血培养、血毒物检测、抗癫痫药血药浓度等）、尿液检查、脑脊液检查、心电图检查、基因检测等。

【治疗】

（1）体位：去枕平卧或侧卧位，头偏向于一侧。

（2）保持呼吸道通畅：及时清除口鼻腔分泌物，避免窒息及误吸。

（3）吸氧支持：鼻导管吸氧 0.5 L/min，根据氧合状况必要时给予气管插管机械辅助通气。

（4）监测生命体征：观察意识、瞳孔情况、呼吸节律及频率、心率、心律、血氧饱和度、血压等，警惕脑疝、呼吸心搏骤停等情况发生。

（5）药物止惊：首选苯二氮䓬类药物（首选地西泮 0.3 ～ 0.5 mg/kg 静脉缓慢推注），若 5 ～ 10 min 仍未控制或复发，可重复一剂；苯巴比妥钠优点是作用时间长，可用于惊厥的维持治疗；缺点是半衰期长，起效慢，通常不用于惊厥急救，与苯二氮䓬类药物同用可导致呼吸抑制、血压降低。若静脉通道建立困难，首选咪达唑仑（首剂 0.2 ～ 0.3 mg/kg，最大不超过 1.0 mg/kg）；缓慢肌内注射。若持续发作，可 1 ～ 8 /（kg · min）静脉持续泵入，维持 12 ～ 24 h。其他药物：10% 水合氯醛等。

【主要护理问题】

（1）有受伤的危险：与突然意识丧失、抽搐、惊厥，发作时跌倒、坠床或保护措施不当有关。

（2）有误吸、窒息的危险：与喉头痉挛、舌根后坠、呼吸道分泌物滞留有关。

（3）清理呼吸道低效：与喉头痉挛、口腔或呼吸道分泌物增多、癫痫持续状态有关。

（4）体温过高：与癫痫持续状态时脱水高渗状态或感染有关。

（5）脑组织灌注异常——脑水肿：与癫痫持续状态时脑组织缺氧缺血、脑血管通透性增高有关。

（6）自理能力下降：与患儿年龄小、癫痫持续状态有关。

（7）知识缺乏：缺乏疾病、药物及护理等相关知识 。

（8）焦虑或恐惧：对预后不良的焦虑及癫痫发作的恐惧。

【护理目标】

（1）住院期间，体温维持在正常范围内。

（2）营养能够满足最基本的需要。

（3）通过交流沟通，减少恐惧及焦虑情绪。

（4）住院期间，未发生跌倒、误吸等，无其他并发症发生。

（5）加强健康教育，家属及患儿能正确有效快速地处理惊厥的发生，能有效避免诱因，预防惊厥的再发生。

【护理措施】

1. 安全防护，防止意外伤害

（1）保持地面清洁干燥，及时清除障碍物等，移开存在安全隐患的物品，保证周围环境安全。予床档保护，防止受伤、坠床，做好预防工作。

（2）呼叫系统需方便使用，可及时呼叫，方便医务人员最快进行紧急处理。

（3）加强对患儿、陪护等的安全教育，24 h 留陪护，不可远离患儿，避免跌落或其他意外发生。

（4）发作时，确认周围环境情况，及时转移至安全地点，保证患儿安全。

2. 保持呼吸道通畅

（1）惊厥发作时使患儿平卧或侧卧，头偏向一侧，使分泌物易从口中自然流出，避免误吸至气管引起窒息。

（2）床旁配备负压吸引装置，必要时予吸痰，及时清除过多分泌物及呕吐物等，保持呼吸道通畅。

（3）进食时采取端坐位或半卧位，根据吞咽功能的评定选取适宜的食物及进食方式，切勿进食过饱或进食后立即平躺。

（4）观察患儿吞咽能力，针对吞咽困难者，必要时安置胃管，管喂流质饮食，保证患儿身体基本需要。

（5）密切观察患儿神志、口唇、面色、呼吸等情况，发现异常及时报告，及时准备抢救药品及设备进行抢救。床旁配备负压吸引装置，必要时予吸痰，及时清除过多分泌物及呕吐物等，保持呼吸道通畅。

3. 降温，预防高热性惊厥

（1）寒战时，给予保暖措施，以防患儿末梢循环不良；高热时，减少衣被，增加散热面积。

（2）有高热惊厥史患儿，体温 38.5℃及以上，遵医嘱使用药物降温，必要时遵医嘱予地西泮等药物口服，预防惊厥的再次发生。

（3）正确进行物理降温，可在大血管走行处放置冰袋、行温水擦浴等。温水擦浴作为高热患儿常用的降温措施，擦洗水温为 32 ～ 34℃，擦大动脉处，禁擦心前区、腹部、后项等冷刺激敏感区，防止反射性心率减慢、腹泻等不良反应。

（4）多饮水，补充水分，防止脱水情况的发生。

（5）进食高热量半流质饮食，多食瓜果蔬菜，加强口腔护理。

（6）积极治疗原发病，合理使用抗生素，控制感染。

4. 病情观察

（1）病情允许的情况下，可抬高床头 15° ～ 30° 。

（2）密切观察患儿呼吸、面色、意识状态、瞳孔、血压等变化。

（3）保持患儿呼吸道通畅，予吸氧，防止脑缺氧。

（4）必要时遵医嘱予脱水治疗，并密切观察脱水效果，应用营养神经药物，促进脑功能恢复。

（5）及时巡视病房，及时观察病情变化。

【健康宣教】

发作时就地抢救，首先需确认周围环境情况，及时转移至安全地点，保证患儿安全。使患儿平卧或侧卧，头偏于一侧，及时清除口鼻分泌物，保持呼吸道通畅。顺势保护患儿抽动的关节和肢体，禁止强行按压制止患儿的抽搐动作或抽动的肢体。专人守护，发作时注意观察抽搐表现及时间等，充分运用电子设备，录像保存发作情况的电子资料，以便医务人员观看后最快做出诊断处理。禁止随意搬动、向口腔内塞入任何物品、掐人中、过度用力按压身体、喂食食物及药品等行为。

（凌鲜眉）

第三节　急性细菌性脑膜炎

【概述】

急性细菌性脑膜炎，又称化脓性脑膜炎，是由化脓性细菌感染所引起的急性脑膜炎症。临床上以急性发热、惊厥、意识障碍、颅内压增高和脑膜刺激征及脑脊液脓性改变为特征，如不及时治疗可遗留各种神经后遗症。

【病因及发病机制】

1. 致病菌的侵袭

化脓性脑膜炎可由多种化脓性细菌引起，但致病菌类型与患儿年龄有密切关系。0～3个月婴儿以及肠道革兰氏阴性菌和金黄色葡萄球菌多见；3个月至3岁婴幼儿以流感嗜血杆菌、肺炎、链球菌和脑膜炎双球菌多见。

2. 机体免疫状态

不同患儿的感染程度与机体免疫状态密切相关，儿童机体免疫力较弱，血–脑屏障功能较差，致病菌容易侵入机体引起化脓性脑膜炎。

3. 发病机制

致病菌可通过多种途径侵入脑膜：最常见的途径是通过血流入侵，致病菌通过体内感染灶（上呼吸道、胃肠道黏膜、皮肤、脐部等）侵入，经过血流、血脑屏障后到达脑膜；还可通过邻近组织感染（鼻窦炎、中耳炎、乳突炎等），再扩散波及脑膜；也可通过与颅腔存在的直接通道（颅骨骨折、神经外科手术、皮肤窦道、脑脊液膨出），细菌直接进入蛛网膜下腔。

【临床表现】

本病多见于5岁以下儿童，2岁以内发病者占75%。大多急性起病，患病前多有上呼吸道或消化道感染病史，致病菌型与季节相关。

1. 典型表现

（1）感染中毒症状：发热、烦躁不安、面色灰白。脑膜炎双球菌感染有瘀点、瘀斑和休克。

（2）急性脑功能障碍症状：进行性的意识障碍，逐渐从精神萎靡、嗜睡、昏睡、昏迷到深度昏迷，部分患儿有反复惊厥发作。

（3）颅内压增高表现：年长儿表现为持续性剧烈头痛、频繁呕吐、畏光等，婴儿表现为易激惹、尖声哭叫、双眼凝视、惊厥、前囟饱满、张力增高，颅骨缝增宽、头围增大等。病情严重时可合并脑疝，出现呼吸不规则、意识障碍加重、两侧瞳孔大小不等、对光反射减弱或消失。

（4）脑膜刺激征：颈强直最为常见，Kernig征、Brudzinski征呈阳性。

2. 非典型表现

起病隐匿者见于3个月以下婴儿，其症状不典型。临床表现为体温升高或降低，甚至体温不升，黄疸加重等。但颅内压增高表现不明显，可能仅有吐奶、尖叫或颅缝分离，惊厥症状不典型，仅见面部、肢体轻微抽搐，发作性眨眼、呼吸不规则等。

3. 并发症

（1）硬脑膜下积液：30%～60%的化脓性脑膜炎并发硬脑膜下积液，多见于1岁以下婴儿。

（2）脑室管膜炎：主要见于治疗延误的婴儿。表现为治疗过程中出现高热不退、前囟饱满、惊厥频繁、呼吸衰竭等病情加重的症状，脑脊液检查始终异常，CT检查见脑室扩大，需考虑本症，确诊依赖脑室穿刺检查。

（3）脑积水：由于脑膜炎症导致脑脊液循环障碍所致。可见婴儿头围迅速增大，颅骨缝裂开、头皮变薄、静脉扩张，表现为额大面小。

【辅助检查】

1. 脑脊液

脑脊液检查为确诊本病的重要依据。对疑似严重颅内压增高的患儿，在未有效降低颅内压之前，腰椎穿刺有诱发脑疝的危险，应特别谨慎。脑脊液典型的表现为压力增高，外观浑浊似米汤样，白细胞总数明显增多 $\geq 1\,000 \times 10^6$/L 以上，分类以中性粒细胞为主，糖和氯化物含量显著下降，糖 $<$ 1.1 mmol/L，甚至难以测出，蛋白质明显增高，定量在 $>$ 1.0 g/L。

2. 血液

（1）血常规：外周血白细胞计数明显增高。为（20 ～ 40）× 10^9/L，分类以中性粒细胞增高为主，占 80% 以上。

（2）血培养：所有疑似病例均应做血培养，病程早期未使用抗生素，血培养阳性率较高，可帮助寻找致病菌。

3. 头颅影像学检查

头颅 MRI 较 CT 更能清晰地反映脑实质病变，可确定脑水肿、脑膜炎、脑室扩大、硬膜下积液等病理改变。

【治疗】

本病起病急，病死率高，后遗症多，应强调早期诊断和及时有效的治疗。

1. 抗生素治疗：原则是及早使用抗生素，通常在确定病原菌之前使用广谱抗生素，若明确病原菌则应选用对病原菌敏感的抗生素。

2. 肾上腺皮质激素治疗：肾上腺皮质激素可以抑制炎性细胞因子的释放，稳定血脑屏障，减少脑膜粘连等并发症，常用地塞米松 0.2 ～ 0.6 mg/（kg・d），分 4 次静脉给药，一般连续用 2 ～ 3 d。

3. 对症治疗：高热时遵医嘱使用药物降温；颅内压增高者予 20% 甘露醇降压治疗，发热予对症降温，癫痫可加用抗癫痫药物，惊厥发作者可使用地西泮、苯巴比妥等镇静止惊剂。注意保证能量摄入，维持水、电解质以及酸碱平衡。

【主要护理问题】

（1）体温过高：与细菌感染有关。

（2）潜在并发症：颅内压增高、脑积水、脑室管膜炎、硬膜下积液。

（3）有受伤的危险：与惊厥发作有关。

（4）营养失调——低于机体需要量：与摄入不足、机体消耗增多有关。

（5）家长焦虑情绪：与疾病预后不良有关。

【护理目标】

（1）患儿体温恢复正常。

（2）患儿颅内压恢复正常。

（3）降低患儿受伤的发生率。

（4）满足患儿的营养需求。

（5）患儿家属了解疾病相关知识，能配合治疗和进行正确的护理。

【护理措施】

1. 常规护理

（1）高热护理：保持病室的温度在 18 ～ 22℃、湿度 50% ～ 60%，鼓励患儿多饮水，体温大于 38.5℃时，应在 30 min 内将体温降至正常水平。可采用物理降温及化学降温方法。

①物理降温方法有：退热贴、冰袋冰敷、温水擦浴。

②药物降温：可使用布洛芬、对乙酰氨基酚等药物降温，每 4 h 测一次体温并记录，降温后 0.5 ～ 2 h 内复测体温一次。

（2）惊厥护理：控制惊厥，减少刺激，遵医嘱给予镇静药物。如苯巴比妥钠、地西泮或水合氯醛灌肠。当发生惊厥时，应保持呼吸道通畅 ，立即解开衣扣，去枕平卧，头偏向一侧，用缠有纱布的压舌板放于上下齿之间，以防唇舌咬伤，必要时用舌钳将舌头拉出，以免舌后坠引起窒息。及时清理呼吸道分泌物，及时吸痰。

（3）饮食护理：给予高蛋白、高维生素、高能量饮食，少量多餐。进餐前后注意口腔护理。观察患儿进食与呕吐情况，必要时静脉输液以补充能量。

（4）病情观察：每 15 ～ 30 min 巡视病房，每 4 h 测量一次体温、脉率、呼吸频率、血压并记录，密切观察患儿神志、瞳孔的变化，如有异常（如脉搏减慢、呼吸节律不规则、瞳孔不等大等圆、对光反射减弱或消失等）应立即通知医生，遵医嘱予以脱水药、抗生素等，并备好抢救药品及急救设施（如氧气、吸痰器、气管插管用物等），还需准确记录 24 h 出入量，防止体液不足。

（5）药物治疗的护理：了解药物的作用、副作用、配伍禁忌及使用要求，如使用甘露醇时，应在 30 min 内输入体内，有利于增加血浆渗透压，降低颅内压力，防止脑病发生。

（6）防止坠床：使用床档、约束带。

（7）心理护理：鼓励患儿及家属战胜疾病，根据情况向患儿及家属介绍相关疾病知识，取得患儿及家属的配合。

（8）加强口腔护理。

2. 腰穿护理

（1）术前护理

脑压高的患儿术前静脉给予 20% 甘露醇 125 ml，指导患儿排空大小便，指导和协助患儿去枕侧卧，背齐床沿，屈颈抱膝使脊柱尽量前屈。备齐患儿物品。

（2）术中护理

协助保持正常体位，观察患儿呼吸、脉搏及面色变化，询问患儿有无不适。

（3）术后护理

①去枕平卧 4 ～ 6 h，防止穿刺部位渗血渗液，穿刺术后患儿应按压穿刺局部 2 ～ 5 min，对有渗出倾向的患儿可延长压迫时间直至无渗出为止。

②可适当转动身体，观察有无头痛、腰背痛、脑膜刺激征及感染等穿刺后并发症。

③术后 1 ～ 7 d，指导患儿多饮水，卧床休息时间延长至 24 h，保持穿刺部位纱布干燥，观察有无渗血渗液。

【健康宣教】

（1）积极宣传化脓性脑膜炎的预防知识，积极防治上呼吸道、消化道等感染性疾病，预防皮肤外伤和脐部感染。

（2）对恢复期的患儿，应积极进行各种功能锻炼，减少或减轻后遗症。

（3）加强患儿的生活护理，保护患儿，避免发生意外。

（4）便秘发生时，嘱患儿不要用力排便，可遵医嘱应用缓泻药。

（5）嘱患儿卧床休息，避免情绪激动，以免血压骤升导致颅内压增高。

（李璐）

第四节 病毒性脑炎

【概述】

病毒性脑炎是由多种病毒感染引起的颅内脑实质炎症。若病变主要累及脑膜，则称为病毒性脑膜炎；若病变主要影响大脑实质，称为病毒性脑炎。由于解剖位置上两者相邻近，若脑膜和脑实质同时受累，此时称为病毒性脑膜脑炎。大多数患儿病程呈自限性。

【病因】

病毒感染，80% 为肠道病毒（柯萨奇病毒、埃可病毒）感染，其次为单纯疱疹病毒、腮腺炎病毒和虫媒病毒和其他病毒等。

【发病机制】

病毒经呼吸道、肠道等途径侵入人体，在淋巴细胞内繁殖，然后经血流感染颅外某些脏器，患儿出现发热等全身症状；若病毒在定居脏器内进一步繁殖，即可通过血 - 脑屏障侵犯脑膜或脑实质组织，使其弥漫性充血、水肿、血管周围有淋巴细胞浸润，胶质细胞增生及局部组织出现出血性软化坏死灶，从而导致中枢神经系统疾病症状。

【临床表现】

病情轻重差异很大，取决于脑膜或脑实质受累的相对程度。一般来说，病毒性脑炎的临床症状较脑膜炎严重，重症脑炎易在急性期死亡或发生后遗症。

1. 病毒性脑膜炎

起病快，多先有上呼吸道或消化道感染病史，表现为发热、恶心、呕吐。婴儿出现烦躁不安，易激惹；年长儿表现为头痛、颈背疼痛，可有颈强直、脑膜刺激征阳性。很少发生严重意识障碍和惊厥，无局限性神经系统体征。病程大多为1～2周。

2. 病毒性脑炎

起病急，其临床表现因脑实质受损部位的病理改变、范围和严重程度而有所不同。

（1）前驱症状：急性全身感染症状，如发热、头痛、呕吐、腹泻等。

（2）中枢神经系统症状：①惊厥。多数表现为全身性发作，严重者可呈惊厥持续状态。②意识障碍。轻者反应淡漠、迟钝、嗜睡或烦躁，严重患儿可有昏睡、昏迷、深度昏迷，甚至去皮质状态等不同程度的意识改变。③颅内压增高。头痛、呕吐，婴儿前囟饱满，严重患儿出现呼吸节律不规则或瞳孔不等大的脑疝症状。④运动功能障碍。根据受损部位不同，可出现偏瘫、不自主运动、面瘫、吞咽障碍等。⑤精神情绪异常。病变累及额叶底部、颞叶边缘系统，可出现躁狂、幻觉、失语，以及定向力、计算力与记忆力障碍等症状。

（3）病程：一般2～3周，多数患儿可完全恢复，但少数遗留癫痫、肢体瘫痪、智力倒退等后遗症。

【辅助检查】

（1）脑脊液检查：压力正常或增高，外观清亮，白细胞总数轻度增多（$<300\times10^6$/L），病程早期以中性粒细胞为主，后期以淋巴细胞为主；蛋白质大多数正常或轻度升高，糖和氯化物一般在正常范围。

（2）病毒学检查：部分患儿取脑脊液进行病毒分离及特异性抗体测试，结果为阳性；恢复期患儿血清特异性抗体滴度高于急性期4倍以上时具有诊断意义。

（3）脑电图：病程早期脑电图以弥漫性或局限性异常慢波背景活动为特征，少数伴有棘波、棘－慢综合波。慢波背景活动只能提示异常脑功能。某些患儿脑电图也可正常。

（4）神经影像学检查：MRI对于病灶显示比CT更有优势。可发现弥漫性脑水肿，皮质、基底节、脑桥、小脑的局灶性异常。

【治疗要点】

本病无特异性治疗，病程呈自限性，急性期及时支持与对症治疗是保证病情恢复、降低病死率和致残率的关键。

（1）对症治疗与支持疗法：卧床休息，维持体温正常及水、电解质平衡，合理供给营养，对营养状况不良者给予静脉营养剂或白蛋白。

（2）控制脑水肿和颅内高压：严格限制液体入量；过度通气时，将 $PaCO_2$ 控制在 30 ～ 35 mmHg；静脉注射甘露醇。

（3）控制惊厥发作：惊厥发作时，给予地西泮、苯巴比妥等止惊剂。

（4）抗病毒治疗：对单纯疱疹病毒脑炎可给予阿昔洛韦治疗，对其他病毒感染可酌情选用干扰素、更昔洛韦、利巴韦林。

（5）免疫治疗：静脉注射免疫球蛋白等。

（6）抗生素应用：对于重症婴幼儿或继发细菌感染者，适当给予抗生素。

【主要护理问题】

（1）体温过高：与病毒血症有关。

（2）有受伤的危险：与惊厥有关。

（3）急性意识障碍：与脑实质炎症有关。

（4）躯体活动障碍：与昏迷、瘫痪有关。

（5）潜在并发症：颅内压增高。

【护理目标】

（1）患儿体温正常。

（2）保持患儿良好的意识水平。

（3）降低患儿受伤的发生率。

（4）给予患儿充足的营养。

（5）患儿家属了解疾病相关知识，能配合治疗和进行正确的护理。

【护理措施】

1. 维持体温正常

监测患儿的体温、热型及伴随症状，及时给予降温处理，保持舒适体位，遵医嘱进行药物降温。评估患儿有无脱水症状，保证摄入足够的液体量。

2. 保证患儿安全

需专人守护，惊厥发作时立即置压舌板或舌垫于上齿与下齿之间、取侧卧位，适当应用约束带。

3. 昏迷的护理

保持昏迷患儿侧卧位，定时翻身及按摩皮肤，以促进血液循环，防止出现压疮。轻拍患儿背部，促使其排出痰液，避免坠积性肺炎的发生。

4. 积极促进机体功能的恢复

（1）恢复脑功能：去除影响患儿情绪的不良因素，创造良好的环境；针对患儿存在的幻觉、定向力错误的现象采取适当措施进行保护。

（2）恢复肢体功能：保持肢体处于功能位置，病情稳定后及早帮助患儿进行肢体的被动或主动功能锻炼，注意循序渐进，采取保护措施。在改变锻炼方式时加强指导，耐心帮助，给予鼓励。

5. 密切观察病情变化，及时发现问题、及时处理

（1）观察瞳孔大小及呼吸变化，保持呼吸道通畅，必要时吸氧，如发现呼吸节律不规则、两侧瞳孔不等大、对光反应迟钝，多提示有脑疝及呼吸衰竭发生。

（2）观察意识变化，如患儿出现烦躁不安、意识障碍，应警惕是否存在脑水肿。

6. 提供充足营养

评估患儿有无脱水症状，保证摄入足够的液体量，必要时给予鼻饲或静脉输液。

【健康教育】

（1）主动向患儿和家长介绍病情及护理方法，并进行用药指导。

（2）做好患儿及家长的心理护理。

（3）向家长宣传患儿日常生活护理知识，指导并鼓励家长坚持为患儿做智力训练和瘫痪肢体的功能锻炼。

（邱青霞、胡晓宜）

第五节　脑性瘫痪

【概述】

脑性瘫痪，简称脑瘫，是指各种原因所致的发育期胎儿或婴幼儿脑部出现非进行性脑损伤，以中枢性运动和姿势异常为临床主要特征，可伴有智力、行为及感觉的异常。

【病因】

（1）胎儿期各种异常情况：主要包括母体感染，母亲摄入药物、接触放射线、缺氧和毒血症，母亲本身有糖尿病和营养不良等疾病，多胞胎，胎儿脑发育畸形等都会导致脑性瘫痪。

（2）生产时不良因素：若有围生期异常和难产，造成窒息及机械损伤，脑性瘫痪发生的概率明显增高。另外新生儿早产、低体重、颅内出血等是出现脑性瘫痪的高危险因素。

（3）婴儿期感染或创伤：胎儿早期阶段神经系统发育受遗传因素、孕妇机体内外环境等影响，这些方面的异常将是婴儿早产、低出生体重和易有围生期缺氧缺血等事件发生的一个方面，另外婴儿脑部感染、头部外伤等也会引起脑部血液循环障碍，从而产生脑性瘫痪。

【临床表现】

（1）脑性瘫痪的患儿最基本的表现是运动障碍，一般都有以下 4 种表现（如表 2–10–1）：

表 2–10–1　运动障碍的表现

运动障碍分类	表现
运动发育落后和瘫痪肢体主动运动减少	患儿运动发育慢于相同年龄正常儿童，一般抬头、坐、站立、独立行走等大运动以及手指的精细动作较相同年龄正常儿童落后
肌张力异常	根据临床类型不同，可分痉挛型、肌张力低下型以及手足徐动型
姿势异常	肌张力异常，可出现多种肢体姿势异常，并因此影响其正常运动功能的发挥。临床上将患儿分别置于俯卧位、仰卧位、直立位，以及由仰卧牵拉成坐位时，可出现瘫痪侧肢体的异常姿势和非正常体位
反射异常	很多原始反射消失或延迟。但痉挛型脑性瘫痪患儿腱反射存在，可引出踝阵挛和阳性巴宾斯基征（Babinski征）

（2）临床类型及表现（表 2-10-2）：

表 2-10-2　临床类型及表现

临床类型		临床表现
运动障碍性质分类	痉挛型	最常见，约占全部病例的60%～70%，主要因锥体束受累，表现为上肢肘、腕关节屈曲，手指屈曲似紧握拳状。下肢内收交叉，走路时呈剪刀腿、踮足样步态
	手足徐动型	约占脑瘫的20%，主要病变在基底神经节，表现不可控制的不自主运动，紧张时加重，安静时减少，入睡后消失。因颜面肌、舌肌、吞咽肌受牵连，可出现喂养困难，伴有张嘴伸舌状、语言障碍表现
	肌张力低下型	主要是锥体系和锥体外系一起受累，出现肌张力低下，四肢呈软瘫状，自主运动减少；腱反射存在。仰卧位时呈仰翻的青蛙状。俯卧位时，抬头无力，头不能抬起
	强直型	与锥体外系受累有关。常出现严重智力低下。全身肌张力增高明显，身体僵硬，无法运动或运动减少
	共济失调型	以小脑性共济失调为主要表现，走路时两足间距加宽，四肢动作不协调，步态摇晃，走路不稳，上肢出现意向性震颤，肌张力低下
	震颤型	病变在锥体外表现为肢体的静止性震颤
	混合型	同时患有两种或两种以上类型的表现，称为混合型。其中，痉挛型与手足徐动型多并见

注：还可按瘫痪累及部位分类，可分为四肢瘫（四肢和躯干均受累）、双瘫（也是四肢瘫，但双下肢相对较重）、截瘫（双下肢受累，上肢及躯干正常）、偏瘫、三肢瘫和单瘫等。

（3）伴随症状和疾病：脑性瘫痪的患儿大部分伴有智力低下、听力、语言及视力障碍。另外可能伴有一系列发育异常的症状，如认知和心理行为异常等。

【辅助检查】

（1）视频脑电图检查：行脑电图，可发现约 80% 脑电图异常，但不全有癫痫发作。

（2）脑干听觉诱发电位测定：手足徐动型脑瘫儿异常率高。

（3）影像学检查：头颅 CT、放射性核素检查、MRI 等检查，可为脑损伤的部位进行定位。

（4）实验室检查：甲状腺功能、免疫功能、弓形虫、风疹病毒、疱疹病毒等，尿氨基酸筛查试验及血（或头发）微量元素检查。

（5）发育迟缓筛查：如儿童智力诊断、韦氏功能缺陷量表等。

【诊断】

临床上有多种类型的脑性瘫痪患儿，其临床表现多样，需对患儿同时存在的伴随症状（如智力低下、语言障碍、听力障碍、关节脱位等）和疾病做出鉴别诊断，更好地对疾病做出相应的治疗。

【治疗】

1. 治疗原则

（1）早期发现、早期治疗：婴儿运动系统正处发育阶段，早期治疗容易取得较好疗效。

（2）促进正常运动发育，抑制异常运动和姿势。

（3）采取综合治疗手段：除针对运动障碍外，应同时控制其癫痫发作，以阻止脑损伤的加重，对同时存在的语言障碍、关节脱位、听力障碍等也须进行治疗。

（4）医生指导和家庭训练相结合，以保证患儿得到持之以恒的正确治疗。

2. 主要治疗措施

（1）功能训练：

①体能运动训练。针对各种运动障碍和异常姿势进行物理手段治疗，目前常用沃伊塔疗法和神经生理疗法，国内还采用上田法治疗。

②技能训练。重点训练上肢和手的精细运动，提高患儿独立生活技能。

③语言训练。包括听力、发音、语言和咀嚼吞咽功能的协同矫正。

（2）矫形器的应用：功能训练中，配合使用一些支具或辅助器械，有帮助矫正异常姿势，抑制异常反应的功效。

（3）手术治疗：主要用于痉挛型，目的是矫正畸形，恢复或改善肌力与肌张力的平衡。

（4）其他：高压氧、水疗、电疗等对功能训练有辅助作用。

【主要护理问题】

（1）生长发育迟缓：与脑损伤有关。

（2）有废用综合征的危险：与肢体痉挛性瘫痪有关。

（3）营养失调——低于机体需要量：与脑性瘫痪造成的进食困难有关。

（4）知识缺乏：家长缺乏专业的康复知识。

【护理目标】

（1）患儿发育迟缓得到及时治疗。

（2）患儿营养均衡，营养状况得到改善。

（3）患儿及家属掌握该疾病的相关知识。

（4）患儿自理能力得到改善。

【护理措施】

脑瘫患儿的护理措施主要包括饮食护理、功能训练、安全管理、心理关爱、日常生活护理和心理护理。

1. 饮食护理

根据患儿个性情况，提供高能量、高蛋白及富有维生素、容易消化的食物，加强患儿饮食训练。喂食时，尽可能让患儿半卧位，头居中线，勿强行塞入或抽出喂食器物，以防呛咳、窒息及损伤牙齿，若摄入量不能满足机体需要量时，可进行鼻饲或静脉补充。

2. 功能训练

（1）体 / 技能训练：针对运动障碍和异常姿势采用物理学手段训练瘫痪的肢体保持功能位，并进行被动或主动运动，促进肌肉、关节活动和改善肌张力，纠正异常姿势，减轻伤残程度；协助和锻炼患儿上肢和手的精细运动。还可结合推拿、按摩、针灸、理疗等，循序渐进，以提高患儿对社会生活的适应能力。

（2）语言训练：对伴有语言障碍者，应按正常儿童语言发育的规律进行训练，制订相应的训练方案，矫正其听力、发音、语言表达等方面的缺陷，并坚持不懈地进行语言康复训练。

3. 安全管理

做到专人护理，耐心介绍环境，给予患儿关心、爱护，以减轻患儿或家长的不安与焦虑。必要时采用头部护具和垫床垫，防止患儿损伤。

4. 心理关爱

发挥社会、家庭、学校全方位的力量，关爱脑瘫患儿。鼓励患儿参加集体活动。

5. 日常生活护理

脑瘫患儿存在多方面的能力缺陷，对其进行日常生活护理及训练至关重要，应加强培养患儿独立更衣的能力，多进行卫生梳洗训练，养成定时大小便的习惯；让患儿学习进食动作，提高日常生活自理能力。

6. 心理护理

治疗及康复训练是一个漫长的过程，患儿父母必须树立信心，在医生指导下，掌握功能训练手法，坚持长期治疗，切勿中断。培养患儿良好的心理素质，增强患儿克服困难的信心，鼓励患儿多参加社会活动，提高其社会交往能力。

【健康宣教】

脑性瘫痪患儿需要长期性治疗、护理，因此家庭教育尤为重要。

（1）指导家属掌握照顾患儿的方法，包括饮食训练、用药管理、身体康复及癫痫发作的处理等。

（2）脑瘫患儿的神经功能缺陷并非固定不变的，协助家属安排切实可行的康复计划，包括儿童刺激计划、残疾患儿康复计划，如果康复治疗措施恰当，可获得很好的效果。

（3）指导促进患儿心理健康：家人多给患儿关爱与照顾，耐心指导，积极鼓励，切不可歧视或过于偏爱，避免造成性格缺陷。

（4）指导、督促家长学习患儿保护性照护和日常生活护理的有关知识，并且掌握相关技能，例如抱姿、喂养方法、穿脱衣、洗漱等，指导家长做好患儿患侧肢体功能训练。

（朱昌成）

第六节 吉兰-巴雷综合征

【概述】

吉兰－巴雷综合征（GBS）又称急性感染性多发性神经根神经炎，是自身免疫性疾病，多由于机体免疫反应引起，主要侵犯下运动神经元，为儿童急性弛缓性麻痹的常见病因，以四肢急性、进行性、迟缓性麻痹为主要表现，伴颅神经和呼吸肌受累。这类疾病无传染性和遗传性。本病多见于青少年和儿童，男性多于女性，全年均可发病，发病率为 0.4/100 000 ～ 2.5/100 000。学龄前儿童由于症状不典型、疼痛和 GBS 的低发病率可能造成诊断的延迟。急性炎性脱髓鞘多发神经根神经病（IDP）和急性运动轴索性神经病（MAN）是最常见的两个亚型。急性运动感觉轴索性神经病（MSAN）、Miller-Fisher 综合征（FS）、急性泛自主神经病、急性感觉神经病较少见。

【病因】

目前尚未完全清楚，往往认为与病毒感染相关。约 70% 的 GBS 患儿发病前 8 周内有前驱感染史，通常见于病前 1 ～ 2 周，少数病人有手术史或疫苗接种史。

（1）细菌感染以空肠弯曲菌感染最常见，约占 30%，腹泻为前驱症状的 GBS 患儿空肠弯曲菌感染率高达 85%。

（2）巨细胞病毒感染与严重感觉型 GBS 有关，多数患儿较年轻，发病症状严重，常出现呼吸肌麻痹，脑神经及感觉受累多见。

（3）发生于传染性单核细胞增多症发病前后的 GBS 常伴 EB 病毒感染。

（4）肺炎支原体感染的 GBS 患儿年龄较轻。

（5）乙型肝炎病毒感染患儿 GBS 发生率显著高于非 HBV 感染组。

（6）另外亦有人类免疫缺陷病毒（HIV）及 Lyme 病的报道。

【病理】

GBS 的详细发病机制尚不完全清楚，普遍认为体液和细胞免疫都不同程度地参与各个类型的发病。

大多数患儿起病前数周内曾有感染诱因，分布在周围神经的神经节苷脂可以用来鉴别感染原，它们可以诱发抗体产生破坏神经组织并产生症状。大多数抗原是通过黏膜或上皮细胞进入体内导致 GBS。

【临床表现】

GBS 是自限性疾病，大多预后良好，少数患儿会并发呼吸肌无力，早期准确诊断有助于患儿及时治疗和减少并发症。本病病情发展的速度及神经受累的程度有显著的个体差异。大多数患儿的症状经 3 ～ 4 周的进行性加重后停止进展，随后逐渐恢复肌力。一般 3 周至 6 个月完全恢复。少数病例可留有不同程度的肌肉萎缩、肌肉营养障碍、肌肉麻痹后遗症或因合并呼吸衰竭、肺部感染而死亡。

（1）运动感觉症状：肢体瘫痪，患儿常常先出现手脚无力症状，之后逐渐在数小时至数周向躯干部发展。累及头部出现抬头困难，累及面神经出现表情减少等症状，累及延髓支配肌时，出现进食或饮水难以下咽症状，严重者会累及呼吸肌，导致呼吸困难无力，甚至死亡。

（2）感觉神经症状：疾病早期即有肌肉疼痛，下肢远端出现不同程度的感觉异常和麻木感。年长儿可表现为手套、袜套样分布的感觉减退。

（3）脑神经损害：双侧周围性面瘫多见。

（4）自主神经症状：表现为多汗、皮肤潮红、手足肿胀、血压改变等症状。

（5）神经反射异常：深反射减弱或消失。

【辅助检查】

（1）肌电图：表现为在有电刺激时，运动神经传导的速度减慢，肌肉本来应该出现的收缩反应出现延迟。

（2）脑脊液检查：80% ～ 90% 患儿出现脑脊液特征性表现：蛋白 - 细胞分离现象，即病初多无明显异常，发病第 2 周脑脊液蛋白质逐渐增高，但细胞计数正常，其他指标正常，第 3 周蛋白质增高达到高峰，第 4 周开始蛋白质逐渐降至正常。

（3）血清学检查：部分患儿血抗神经节苷脂抗体阳性，阳性率高于脑脊液检查。

【治疗】

大量临床试验证明，有效的免疫治疗可以缩短住院时间并改善预后。目前用于 GBS 病因治疗的方法主要为免疫治疗，包括血浆置换（PE）、静脉免疫球蛋白（IVIg）、皮质类固醇等治疗。

1. 一般治疗

（1）心电监护：严密观察生命体征、神志、瞳孔等。

（2）呼吸道管理：保持呼吸道通畅，必要时机械辅助通气。

（3）营养支持：吞咽困难、饮水呛咳者给予鼻饲，消化道出血或胃肠麻痹者给予静脉营养。

（4）其他对症处理：尿潴留、神经痛、感染、压力性损伤、下肢深静脉血栓。

2. 免疫治疗原则

（1）发病 2 周以内，病情较重或有明显加重趋势的 GBS 患儿，尽快启动免疫治疗。

（2）病程 2 周以上，或症状轻微的 GBS 患儿，根据个体情况判断是否采用免疫治疗。

（3）免疫球蛋白（IVIG）治疗后病情仍进展或出现症状波动的患儿，可根据个体情况选择是否再次进行 IVIG 治疗。

（4）IVIG 治疗后不建议再使用血浆交换。

3. 治疗药物

（1）首选 IVIG：400 mg/（kg · d），QD，静脉滴注，连续 3 ～ 5 天。

（2）血浆交换：每次 30 ～ 50 ml/kg，1 ～ 2 周内进行 3 ～ 5 次。

（3）糖皮质激素治疗 GBS 尚缺乏循证证据支持。

（4）营养神经：B 族维生素。

4. 康复治疗

病情稳定后早期进行神经功能康复锻炼，以预防废用性肌萎缩和关节挛缩。

儿童的预后普遍较成人好，80% 未累及呼吸功能的患儿经过治疗后数月可完全恢复或恢复到较为理想的状态。但部分儿童在力量恢复后的数个月到数年中存在轻微的运动障碍，比如易感到疲劳和感觉异常。故提倡早期进行康复训练，促进功能的恢复。

【主要护理问题】

（1）舒适的改变 – 疼痛：与疾病下肢出现疼痛及麻木有关。

（2）肢体移动障碍：与肢体瘫痪有关。

（3）自理能力下降或缺陷：与运动感觉障碍后活动受限有关。

（4）皮肤完整性受损：与长期卧床有关。

【护理目标】

（1）患儿下肢疼痛及麻木感减轻，舒适感增加。
（2）肢体移动等简单活动能自行完成。
（3）皮肤完整无破损。
（4）患儿能进行简单的日常活动。

【护理措施】

1. 常规护理

按儿科一般护理常规护理。

2. 观察

急性期卧床休息，观察患儿神志、面色、心率、呼吸、发声等。

3. 饮食

（1）给予高能量、高蛋白、高维生素且易消化的软食，患儿多食水果蔬菜，补充足够的水分。

（2）根据患儿吞咽和咀嚼能力，选择流质或半流质饮食，进食、饮水时要防止呛咳或误吸。不能经口进食者给予鼻饲。

（3）必要时遵医嘱予静脉营养支持。

（4）密切观察病情变化，注意观察心脏功能的情况，尤其注意观察有无危及生命的吞咽困难和呼吸麻痹的早期症状，若有延髓麻痹会引起吞咽困难和误吸，则应及时安置鼻饲管，以保证机体足够的营养供给，维持水、电解质平衡预防营养失调，预防窒息及吸入性肺炎。

（5）注意观察患儿呼吸困难的程度，及时评估患儿的精神状态，呼吸频率、深度、节律和呼吸道通畅的情况。如有异常情况应立即报告医生，同时迅速清除气道内分泌物，保持气道通畅，及时密切配合抢救。

4. 促进肢体功能恢复

（1）保持肢体处于功能位置，防止足下垂、爪形手等。

（2）帮助患儿做肢体被动运动，轻柔缓慢地进行按摩，按摩幅度由小到大，由大关节到小关节，注意安全。

（3）恢复期鼓励、指导、督促患儿自主活动，加强对自理生活能力的训练，如加强行走训练等。注意强度适中、循序渐进、持之以恒，保证安全。

5. 改善呼吸功能

（1）定时开窗通风，保持室内空气新鲜，温湿度适宜。

（2）保持呼吸道通畅，鼓励患儿咳嗽，及时清理呼吸道分泌物。

（3）加强巡视，密切观察患儿面色、呼吸、心率及胸廓活动幅度，如有异常，及时报告医生配合处理。

6. 做好基础护理

（1）保持床单位的干燥、整洁，给予每天温水擦浴，促进机体血液循环，出汗多时及时擦洗，勤换干净衣裤。

（2）每 2 h 协助病人翻身一次，必要时使用气垫床，以减少局部受压，注意骨突出部位的护理，预防压力性损伤。

（3）肢体瘫痪者，将肢体处于功能位，防止足下垂、爪形手等后遗症。

（4）不能进食者每日口腔护理 2 次。

7. 保持大便通畅

必要时遵医嘱用生理盐水灌肠或开塞露通便。

8. 心理护理

本病起病急、进展快，患儿常因呼吸费力而紧张，害怕呼吸停止和气管切开，恐惧死亡，护士应主动关心患儿，耐心倾听，告知病情经过、预后及气管切开和机械通气的重要性，使其情绪稳定，安心休息，增强治疗信心。

9. 健康教育

嘱家长督促患儿坚持康复训练，加强营养，定期门诊随访。

【并发症的观察及护理】

并发症：急性呼吸衰竭、肺部感染、心律失常等。

（1）抢救呼吸衰竭的关键是维持呼吸功能，应充分认识呼吸衰竭时缺 O_2 和 CO_2 潴留的早期症状，正确掌握气管切开和机械呼吸机的使用指征，保持呼吸道通畅，保证 O_2 的摄入及正常的通气功能。

（2）严重 GBS 患儿的咳嗽反射和清除呼吸道分泌物的功能均会减弱，分泌物不易排出，从而导致细菌在呼吸道内繁殖，有的肺部感染可能与气管切开有关。肺部感染常为 GBS 患儿的致死原因之一。因此，防治肺部感染极为重要，一旦发现患儿的肺部有感染征象，应及时根据病原学诊断选择有效的抗生素疗法。

（3）严重 GBS 患儿常可出现心律失常，且多由机械通气、代谢、酸碱和电解质紊乱、肺炎、血栓和自主神经功能障碍等引起。处理这类心律失常，应首先针对引起心律失常的病因，再酌情给予不同的抗心律失常药。用药仍不能逆转的室性心动过速时可考虑直流电复律，对心脏停搏者，应及时安放心脏起搏器。

【健康宣教】

1. 饮食指导

（1）进食高蛋白、高维生素、含钾丰富的饮食，如新鲜蔬菜水果。

（2）饮食清淡、易消化，忌食过咸、辛辣刺激性食品。

（3）吞咽困难、进食呛咳者不可强行进食，可予鼻饲。

2. 康复指导

（1）早期进行肢体被动或主动运动，同时结合针灸、理疗、按摩和步态训练，运动要循序渐进，不能急于求成。

（2）鼓励患儿进行日常生活自理能力训练，必要时给予协助。

3. 日常生活指导

（1）按时用药，并注意药物副作用。

（2）指导患儿正确做深呼吸及有效咳嗽，保持呼吸道通畅。

（3）保持床单位干燥、整洁，定时翻身，预防发生压力性损伤。

（4）感觉障碍者禁用热水袋，防止烫伤。

（5）患儿外出时需有人陪伴，以防意外，并防受凉感冒。

4. 心理指导

及早识别和处理焦虑症和抑郁症，鼓励患儿参与力所能及的社交活动。

【特别关注】

尽管在最近几十年，GBS 的发病机制研究和治疗已经取得了很大的进步，但在减少 GBS 致残率和病死率上还有很多工作要做。由于免疫介导的发病机制早在神经系统症状出现之前，就已经悄悄地进行了，现阶段似乎不可能阻止 GBS 的发生。假如能早期终止免疫应答和给予最大的支持治疗，预后会有很大的改善，这点在综合征的动物模型中取得了较好的成果。新的治疗方法，如钙蛋白酶和补体抑制剂可能被开发利用，还可通过免疫吸附对抗神经节苷脂抗体并对其进行清除，但是这些还没有进入临床试验阶段。想要减少 GBS 的致残率和病死率，仍有很长的路要走。

（罗锦）

第七节　重症肌无力

【概述】

重症肌无力（MG）是一种获得性自身免疫性神经肌肉接头疾病，主要由抗乙酰胆碱受体抗体介导，临床上无力性运动障碍典型表现为“晨轻暮重”，即无力症状在睡眠或成长时间休息后缓解，活动后加重。

【病因】

正常神经肌肉接头由突触前膜、突触间隙和突触后膜三部分组成。神经冲动电势促使突触前膜向突触间隙释放含有化学递质乙酰胆碱（Ach）的囊泡，在间隙中囊泡释放出大量 Ach，与近十万个突触后膜上的乙酰胆碱受体（Ach-R）结合，引起终板膜上 Na^+ 通道开放，大量 Na^+ 进入细胞内，K^+ 排出细胞外，而使突触后膜除极，产生肌肉终板动作电势，引起肌肉收缩。

【病理】

MG 主要是由细胞及体液免疫依赖，补体及细胞因子参与，多种抗体介导的引起神经－肌肉接头（NMJ）传递障碍的自身免疫性疾病。MG 是儿童神经专科常见的自身免疫性疾病之一，在诊断及治疗上与成人 MG 有较大的区别，而目前临床仍缺乏针对儿童 MG 精准、高效的诊疗方案。近年来，随着 MG 发病机制研究的深入，免疫病理环节中免疫网络紊乱及导致 NMJ 传递障碍的致病抗体的靶向诊疗成为当前主要研究方向。

【临床表现】

1. 儿童期重症肌无力

大多在婴儿期发病，最年幼者 6 个月，2 ～ 3 岁是发病高峰，女孩多见。临床主要表现 3 种类型。

（1）眼肌型：最多见，单纯眼外肌受累，多数见一侧或双侧眼睑下垂，可伴眼球活动障碍，如眼球外展、内收或上、下运动障碍，引起复视或斜视等。瞳孔对光反射正常。

（2）脑干型：主要表现为Ⅸ、Ⅹ、Ⅻ对脑神经所支配的咽喉肌群受累。突出症状是吞咽或构音困难、声音嘶哑等。

（3）全身型：主要表现为运动后四肢肌肉疲劳无力，严重者卧床难起，呼吸肌无力时危及生命。

2. 新生儿期重症肌无力

病因特殊，包括两种类型。

（1）新生儿暂时性重症肌无力：患重症肌无力的母亲所生新生儿约 1/7 患本病。

（2）先天性重症肌无力：本组疾病并非自身免疫性疾病，为一组遗传性 Ach-R 离子通道病，与母亲是否有重症肌无力无关，患儿出生后全身肌无力和眼外肌受累，症状持续，不会自然缓解，胆碱酯酶抑制剂和血浆交换治疗均无效。

【辅助检查】

（1）药物诊断学试验。

（2）肌电图检查。

（3）血清抗 Ach–R 抗体检查。

（4）胸部 CT 检查。

【治疗】

1. 抗胆碱酯酶药物

（1）新斯的明

①溴化新斯的明片剂（每片 15 mg）：5 岁以内 0.5 mg/（kg · d），5 岁以上 0.25 mg/（kg · d），每 4 h 1 次，逐渐加量，一旦出现副作用则停止加量。

②甲基硫酸新斯的明针剂（0.5 mg，1.0 mg）每岁 0.05 ～ 0.1 mg 或每次 0.025 mg/kg。

（2）吡啶斯的明：化学结构类似新斯的明，但毒性仅为其 1/8 ～ 1/4。

①溴化吡啶斯的明片（每片 60 mg）：5 岁以内 2 mg/（kg · d），5 岁以上 1 mg/（kg · d），逐渐加量，一旦出现作用则停止加量。分 3 ～ 4 次口服，极量为 360 mg/d，10 ～ 30 min 出现疗效。

②氯化吡啶斯的明片（每片 50 mg）：作用同上，适用于溴剂过敏者。

（3）氯化阿伯农片剂（酶抑宁，美斯的明，每片 5 mg、25 mg）：0.3 mg/（kg · d）开始，渐增至 1.5 mg/（kg · d），分 3 ～ 4 次。20 ～ 30 min 出现疗效，作用时间 4 ～ 5 h。

2. 激素疗法

（1）泼尼松长期维持疗法：泼尼松片剂（每片 5 mg）1 ～ 2 mg/（kg · d）小剂量开始逐渐增加，持续服用 8 ～ 12 周后逐渐减量，至每日或隔日顿服，总疗程 2 年。

（2）大剂量甲基泼尼松冲击疗法：甲基氢化泼尼松龙针剂（40 mg/ 支、500 mg/ 支），20 mg/（kg · d）静滴 3 d。

3. 其他免疫抑制疗法

（1）环磷酰胺片（每片 0.05 g、0.1 g）：2 mg/（kg · d）分 2 次服用。

（2）嘌呤拮抗剂：6– 巯基嘌呤片剂（每片 25 mg、50 mg）：1.5 mg/（kg · d），分 3 次。硫唑嘌呤片剂（每片 0.05 g、0.1 g）：1.5 ～ 3 mg/（kg · d），分 2 次。

（3）大剂量静脉注射两种球蛋白：0.4 ～ 0.6 g/（kg · d）静滴，4 ～ 6 h 内输完，连续 5 d 为一疗程。

4. 胸腺摘除术

术后有效率（完全缓解与好转）44% ～ 90%。特别是对非胸腺瘤术后缓解好转率较高。

【主要护理问题】

（1）低效型呼吸形态：与膈肌无力有关。

（2）受伤的风险：与肌肉无力易发生跌倒有关。

（3）自理能力下降：与躯体移动障碍有关。

（4）潜在并发症：肌无力危象。

【护理措施】

1. 保持呼吸道通畅，维持呼吸功能

（1）维持正常的呼吸功能：评估患儿的呼吸形态、呼吸频率及呼吸困难的程度，有变化时立即报告医生。

（2）保持呼吸道通畅：保持气道通畅，头偏向一侧，定时翻身叩背、吸痰，遵医嘱按时进行雾化吸入，稀释痰液，利于呼吸道分泌物随时排出，减轻并控制肺部感染。

（3）改善缺氧状态：随时询问患儿有无胸闷、憋气感觉，注意观察血氧饱和度变化，监测血气分析指标，根据缺氧状态给予鼻导管、面罩吸氧，必要时行气管插管。

2. 保证营养摄入，预防误吸发生

（1）指导患儿进食高蛋白、高能量、高维生素、富含钙、钾的软食或半流食，避免食用干硬或粗糙食物。嘱患儿饭前静息 20 ～ 30 min，可使肌力恢复。调整患儿的进餐时间，尽量在药效高峰期进行以增加咀嚼力。患儿进餐时尽量采取坐位，卧床患儿抬高床头，进餐时避免分散患儿的注意力，指导患儿进餐速度要慢，每次进餐量少，慢慢吞咽。

（2）床边备好吸引器，必要时吸出误吸物。

（3）吞咽障碍不能进食或使用呼吸机患儿，给予鼻饲饮食。

3. 加强沟通，了解患儿心理状态

（1）对于呼吸肌危象插管、气管切开患儿注意肢体语言的使用，应用提示板与患儿沟通，或用手势了解患儿需求，了解其心理变化特点，针对性地采取护理措施。

（2）保持患儿情绪稳定，减少焦虑、抑郁情绪。

4. 用药护理

应用糖皮质激素，注意副作用的观察与护理。

（1）大量应用糖皮质激素可产生高血压、高血糖、低血钾、水钠潴留、皮疹、皮肤痤疮等副作用。

（2）观察患儿有无精神紊乱的症状，如欣快感、失眠、不安、定向力障碍、抑郁等精神病表现。

（3）询问患儿有无黑便、腹部不适，定时监测便常规。鼻饲患儿喂养前抽吸胃液，观察胃液颜色、量，如抽出咖啡色胃液立即送检，以判断有无胃内出血。

（4）冲击量应用糖皮质激素时注意监测血糖血钾值、记录出入量、观察患儿精神状态等；当症状控制、病情稳定后，应严格遵医嘱逐渐减量，切忌减量过快或突然停药。

（5）停药、减药时要注意观察患儿有无头晕、晕厥倾向、腹痛或背痛、低热、食欲减退、恶心、呕吐、乏力、软弱等症状，判断是否有停药后出现的糖皮质激素依赖综合征。

（6）长期用药后患儿抵抗力低下，皮肤薄脆，皮下瘀斑、瘀血，为卧床危重患儿做好基础护理及晨晚间护理，并保持皮肤清洁干燥。

【健康宣教】

（1）指导服药：按时服药，勿擅自停药减药，告知患儿及家长药物服用注意事项。

（2）活动与休息：生活规律，根据温度适时增减衣服，预防感冒。

（3）预防并发症：预防误吸、感染、危象、压力性损伤的发生。

（4）对家长进行指导：理解关心患儿，观察症状，及时发现、及时就诊。

（李璐）

第八节　注意缺陷多动障碍

【概述】

注意缺陷多动障碍（ADHD）是一种常见的神经发育障碍性疾病，主要表现为多动、冲动和（或）注意力缺陷。多见于学龄前期儿童，对儿童的认知、学业、行为、情绪和社交功能等多方面都可造成影响。

【流行病学概况】

ADHD 的患病率一般报道为 3% ～ 5%，男女之比为（4 ～ 9）：1。有研究发现儿乎在所有的国家和文化背景中均有 ADHD 发生，我国报道学龄期儿童 ADHD 的患病率为 1.3% ～ 13.4%。

ADHD 的症状基本在学龄前期出现，高峰年龄为 8 ～ 10 岁，9 岁最为突出，随着年龄的增长，共患学习困难和其他精神障碍相继出现，调查显示有 15% 的 ADHD 患儿需要进行行为矫正的治疗。

【病因及发病机制】

ADHD 是一种神经发育障碍，其病因及发病机制目前尚不明确。目前研究认为 ADHD 是由多种因素相互作用导致的一组临床综合征。主要包括以下因素。

（1）单胺类神经递质功能失调：既往对 ADHD 的病因学机制的实验研究中提出了去甲肾上腺素功能不足，多巴胺功能不足等假说，推出 ADHD 的病因可能是神经递质的失调所导致的行为障碍。

（2）大脑解剖结构和功能改变：大脑中控制注意力和活动能力的区域功能水平较低可能与 ADHD 有关。

（3）基因和遗传：ADHD 有家族聚集性特点。ADHD 患儿有四分之一的概率存在家族遗传，如有多动症的父母、近亲，有时多动症在父母身上被诊断出来的同时，也在孩子身上被诊断出来。

（4）认知功能障碍：在成人 ADHD 患儿的研究中，表明在其注意力、加工速度、执行功能、语言记忆、阅读技能、数学能力等认知功能领域均存在缺陷并伴有相关的事件相关电位（ERP）异常。

（5）环境因素：ADHD 与母亲孕、产期（包括孕前、孕期和围产期）不良事件高度相关，包括母孕期吸烟、母孕前基础疾病（如糖尿病、肥胖等）、母亲产前酒精暴露、父母生育年龄较大、胎儿出生方式（如剖宫产）、早产儿、出生低体重儿以及非母乳喂养等因素。研究还发现，胚胎或婴儿汞、铅暴露也与 ADHD 发病有关。

（6）除此之外，ADHD 还与父母情感表达水平、教养方式、生活方式以及家庭收入水平等不良的家庭环境因素有关。

【临床表现】

ADHD 是由 2 类核心症状组成的综合征：多动 / 冲动和注意缺陷。当儿童出现与其发育水平不相适应的注意缺陷、活动过度，同时伴有学习或社交等单一或多个功能损害，则应考虑存在 ADHD 可能。在儿童不同的年龄阶段，ADHD 往往有不同的表现，包括以下几个方面。

（1）学龄前期儿童：常常表现为过分喧闹、捣乱；甚至有明显攻击行为；不好管理；惹人讨厌；经常惹祸；无法接受幼儿园的教育。

（2）学龄期儿童：表现为不安静、好动；注意力难以集中；行为冲动自我控制力差；没有玩得好的伙伴；学习成绩不好；对抗不服从。

（3）青少年及成人：除学龄期的症状外，还存在就业困难、工作效率低以及驾驶风险，甚至出现物质滥用、失业、家庭问题等情况。

【辅助检查】

（1）ADHD 的临床诊断及治疗前都需采用相应的筛查量表及诊断量表进行评估。常用于 ADHD 诊疗过程的评估量表包括：DSM- Ⅴ诊断量表、Weiss 功能缺陷量表、SNAP- Ⅳ父母及教师评定量表、Conners 量表、QCD 问卷。ADHD 初诊时还应进行认知功能、智力测试。

（2）常规检查：一般常规检查应包括血常规、尿常规、肝肾功能及心电图、脑电图以及头部影像学检查等，根据病情还应对视力、听力、甲状腺功能、染色体等方面进行筛查，便于了解患儿的基本身体情况，也有助于用药。

【诊断】

在 ADHD 的诊断中，病史采集至关重要，在问诊过程中以 ADHD 主要临床表现、病程、共患病、社会功能和影响因素进行全面采集病史。除外还需特别注意收集全面的发育史和可能存在的精神疾病史、访谈并观察家长和儿童（包括精神状态评估、行为观察），收集教师提供的在校信息，结合儿童临床评估和实验室检查结果综合判断。

ADHD 的诊断标准：12 岁以前即持续出现注意缺陷和（或）多动、冲动相关症状（各 6 项及以上）至少 6 个月且程度与发育水平不一致的患儿需考虑 ADHD。强调患儿核心症状存在于 2 个及以上场合（如在学校、家中、诊室等），在社交、学业等功能上存在明显的损害，且不能用其他精神障碍或神经系统疾病进行解释。

【共患病】

经研究表明超过 65% 的 ADHD 儿童同时共患其他发育障碍或精神心理障碍等疾病。且共患疾病种类多，共患病的存在常导致的社会功能严重损害，并影响预后，因此在儿科诊疗中，需特别注意明确以及管理。ADHD 常见的共患疾病包括：睡眠障碍、语言障碍、抽动障碍、遗尿症、全面发育迟缓、孤独症谱系障碍、焦虑、癫痫等。

【治疗要点】

（1）培养注意力集中。

（2）稳定不良情绪，防止发生过激行为。

（3）制订个别教育计划。

（4）培养社会适应能力，增强自我照顾、家庭作业或工作的独立性。

（5）对于需要药物治疗的进行药物治疗。

（6）针对学习困难的患儿采取办法，提高学习的成效。

（7）对活动过度的患儿进行躯体训练的项目。

（8）给予患儿充分的理解与尊重。

（9）提高生活安全性。

【治疗】

ADHD 是儿童最常见的神经发育障碍性疾病，是一种影响终身的慢性疾病，治疗的时间也比较长，ADHD 的核心症状为多动、注意力不集中、冲动。这些症状会导致学习和工作困难，与家庭成员、同学及同事关系紧张，所以，对于 ADHD 进行早期诊断及治疗是非常必要的。

ADHD 的治疗原则按照年龄有不同的侧重点，4 ～ 6 岁的儿童一般首选非药物治疗，进行行为治疗，6 岁以后的 ADHD 患儿一般以药物和非药物结合治疗。

1. 非药物治疗

治疗方法主要分为行为治疗、认知行为治疗、教育干预、家庭治疗及综合干预。

（1）行为治疗是非药物治疗的重要组成部分，主要通过正性强化和负性强化来帮助儿童建立正确的行为模式，主要包括以下几点：

①家长行为管理训练：帮助家长理解和实施正性强化法，即每当儿童出现所期望的行为时，采取奖励的方法，立即给予强化，以增强出现的频率，帮助儿童建立良好的行为习惯。

②暂时隔离法：当儿童出现某种不合理的行为或情绪时，及时将儿童隔离在一个单独的角落或者房间内，使其冷静过后再反思这是由于自己的行为不当导致的。

③消退法：消退法认为日常生活中对儿童的注意也是一种强化，当儿童出现某种不正当的行为时，可采取不予理睬的办法，因为这个时候如果给予儿童更多的关注他可能会更加地把不良行为扩大化，所以要选择这种方法，家庭成员的意见应保持一致，加以坚持会取得很好的效果。

④示范法：家庭成员树立规范的行为榜样，儿童通过学习及模仿产生良好的行为规范。

（2）家长培训：ADHD 主要以注意力不集中、冲动、多动为主要表现，早期干预并积极治疗可以更好地帮助家庭来管理儿童。在这整个过程，家长必须参与其中，家长的配合也十分重要，家长的态度对儿童的治疗效果有着非常重要的作用。所以需要家长积极努力地配合，要相信医生、相信自己的孩子。

通过了解每个家长的文化程度，针对不同的文化程度做出不同的培训方式，包括线下、线上、座谈会及文字介绍等，培训的内容为ADHD疾病的介绍、相关临床表现及相关的治疗方法，使用比较让人易懂的方法，尽量少用医学术语，讲解培训的目的，是为了让家长了解ADHD，因为现在还是有很多的家庭没有正确地看待这个疾病，而导致患儿未能够及时就诊，而耽误病情，打消家长的顾虑，提高他们的依从性。

（3）学校干预：学校的干预也是对ADHD儿童的一个重要部分，因为对于学期前期、学龄期及青少年来说，大部分的时间都在学校度过，针对这一部分的儿童，与老师及学校的其他相关人员沟通是必需的，也需要他们的配合与理解。

①配合药物治疗，进行综合干预：ADHD是有多种临床表现的综合征，ADHD儿童本来心理方面就会与正常的儿童有差异，由于学校的学习环境，会出现很多问题，如注意力不集中、学习困难、与人沟通不畅及情绪问题等，需要采取综合治疗。由老师、学校心理学家、儿童及家长共同参与。

②团体辅导：通过群体游戏的方式改善行为问题，从而提高他们的注意力、自我约束及团队意识，引导儿童遵守规范并鼓励儿童交流分享，从而从彼此的经验中获得成长。

④对家庭辅导的指导：家长对ADHD的治疗起着非常重要的作用，家庭成员应改变之前的教育方法，与治疗师一同制订可行的方案，并在日常生活及学习中去实行，以达到更好的效果。

⑤ ADHD儿童药物治疗的护理：家长及教师应随时观察儿童的服药情况，有无漏服及随意更改服药的剂量及时间，有无药物的不良反应，服药前与家属签署相关告知书，学校教师应对其他学生进行保密，以免伤害儿童的自尊心。

2. 药物治疗

药物治疗以中枢性兴奋剂和非中枢性兴奋剂为主，此外还可根据病情选择抗抑郁药物、抗精神病药或中药辅助治疗。症状完全缓解1年以上可考虑逐渐减量至停药。

（1）中枢兴奋剂常用的有哌甲酯和安非他明。我国目前仅有哌甲酯类制剂为一线治疗药物。

（2）非中枢兴奋剂包括选择性去甲肾上腺素再摄取抑制剂和 α_2 肾上腺素能受体激动剂两大类。选择性去甲肾上腺素再摄取抑制剂如盐酸托莫西汀，也为一线治疗药物。α_2 肾上腺素能受体激动剂包括可乐定、胍法辛等。

【护理措施】

1. 心理指导

向儿童及家长讲解 ADHD 疾病的基本发病原理、治疗要点及预期需要达到的目标，与家长进行沟通，充分了解儿童发病原因，如儿童生长所处的环境是否存在潜在的危险因素，告知家长要及时与儿童进行心理沟通，给予更多的关心及爱护，树立战胜疾病的信心，并与专业人员共同制订治疗计划。

2. 药物治疗

目前使用范围最广的药物是中枢兴奋剂哌甲酯，有提高学业成绩和社会适应的作用，有研究表明，大约 75% 的 ADHD 儿童使用兴奋剂治疗会有良好的反应，指导儿童遵医嘱正确服药，勿擅自增减药量及漏服，告知相关药物的副作用，如有不适，立即就医，在服药整个过程中应随时监测儿童的相关症状有无缓解及加重，并做好相关记录，以便医生参考。

3. 饮食指导

治疗多动症儿童的期间，也应该注重饮食指导，合理安排饮食，营养均衡，不挑食，增强儿童抵抗力，勿食含铅的食物。

4. 合理安排作息时间

ADHD 的儿童往往没有时间观念，所以形成规律的作息时间是很有必要的，在儿童可以接受的情况下，家长应合理地安排儿童的生活、学习、娱乐及休息的时间，使儿童养成一个良好的生活习惯，提高儿童的控制力。

5. 家长及教师的宣教

ADHD 儿童存在很多行为上的问题，这是令家长及教师非常头痛，但是一时间又无法全部得到改善的行为，这个时候更加考验家长及教师的耐心及包容心，所以家长及教师更应该去了解注意力缺陷多动障碍这个疾病，消除对 ADHD 儿童的误解和疑虑，避免打骂及辱骂，要做的是接纳这些儿童，用更多的时间去关心和了解他们，给予重视和关注，使他们得到尊重，家长及教师应统一战线，去帮助 ADHD 儿童战胜疾病，增强信心。

【健康教育】

（1）及时观察儿童一些特殊的表现，做到早诊断、早治疗。

（2）教育家长正确地认识 ADHD，并积极配合，帮助儿童早日战胜疾病。

（3）儿童这个时候正处于情绪不稳定时期，家庭成员及教师应给予足够的心理辅导。

（4）家长学校应培养儿童的良好习惯。

（5）为儿童创造良好的家庭氛围及学习环境。

（6）鼓励儿童参加娱乐健康活动，使身心得到释放。

（7）一旦出现攻击及破坏行为，要及时制止，但应注意方法。

（8）积极发现儿童的优点，创造机会让其发挥，使心理得到满足。

（9）注意预防保健及心理卫生。

（唐琴、余佩钰）

第九节 抽动障碍

【概述】

抽动障碍（TD）是一种起病于儿童时期、以抽动为主要表现的神经精神疾病，通常共患各种精神和（或）行为障碍，如注意缺陷多动障碍（ADHD）、强迫行为/障碍（OCB/OCD）、焦虑障碍、抑郁障碍和睡眠障碍等。目前我国有20%以上的人群处于0～18岁年龄段，估算近1 000万儿童和青少年患TD，其中患Tourette综合征（TS）者高达200万。

【发病机制】

TD是一种神经发育障碍性疾病，其发病机制目前并不完全明确，可能是遗传、免疫、心理和环境因素共同作用的结果。据目前研究表明，其病理生理学和临床症状之间的联系机制可能在于皮质－纹状体－丘脑－皮质环路去抑制。抑制－兴奋信号在这个环路中的失衡是产生抽动和相关症状的分子机制。如纹状体多巴胺的过度活跃或突触后多巴胺受体的过度敏感可导致抽动症状。TD与多种神经化学和神经递质异常有关，最常见的为多巴胺能、肾上腺素能、γ－氨基丁酸能和谷氨酸能通路。最近，遗传学、药理学和脑功能成像研究显示，组胺能通路可能与TD有关。

TD有较高的遗传性，但未鉴定出明确的易感基因。目前研究表明，TD在本质上可能是高度多基因遗传的，TD与其共患病可能有相同的遗传起源、致病途径和潜在的神经环路。

【诊断要点】

抽动障碍的诊断应仔细检查病史、个人史和家族史中是否有抽动或抽动相 关疾病。诊断的关键是应通过病史和观察（包括直接观察或通过录像）来评估抽动的分类和特征。评估时还应检查抽动症状与其共患病所致功能损害的程度，这对治疗至关重要。

抽动大多起病年龄在 18 岁之前，4 ～ 8 岁最多见，平均年龄约为 6 岁，在 10 ～ 12 岁最严重，然后逐渐减少，有些在青春后期和成年早期消退。在 TD 及其各种亚型中，男童较女童多见，男女比例为（3 ～ 4）:1。抽动的严重程度可通过相关的量表来测量，如耶鲁抽动程度综合量表。

【临床表现】

抽动是指突然、无目的、快速、刻板的肌肉收缩，分为运动抽动和发声抽动。

（1）运动抽动：指手指、面部、颈、肩、躯干和四肢的快速收缩运动。

（2）发声抽动：指口鼻、咽喉及呼吸肌群的收缩，通过鼻、口腔和咽喉的气流而发声。

根据抽动的持续时间、参与的身体部分和肌肉群，运动抽动和发声抽动可再细分为简单性和复杂性：①简单性抽动包括单个肌肉或局部的肌肉群的短暂收缩，表现为简单的运动或发声。②复杂性抽动会激活更多的肌肉群，表现为目标导向的或类似有目的的运动或单词或短语的发音。

抽动可从一种形式转变成另一种形式，并且在病程中可出现新的抽动形式，但通常在特定时间段内表现为某种特定的刻板印象。抽动的频率和强度在病程中也有明显波动，抽动症状在病程中有增有减，一些因素也可加重或减轻抽动。

加重抽动的常见因素包括压力、焦虑、愤怒、惊吓、兴奋、疲劳、感染和被提醒；减轻抽动的常见因素包括注意力集中、放松、情绪稳定和睡眠。运动，特别是精细运动，如舞蹈或体育运动，通常也可减轻抽动。

【辅助检查】

抽动障碍的诊断属于症状诊断，主要依赖于儿童抽动症状的临床表现及伴随的精神行为表现进行诊断。

一般情况下，原发性 TD 的诊断不需要脑电图、神经影像学、心理测试和实验室检查。对于抽动症状明确的患儿，检查的主要目的在于排除其他疾病，是诊断本病必须进行的。在诊断前需要排除肌张力障碍、风湿性舞蹈病、肝豆状核变性、癫痫、药源性抽动、心因性抽动及其他原因导致的抽动表现，同时需要进行共患病的诊断。

因此诊断抽动障碍时需要做以下辅助检查。

（1）脑电图检查：主要用于癫痫的鉴别诊断。单纯性抽动障碍患儿的脑电图监测一般无特征性异常，脑电图检查可以排除眼睑肌阵挛性癫痫发作等。

（2）颅脑 CT 和 MRI 检查：主要用于排除基底神经节等部位的器质性病变，如肝豆状核变性及其他器质性锥体外系疾病。必要时还可行功能磁共振检查，排除其他共患疾病。

（3）实验室检查：免疫功能检测、铜蓝蛋白、抗 O 试验。用于排除免疫功能异常、铜代谢异常以及感染导致的抽动表现。

（4）神经心理检测量表：常用神经心理检测项目主要是对抽动障碍的严重程度和共病进行评估，常用的量表有：耶鲁综合抽动严重程度量、注意力缺陷多动障碍 SNAP- Ⅳ量表、Conners 行为量表（父母版和教师版）、Weiss 功能缺陷量表、学习障碍筛查量表、耶鲁 – 布朗强迫量表（Y-BOCS）、焦虑自评量表（SAS）、抑郁自评量表（SDS）。

【共患病】

约半数抽动障碍患儿共患 1 种或多种共患病，如 ADHD、OCB 或强迫症、学习困难、焦虑、抑郁、睡眠障碍、自残或自杀行为、品行障碍、愤怒发作或情感暴发。其中，ADHD 是最常见的共患病，其次为强迫症，对 TD 患儿的影响分别为 50% ～ 60% 和 36% ～ 50%。

TD 共患病的发生率也存在性别差异。通常，ADHD、学习困难、品行障碍和愤怒发作在男童中更多见，而强迫症和自残或自杀行为在女童中更多见。TD 的共患病增加了 TD 的复杂性和严重程度，影响患儿学习、社会适应、个性和心理素质的健康发展，给疾病的诊断、治疗和预后增加困难和挑战。

【治疗】

抽动症的治疗通过对抽动进行初步评估从而建立治疗计划，确定是否存在同时发生的心理 – 社会 – 行为问题，并明确每个问题所造成的损害。抽动不影响日常生活或学校活动，许多 TD 儿童和青少年不需要对抽动进行干预或治疗。

治疗原则：对于轻度 TD 患儿，可先行或仅予医学教育和心理支持，适当给予观察等待期，并定期随访。对于中重度 TD 患儿，首先尝试进行非药物干预，行为治疗可与药物治疗相结合。应在整个治疗过程中提供医学教育和心理支持。

（1）教育及家庭干预：告知和教育患儿及其父母，对于多数 TD 患儿，抽动会在青春期结束时自行消退。积极治疗 TD 的同时，通过家长管理培训、亲子互动疗法、家长和学校老师互动等形式进行医学教育和心理支持。多数轻度、社会适应性较好的 TD 儿童，仅通过心理教育和支持就能取得疗效。

（2）药物治疗：对于影响日常生活、学校和社会活动的中重度 TD 儿童，当心理教育和行为治疗无效或无法控制时，需要药物治疗。TD 的药物治疗应循序渐进，分多个阶段进行，每一步都要仔细评估。整个疗程通常时间为 1 ～ 2 年。目前 TD 的药物可选择的一线药物有硫必利、可乐定、舒必利、阿立哌唑、菖麻熄风片等，二线药物有氟哌啶醇、利培酮、奥氮平、托吡酯、丙戊酸钠等。

（3）饮食干预：大量研究表明，调整儿童的饮食结构，在食物中减少糖、咖啡因，以及防腐剂、人工色素、人工香精等物质的摄入可以缓解抽动症状。

【护理评估】

（1）健康史：了解患儿的家族史、疾病史及脑损伤史。

（2）身体状况：评估 TD 发病的年龄、发作的类型及频率、时间，评估其疾病的严重程度，分析其相关辅助检查结果。

（3）心理、社会状况：重视评估患儿及家长的心理状况，对治疗、护理知识的掌握情况，以及对疾病治疗的家庭支持水平及经济承受能力。

【主要护理问题】

（1）有受伤的危险：与疾病发作及共患病史有关。

（2）焦虑：与家长缺乏对疾病的正确认识以及预后有关。

【护理目标】

（1）患儿无意外伤害的发生。

（2）患儿及家属无焦虑或焦虑症状减轻。

【护理措施】

（1）心理指导：向儿童及家长讲解 TD 疾病的基本疾病原理、治疗要点及预期需要达到的目标，与家长进行沟通，鼓励家长和患儿一起面对 TD 的诊断，鼓励患儿与同学和周围的人自信地互动，提升其社会适应能力；指导家长和患儿一起观察可能引起或加重抽动症状的条件和因素，避免这些“危险因素”。鼓励家长更多地与学校老师沟通，帮助他们更好地了解病情，避免患儿因“意外或失控的动作”而受到惩罚，也可减轻学业负担，减轻其压力。

（2）药物治疗：指导儿童应遵医嘱正确服药，勿擅自增减药量及漏服，告知相关药物的副作用，如有不适应立即就医。治疗疗程长，在服药整个过程中应定期监测儿童的相关症状有无缓解及加重，并做好相关记录，以便医生参考。

（3）饮食指导：治疗期间，也应进行详细的饮食指导，嘱减少糖类、咖啡因、人工色素等的摄入，合理安排饮食，营养均衡，不挑食，增强儿童抵抗力。

【健康教育】

（1）及时观察儿童的表现，做到早诊断、早评估、早治疗。

（2）告知家长正确地认识 TD，并积极配合进行正确的、合理的治疗。

（3）鼓励患儿及家属正确面对疾病，自信与周围人交流，增强社会适应能力。

（4）积极发现儿童的困扰，避免其因疾病受到惩罚，减少疾病带来的心理压力及学习负担。

（5）注意预防保健及心理卫生。

（余佩钰）

第十一章　内分泌系统疾病护理

第一节　性早熟

【概述】

性早熟是指女童在 8 岁前、男童在 9 岁以前出现第二性征，或任何性发育特征初现年龄较正常儿童平均年龄提前 2 个标准差以上者。本病女孩多见，男女之比约为 1 ∶ 4。

【病因和分类】

性早熟的病因很多，可按下丘脑 - 垂体 - 性腺轴（HPGA）功能是否提前发动，将性早熟分为中枢性和外周性两类。

1. 中枢性性早熟

中枢性性早熟（CPP）又称真性或完全性性早熟，是由于 HPGA 功能提前激活，促性腺激素释放激素（GnRH）脉冲式分泌增强，导致性腺发育和功能成熟。性发育的过程和正常青春期发育的顺序一致，并可具有一定的生育能力。主要包括特发性和继发性性早熟两大类。

（1）特发性性早熟：又称体质性性早熟，是由于下丘脑对性激素的负反馈的敏感性下降，使 GnRH 过早分泌所致。女性多见，占女孩 CPP 的 80% ～ 90%，是 CPP 最常见病因。

（2）继发性性早熟：继发于中枢神经系统的器质性病变，包括下丘脑肿瘤或占位性病变、中枢神经系统感染、外伤、术后、放疗和化疗、先天发育异常等，男孩多见，约占男孩 CPP 的 60%。

（3）其他疾病：少数原发性甲状腺功能减退症患儿由于未经治疗，可出现 CPP。

2. 外周性性早熟

外周性性早熟亦称假性或部分性性早熟，是非受控于 HPGA 功能所引起的性早熟，有性激素水平升高，并促使第二性征发育，但 HPGA 不成熟，无性腺发育，无生育能力。包括以下四种情况。

（1）性腺肿瘤：卵巢颗粒 - 泡膜细胞瘤、睾丸间质细胞瘤、畸胎瘤等。

（2）肾上腺疾病：肾上腺肿瘤、肾上腺皮质增生等。

（3）外源性：含雌激素的药物、食物、化妆品等。

（4）其他：肝胚细胞瘤、多发性骨纤维发育伴性早熟。

3. 部分性性早熟

单纯乳房早发育、单纯阴毛早现、单纯早初潮等。

【发病机制】

人体生殖系统的发育和功能维持受 HPGA 的控制。下丘脑以脉冲形式分泌 GnRH，刺激垂体前叶分泌促性腺激素（Gn），即黄体生成素（LH）和促卵泡激素（FSH），促进卵巢和睾丸发育，并分泌雌二醇和睾酮。青春期前儿童 HPGA 功能处于较低水平，当青春发育启动后，GnRH 脉冲分泌频率和峰值开始在夜间睡眠时逐渐增加，LH 和 FSH 的脉冲分泌峰也随之增高，并逐渐扩展至 24 h，致使性激素水平升高，第二性征呈现和性器官发育。

下丘脑 GnRH 脉冲发生器的兴奋启动受神经内分泌系统的调节机制调控。由于某些原因可使下丘脑神经抑制因子与兴奋因子间的平衡失调，导致 HPGA 轴提前兴奋，GnRH 脉冲释放明显增强而导致中枢性性早熟。中枢神经系统的器质性病变也会直接扰乱 GnRH 脉冲发生器的调节机制而致病。此外，性早熟的发生还可能与“环境激素污染”问题有关，即一些非甾体类激素物质影响相关激素受体的敏感性，由此干扰人类性腺功能。

【临床表现】

中枢性性早熟的临床特征是提前出现的性征发育，与正常青春期发育程序相似，女孩发生特发性性早熟约为男孩 9 倍，在青春期的各个年龄都可以发病，症状发展快慢不一。女孩首先表现为乳房发育，男孩首先表现为睾丸增大（≥ 4 ml 容积），但临床表现差异较大，症状发展快慢不一。有些可在性发育一定程度后停顿一时期再发育，亦有的症状消退后再发育。在性发育的过程中，男孩和女孩皆有骨骼生长加速和骨龄提前的现象，儿童早期身高虽较同龄儿高，但成年后反而较矮小。在青春期成熟后，患儿除身高矮于一般群体外，其余均正常。

外周性性早熟的性发育过程与上述规律迥异。男孩性早熟应注意睾丸的大小。若睾丸容积增大提示中枢性性早熟；如果睾丸未增大，但男性化进行性发展，则提示外周性性早熟，其雄激素可能来自肾上腺。

颅内肿瘤所致性早熟者在病程早期常仅有性早熟表现，后期始见颅内压增高、视野缺损等定位征象，需加以警惕。

【辅助检查】

（1）GnRH 刺激试验：亦称黄体生成素释放激素（LHRH）刺激试验。静脉注射戈那瑞林（LHRH），2.5 μg/kg（最大剂量 100 μg），于注射前（基础值）和注射后 30 min、60 min、90 min 及 120 min 分别采血测定血清 LH 和 FSH。当 LH 峰值＞5.0 U/L（免疫化学发光法）或 LH/FSH 峰值＞0.6 ～ 1.0，可以认为其性腺轴功能已经启动。本试验对性腺轴功能已启动而促性腺激素基础值不升高者是重要的诊断手段，对鉴别中枢性与外周性性早熟具有重要意义。

（2）骨龄测定：根据手和腕部 X 线片评定骨龄，判断骨骼发育是否超前，骨龄超过实际年龄 1 岁可视为骨龄超前，发育越早，则骨龄超前越多。

（3）B 超检查：根据需要，选择盆腔 B 超检查女孩卵巢、子宫的发育情况，男孩注意睾丸、肾上腺皮质等部位。

（4）CT 或 MRI 检查：对疑有颅内肿瘤或肾上腺皮质病变患儿应选择进行脑部或腹部 CT 或 MRI 扫描，以排除颅内占位病变。

（5）其他检查：如血清和尿液激素的测定。

【治疗要点】

本病治疗依病因而定，中枢性性早熟的治疗目的：①抑制或减慢第二性征发育，特别是阻止女孩月经来潮；②抑制性激素引起的骨骼成熟，改善成人期最终身高；③预防与性发育有关的精神社会问题。

1. 病因治疗

肿瘤引起者应手术摘除或进行化疗、放疗；甲状腺功能减退者给予甲状腺素治疗；先天性肾上腺皮质增生者采用肾上腺皮质激素治疗。

2. 药物治疗

（1）促性腺激素释放激素类似物（GnRHa）：其作用是竞争性抑制自身分泌的 GnRH，减少垂体促性腺激素的分泌，使雌激素恢复到青春期前水平。可按 0.1 mg/kg 给药，每 4 周肌内注射 1 次。本药可延缓骨骺愈合，其作用为可逆性，若能尽早治疗可改善成人期最终身高。目前应用的缓释剂主要有曲普瑞林和亮丙瑞林。

（2）性腺激素：采用大剂量性激素反馈抑制下丘脑 – 垂体促性腺激素分泌，但不能改善成人期最终身高。如达那唑有抗孕激素和雌激素作用，使人声音变粗、毛发增多、出现粉刺等，一般不作为首选药物。

【常见护理诊断/问题】

（1）生长发育改变：与 HPGA 功能失调有关。

（2）自我认知概念紊乱：与性早熟有关。

【护理目标】

（1）减轻症状，延缓生理发育进程。

（2）提供心理支持，帮助患儿及家属应对情绪压力。

（3）提供合适的饮食和运动指导，促进患儿身体健康。

（4）加强教育，提高患儿和家人对性早熟的认知和理解。

【护理措施】

（1）指导患儿及家属积极配合，做好各项检查前的准备。由专人定期用同一标尺对患儿进行身高测量，以保证其准确性。保持会阴部清洁，指导家长为患儿勤洗外阴，勤换内裤，若外阴有炎症表现，用 1∶5 000 高锰酸钾溶液进行坐浴及抗感染治疗。

（2）用药护理：GnRHa 治疗可延缓骨骺愈合，应尽早使用，注意掌握药物剂量，以防出现不良反应。药物注射前轻轻摇动药瓶，抽吸时不要丢失药液以保证剂量，注射时宜选用较大针头并经常更换注射部位，现配现用。在治疗过程中，严密观察患儿用药反应，定期进行 GnRH 刺激试验，测定 LH 和 FSH，以便根据个体变化及时调整用药剂量。

（3）心理护理：由于本病的外在表现与患儿的实际年龄不相符，使患儿的心理压力过大，造成患儿孤独、抑郁、自责、焦虑，甚至产生攻击性或破坏性行为，因此对患儿和家属做好心理护理尤为重要。注意倾听患儿及家长的感受，并在治疗过程中多给予鼓励，帮助其处理好心理上的矛盾，增强其信心，解除思想顾虑，积极配合治疗。

【健康教育】

（1）告诫家长避免给患儿购买含有激素的各种保健药和补药，如花粉、蜂王浆、人参、鸡粉等。同时，注意营养均衡，减少反季节蔬菜和水果、人工养殖虾的过多摄入。尽量避免油炸类食品，特别是炸鸡、炸薯条和炸薯片等食物。

（2）随着性发育征象的出现，患儿的身心将有许多变化，因此，要根据患儿的年龄及所处的文化背景，进行适时、适量、适度的性教育，包括生理特点和性卫生保健知识的宣教，使他们能正确对待自身变化，了解月经期的保健知识。

（3）由于性早熟的发生，患儿容易早恋，提早教育患儿正确处理和应对早恋，恰当进行性教育。

（邱青霞、孙小妹）

第三篇

小儿护理操作技术

第十二章　小儿基础护理操作技术

第一节　冰袋冷敷

【目的】

（1）降低体温（对于高热及中暑患儿）。

（2）局部消肿、止血等。

（3）减轻疼痛。

【准备】

1. 操作人员

熟悉冰袋的使用方法，操作前保持衣帽整洁，修剪指甲，洗手，戴口罩。

2. 患儿

（1）使患儿了解冰袋的使用目的、方法、注意事项及配合要点。

（2）保持患儿体位舒适，配合治疗。

3. 环境

保持环境清洁，安静，光线适宜，温度湿度适宜。

4. 准备材料

手持终端（PDA）、治疗巾、冰袋、弯盘（置纱布 2 张）、手消毒液、记录本、胶布（如图 3–12–1）。

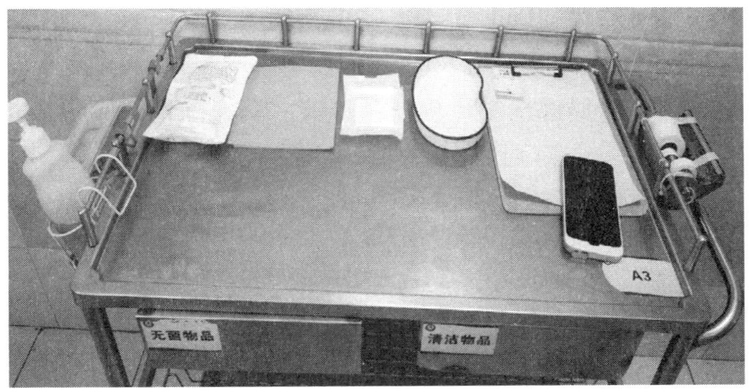

图 3–12–1　冰袋冷敷准备材料

【操作流程】

冰袋冷敷的操作流程，见表3-12-1。

表3-12-1 冰袋冷敷的操作流程

步骤	操作流程	要点说明
1	做好准备，推车到床旁，再次检查准备是否充分	便于操作
2	使用PDA扫描腕带核对患儿信息和医嘱单，拉起床帘遮挡，评估所需冷疗部位皮肤情况，帮助患儿取合适体位	操作前查对，告之冰袋冷敷的目的，取得患儿配合
3	用纱布擦干冰袋外面的水渍，倒提检查无漏水后，用纱布及治疗巾包裹，胶布加以固定	避免冰袋与患儿皮肤直接接触，也可吸收冷凝水气
4	将冰袋放于所需冷疗部位	注意观察皮肤情况，高热降温置冰袋于前额，头顶和体表大血管流经处（颈部两侧、腋窝、腹股沟等）
5	观察患儿皮肤状况和反应，冷敷30 min，撤掉冰袋，协助患儿取舒适卧位，整理患儿床单元	如局部出现发绀、麻木等感觉，应停止冷敷，冷敷不得超过30 min，避免发生冻伤或继发反应
6	操作后洗手，使用PDA核对患儿和医嘱单	操作后查对
7	记录冰袋使用的部位、时间、效果以及患儿的反应	便于评价

【注意事项】

（1）冷敷时间不得超过30 min，避免发生冻伤或继发反应。随时观察，检查冰袋有无漏水、是否贴合、冰块融化后应及时更换。

（2）观察用冷部位的局部情况、皮肤色泽等，防止冻伤。倾听患儿主诉，如有异常，立即停止冷敷。

（3）冰袋使用后30 min应取下冰袋，20 min后需测体温，并在护理记录单和体温单上做好记录。

（方艳丽、罗小珍）

第二节 温水擦浴

【目的】

温水擦浴时温水在皮肤上迅速蒸发，吸收和带走机体大量的热，为高热患儿降温。

【准备】

1. 操作人员

熟悉温水擦浴降温的操作方法，操作前保持衣帽整洁，修剪指甲，洗手，戴口罩。

2. 患儿

（1）使患儿了解温水擦浴的目的、方法、注意事项及配合要点。

（2）保持患儿体位舒适，配合治疗。

3. 环境

环境清洁，安静，光线充足，温度适宜，必要时床帘遮挡。

4. 准备材料

治疗车上层有 PDA、体温单、脸盆（内装 2/3 满、温度为 32 ～ 34℃温水）、小毛巾 2 张、大毛巾、冰袋（纱布及治疗巾包裹好）及热水袋（热水套包裹好）、手消毒液，必要时备干净衣裤（如图 3–12–2）。

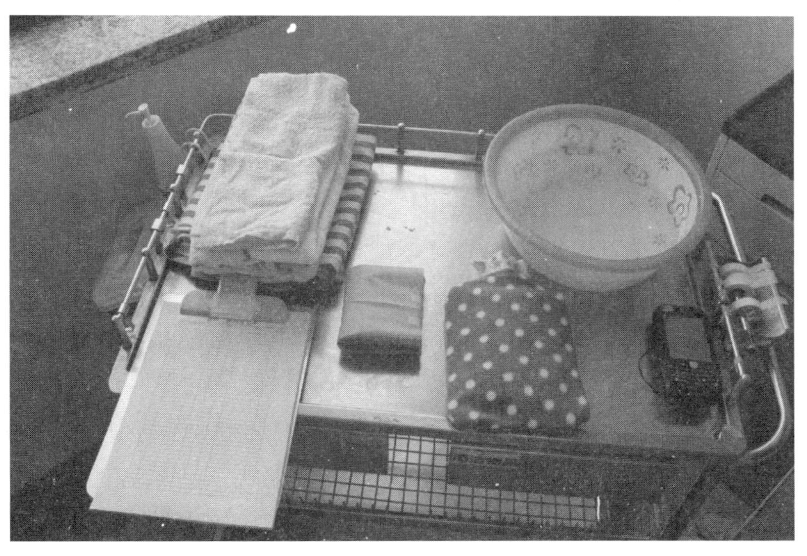

图 3–12–2 温水擦浴准备材料

【操作流程】

物理降温之温水擦浴的操作流程，见表 3-12-2。

表 3-12-2 温水擦浴的操作流程

步骤	操作流程	要点说明
1	做好准备，推车推到床旁，再次检查准备是否充分	便于操作
2	使用PDA扫描腕带核对患儿信息和医嘱，评估患儿头部和足部的皮肤情况	操作前查对，告知温水擦浴的目的，取得患儿配合
3	关好门窗，拉床帘遮挡患儿	保护隐私，避免受凉
4	置冰袋于患儿头部	帮助降温，防止头部充血引起头痛
5	松开床尾盖被，置热水袋于患儿足底	促进足底血管扩张而减轻头部充血，使病人舒适，帮助病人出汗降温
6	洗手，使用PDA核对患儿和医嘱单	操作中查对
7	协助患儿松解裤带，脱去上衣，露出一侧上肢，在上肢下垫大毛巾	尽量减少暴露患儿的时间及次数，保护床单避免浸湿
8	擦浴方法：小毛巾浸入温水中，拧至半干，缠于手上成手套状，以离心方向进行擦拭	避免用摩擦方式，因摩擦易生热
9	取仰卧位，擦拭上肢的顺序是颈外侧→肩→肩上臂外侧→前臂外侧→手背→侧胸→腋窝→上臂内侧→前臂内侧→手心。擦毕，用大毛巾擦干皮肤	擦至腋窝、肘窝、手心处稍用力擦拭，并延长擦拭时间，以促进散热
10	同法擦拭另一侧上肢	尽量减少暴露患儿的时间及次数
11	协助患儿背向护士侧卧，露出背部，下垫大毛巾，擦全背，顺序是颈下肩部→背部→臀部，擦毕再用大毛巾擦干背部，穿好上衣	在操作过程中，要注意观察病情，保护关心患儿
12	取仰卧位，协助病员脱裤，露出一侧下肢，下铺大毛巾。顺序为髋部→下肢外侧→足背→腹股沟→大腿内侧→内踝→臀下→大腿后侧→腘窝→足跟，用大毛巾擦干皮肤	擦至腹股沟，腘窝处稍用力擦拭，并延长擦拭时间，以促进散热
13	同法擦拭另一侧下肢	—
14	观察患儿有无异常	有无寒战、面色、脉搏、呼吸异常等

续表

步骤	操作流程	要点说明
15	协助患儿穿好衣裤，撤去热水袋，协助患儿取舒适卧位	—
16	整理床单元，整理用物	开窗，拉开窗帘，保持病室整洁
17	洗手，使用PDA查对患儿和医嘱单	操作后查对
18	记录温水擦拭的时间、效果及患儿反应	—
19	30 min后复测患儿体温并记录，将复测体温绘制在体温单上	了解患儿是否达到降温的目的；30 min后若病人复测体温在39℃以下应撤去冰袋；降温后体温记录在护理记录和体温单上

【注意事项】

（1）温水擦浴过程中，注意观察患儿的反应及局部皮肤情况，出现异常情况立即停止操作。

（2）心前区、腹部、后颈、阴囊和足底为擦浴的禁忌部位。

（3）擦浴时，以拍拭（轻拍）的方式进行。

（4）30 min 后测量体温并记录，体温下降为降温有效。

（方艳丽、黄秀娟）

第三节 红外线照射

【目的】

红外线治疗仪是用波长 400 ～ 760 nm 的辐射线照射人体，治疗疾病的一种方法。主要利用热作用，红外线可穿过皮肤，直接使肌肉、皮下组织等产生热效应，促进血液循环，加速患处机体的修复和再生，达到消炎止痛，加速伤口愈合的效果。

【准备】

（1）操作人员：洗手，戴口罩，着装整齐。

（2）患儿：了解红外线治疗的目的及方法，并配合治疗；红外线照射部位皮肤无异常。

（3）环境：安静、整洁、舒适。

（4）准备材料：红外线治疗仪、PDA、手消毒液（如图 3–12–3）。

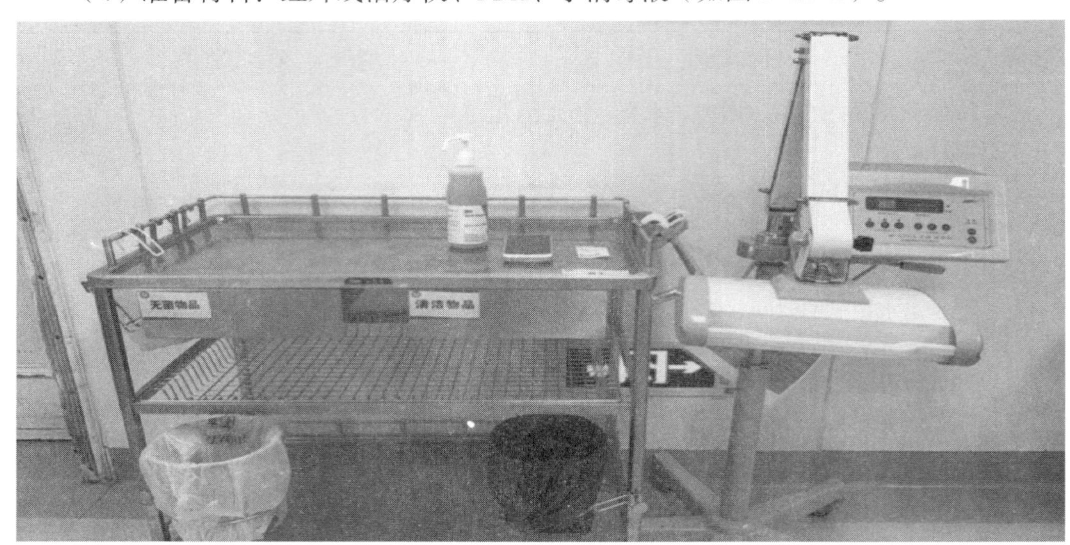

图 3–12–3 红外线照射准备材料

【操作流程】

红外线照射的操作流程，见表 3–12–3。

表 3–12–3 红外线照射的操作流程

步骤	操作流程	要点说明
1	洗手、戴口罩，备齐用物携至床旁	使环境整洁
2	PDA查对患儿信息及医嘱，评估患儿的病情、心理状态及温度的敏感度，并向患儿及家长解释治疗目的及方法，取得配合	严格执行查对制度，并使患儿能够理解操作的目的，并积极配合
3	检查周围环境，并调节适宜的室内温度，拉好窗帘或竖立屏风，注意保护隐私	调节适宜的室温，防感冒，并应用围帘或竖立屏风，以保护患儿隐私
4	红外线理疗仪移至床旁，连接红外线治疗仪电源，打开开关，调节功率并预热	先连接电源再打开仪器，保证仪器在正常工作状态
5	检查皮肤情况，协助患儿处于舒适卧位	检查治疗部位皮肤情况，伤口出血者禁用
6	洗手，再次查对，将红外线治疗仪辐射头调整至照射部位，设置照射时间	照射距离以20～30 cm为宜
7	询问患儿感受，温度是否合适，观察照射部位皮肤情况	防止烫伤

续表

步骤	操作流程	要点说明
8	告知患儿及家长注意事项	严禁自行挪动、调节仪器，避免衣物覆盖仪器
9	停止照射时，先关闭仪器开关，再断开电源	照射结束后先将红外线治疗仪探头挪开，远离患儿治疗区，再关掉仪器
10	洗手，查对并签字	严格执行查对制度
11	整理用物，记录	处理用物，将仪器放置清洁干燥环境中

【注意事项】

（1）治疗部位需充分暴露，勿用衣物遮挡，注意保护患儿隐私。

（2）高热、结核、严重动脉硬化、出血症患儿禁用，高血压患者不得照射头部。

（3）仪器在使用过程中，表面温度较高，照射距离以 20 ～ 30 cm 为宜，避免烫伤，不得使用衣物遮盖仪器。

（4）治疗颈部、胸部及面部时，戴眼罩保护眼睛。

（5）仪器治疗使用过程中应加强巡视，如患儿出现头晕、心慌、温度过高等不良反应时，须立即停止治疗。

（6）治疗时患儿及家属不得自行调节治疗仪探头及自行调节治疗仪参数。

（7）仪器停止使用时，应关掉电源开关，防止其强烈振动，并将其放置于清洁干燥环境中。

（8）低龄患儿避免使用高温档，以免烫伤。不配合治疗的患儿可适当使用保护性约束，以防发生意外。

（方艳丽、牛玲莉）

第四节　雾化吸入

【目的】

（1）湿化气道：常用于呼吸道湿化不足、痰液黏稠、气道不通畅者。

（2）控制感染：消除炎症，控制呼吸道感染。

（3）改善通气：解除支气管痉挛，保持呼吸道通畅。

（4）祛痰镇咳：减轻呼吸道黏膜水肿，稀释痰液，帮助祛痰。

【准备】

（1）操作人员：着装整洁规范、仪表端庄、洗手、戴口罩。

（2）患儿：予半卧位 / 坐位。评估患儿意识、病情、呼吸状况、痰液黏稠程度、口腔黏膜、合作程度、用药情况、过敏史等。

（3）环境：空气流通、环境安静、光线明亮，温度、湿度适宜。

（4）准备材料：雾化器、雾化管路、雾化药液、治疗巾、PDA、弯盘、电筒、漱口液、消毒洗手液（如图 3-12-4）。

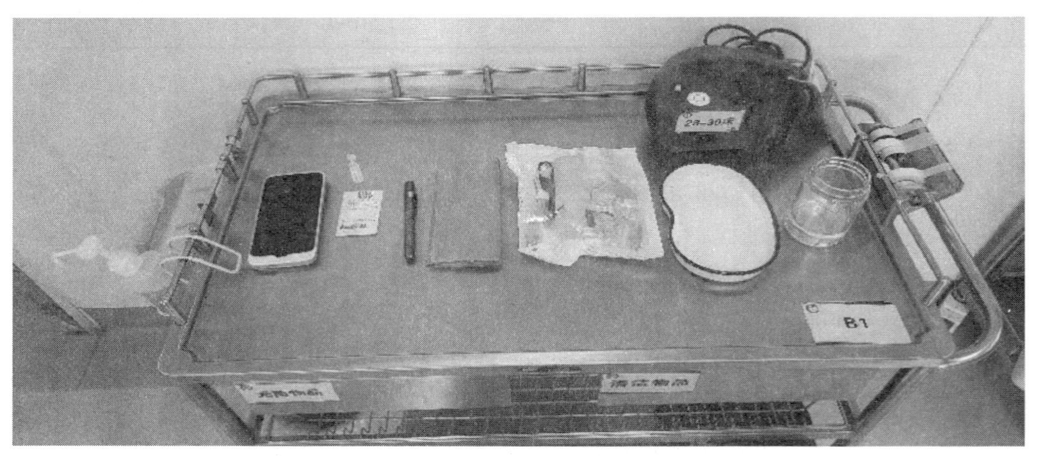

图 3-12-4　雾化吸入照射准备材料

【操作流程】

雾化吸入操作流程，见表 3-12-4。

表 3-12-4　雾化吸入操作流程

步骤	操作流程	要点说明
1	备齐用物携至患儿床旁，向患儿解释操作的目的及注意事项，评估患儿病情及准备情况，取得患儿的配合	询问有无过敏史
2	PDA核对患儿及药品	PDA扫描腕带，采用两种或两种以上的方式进行查对，患儿陈述姓名和住院号确认身份，严格执行查对制度，家属参与其中
3	协助患儿取坐位或半坐卧位，将治疗巾铺于患儿颌下，协助患儿漱口，用手电筒检查患儿口腔情况	必要时先协助排痰。检查口腔时动作轻柔，注意手电筒不直射患儿眼睛

续表

步骤	操作流程	要点说明
4	准备机器，连接电源，开机试机，连接管路，用PDA进行操作中查对，后加入药液	检查用物是否准备齐全，各部件是否完好，有无松动、脱落
5	开机，检查雾化器出雾情况，指导正确的使用技巧	指导患儿用口吸气、用鼻出气的方法，将口含嘴放入患儿口中，或将面罩置于口鼻部，指导患儿嘴唇包紧雾化器，间断深呼吸，以使药液达呼吸道深部，更好地发挥药效。雾化时间为10～15 min
6	观察患儿雾化时的呼吸情况及机器运行情况	—
7	药液吸入完毕，将口含嘴或面罩取下，先关闭雾化器开关，再关电源开关，断开雾化器与雾化管的连接，以免损坏雾化器	根据病情，协助患儿拍背，咳嗽咳痰，观察痰液的性状、量、性质
8	操作后用PDA进行查对，并执行医嘱	—
9	协助患儿洗脸、漱口、取舒适卧位，整理床单元	漱口液吐入弯盘中
10	整理用物返回处置室	—

【注意事项】

（1）雾化液加入后应尽快使用，以保持药物的疗效。

（2）在使用雾化机前，需要检查雾化器各部件有无松动、脱落等异常情况，以确保雾化器的正常工作。

（3）患儿在吸入前应清洁口腔，清除口腔内分泌物及食物残渣。在使用糖皮质激素雾化吸入后要用清水彻底清洁颜面部，尤其是口腔，以免引起口腔念珠菌感染。

（4）雾化吸入时间不应超过 20 min，以 10 ～ 15 min 为宜。雾化过程中出现不适，可暂停雾化，稍事休息后再继续雾化。

（5）在雾化吸入过程中，应注意观察患儿的面色、呼吸情况等变化，如操作中患儿出现呼吸困难、发绀等情况，应立即停止雾化、给予排痰，保持呼吸道通畅，必要时给予吸氧等对症处理。

（6）在雾化吸入后用清水冲洗口含嘴及药杯，将管道放置干燥通风处以备下次使用。

（7）严格执行一人一管、专人专用，雾化机表面应每天用专用消毒湿巾擦拭，防止交叉感染。

（成莉娇）

第五节　机械辅助排痰仪的使用

【目的】

（1）根据物理定向叩击原理，排除和移动肺内小气道分泌物及代谢废物，保持患儿呼吸道通畅。

（2）促进呼吸功能，改善肺通气，预防并发症的发生。

【准备】

（1）操作人员：着装整洁，洗手，戴口罩。

（2）患儿：平卧位或半卧位卧床。

（3）环境：空气流通，光线明亮，温度、湿度适宜。

（4）准备材料：机械辅助排痰仪、PDA、消毒洗手液、一次性探头套（如图3-12-5）。

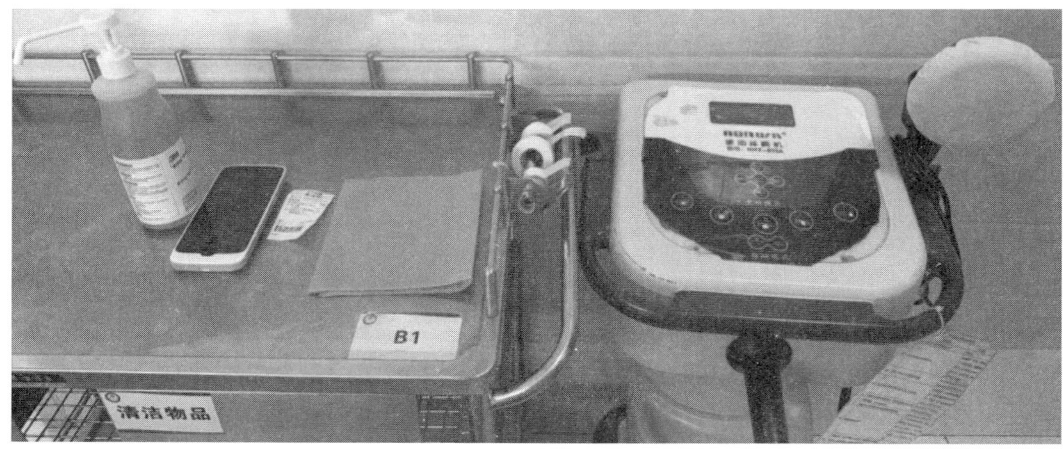

图 3-12-5　机械辅助排痰仪的使用准备材料

【操作流程】

机械辅助排痰仪的操作流程，见表3-12-5。

表 3-12-5 机械辅助排痰仪的操作流程

步骤	操作流程	要点说明
1	洗手、戴口罩，备齐准备材料携至床旁	保持环境整洁
2	向患儿及家长解释治疗目的及方法	机械排痰前1 h，停止进食，以防发生反流，排痰前15～20 min，给予患儿雾化吸入，稀释痰液。取得患儿及家长的理解与配合
3	使用PDA扫描查对患儿信息及医嘱	至少两种查对方式：①扫描腕带+询问姓名；②姓名+住院号
4	拉起床帘遮挡保护患儿隐私，检查患儿治疗部位皮肤情况	询问禁忌证，注意保护患儿隐私，接触患儿后使用速干洗手消毒液，按照七步洗手法洗手，时间不少于15 s
5	机械辅助排痰仪移至床旁，检查电源是否符合要求	保证仪器正常用电
6	连接电源，再打开仪器电源开关	检查仪器是否处于正常工作状态
7	使用PDA再次查对患儿信息及医嘱	注意两种以上方法进行查对
8	设置时间和振幅，更换一次性探头套	①根据患儿的病情、体格、耐受程度，选择合适的振幅（一般在10～20 Hz），一般不超过20 Hz，振幅以患儿感觉舒适为宜；② 排痰时间为10 min
9	排痰方法：探头与背部充分接触，随着震动缓慢移动探头。排痰部位：肺部体表投影的部位。顺序：自下而上，自外向内	勿将探头移至腰部，注意保护腹内脏器
10	观察病情变化	排痰时，观察患儿的生命体征情况、面色等变化，询问患儿的耐受情况和舒适度，出现不适立即停止
11	告知患儿及家长注意事项	严禁自行调节仪器参数
12	10 min后停止操作，取下一次性探头套，洗手，使用PDA进行操作后查对，PDA执行医嘱	先关闭仪器开关，再断开电源
13	整理床单元，用物处置室消毒	处理用物，将仪器放置清洁干燥环境中

【注意事项】

（1）机械排痰前 1 h，指导患儿及家属停止进食，以防食物反流引起误吸。

（2）询问有无禁忌证：皮肤及皮下感染、肺部肿瘤（包括肋骨及脊柱的肿瘤）、肺结核、气胸及胸壁疾病、肺脓肿、凝血机制异常、肺部血栓、肺出血、咯血、急性心肌梗死、心内血栓、房颤不能耐受震动。

（3）严格执行查对制度，两种以上方法查对患儿信息如：①查看腕带，询问姓名；②查看姓名、住院号。

（4）正确持拿探头，排痰部位由小气道到主气道，顺序从肺底部由下而上，自外向内，操作过程中需询问患儿的感受及耐受情况，根据患儿病情及耐受情况调整振幅。

（4）包裹探头的探头巾一人一用，用完后及时更换探头巾，消毒探头，不可不换或直接续用，防止交叉感染。

（5）用完后应将按钮调为“0”状态，关闭仪器开关，再拔电源。

（方艳丽、胡雪珍）

第六节　负压吸引痰标本采集技术

【目的】

针对不能自行咳痰的患儿，遵医嘱利用负压吸引原理将儿童呼吸道内分泌物吸出，从而采集常规痰液标本或痰培养标本，检查痰液中的致病菌，以协助诊疗呼吸系统疾病。

【准备】

（1）操作人员：着装整洁，洗手，戴口罩。

（2）患儿：平卧位或半卧位卧床。

（3）环境：空气流通，光线明亮，温度、湿度适宜，人员流动少。

（4）准备材料：治疗车、PDA、消毒洗手液、手电筒、无菌手套、负压吸引装置（床旁已连接备好）、听诊器、弯盘、治疗巾、一次性痰液收集器，必要时准备压舌板和开口器（如图 3-12-6）。

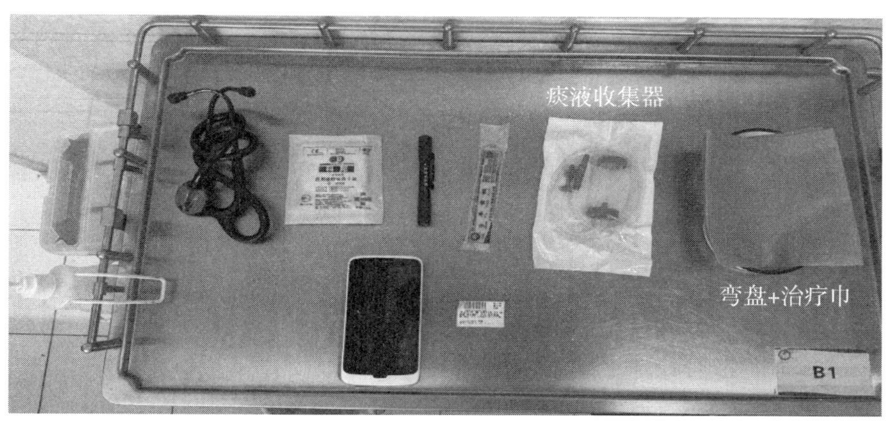

图 3-12-6　负压吸引痰标本采集技术准备材料

【操作流程】

负压吸引痰标本采集的操作流程，见表 3-12-6。

表 3-12-6　负压吸引痰标本采集的操作流程

步骤	操作流程	要点说明
1	洗手，戴口罩，备齐准备材料携至床旁	保持环境整洁
2	操作前使用PDA扫描查对患儿信息及采集标本信息	至少两种查对方式：①扫描腕带+询问姓名；②姓名+住院号
3	向患儿及家长解释治疗目的及方法	取得患儿及家长的理解与配合
4	用手电筒检查患儿口鼻腔黏膜有无损伤，有无鼻衄	严重鼻衄者禁止经鼻吸痰
5	用听诊器听诊肺部呼吸音，评估患儿气道内有无痰鸣音，然后将五指并拢呈空心掌，自下往上，自外往内（倒写“八”字）手法均匀，叩击患儿背部	①饭后或哺乳后1 h内不宜拍背，以免引起呕吐； ②用后将听诊器挂于床旁，最后统一消毒
6	协助患儿平卧位，头偏向一侧，手消毒	检查仪器是否处于工作状态
7	打开负压开关，检查负压吸引器性能是否完好，根据患儿年龄调节负压	儿童<40 kPa，婴幼儿13.3～26.6 kPa
8	使用PDA操作中查对患儿信息及采集标本信息	此次查对可扫描标本信息，不扫描患儿腕带
9	洗手，将治疗巾铺于患儿颌下，弯盘置于治疗巾上以防呕吐	以防吸痰时刺激患儿发生呕吐污染衣物
10	检查一次性痰液收集器包装是否完好，是否在有效期内，打开包装，洗手，戴无菌手套	—

续表

步骤	操作流程	要点说明
11	右手取出一次性痰液收集器，左手持负压吸引器接头处，将吸痰管与床旁负压吸引装置相连	确保一次性痰液收集器与负压吸引装置连接完好
12	右手将一次性痰液收集器吸痰导管不带负压经鼻或口腔插入患儿气道内，待有咳嗽反射后再插入1 cm，然后打开负压，动作轻柔旋转提拉向上，将痰液吸入一次性痰液收集器瓶内	①插管时不带负压，以免呼吸道黏膜损伤； ②动作轻柔，时间不超过15 s； ③操作中观察患儿呼吸、面色、口唇颜色，如有异样，立即停止
13	采集完毕，旋下痰液收集器的头盖，连同手套与自带吸痰管一起丢进医疗垃圾桶，同时将收集器的底盖取下，盖在原来头盖的位置	处理用物，将仪器放置于清洁干燥环境中
14	洗手，关闭负压吸引器	—
15	将痰标本标签贴于痰液收集器瓶上	横向贴，避免条码信息被折叠或覆盖
16	取下治疗巾及弯盘，整理床单元，协助患儿取舒适体位	—
17	使用PDA扫描，操作后查对患儿信息及标本信息，执行标本采集	此次查对，需再次扫描患儿腕带，并使用两种以上方式查对患儿信息
18	洗手，详细记录吸出物的性质、颜色、黏稠度及量等	记录护理记录单
19	将痰标本及时送检	—

【注意事项】

（1）操作前与患儿及家属进行有效沟通，做好解释工作，取得信任，减少焦虑、紧张情绪。

（2）动作轻柔，每次吸痰时间不超过 15 s。

（3）吸痰过程中严密观察患儿病情变化，如有心率、血压、呼吸、血氧饱和度的明显改变，立即停止吸痰，予氧气吸入。

（4）如若患儿有持续吸氧，吸痰前后应予高流量吸氧，防止低氧血症的发生。

（5）遵循无菌原则。

（6）采集痰液标本后及时送检。

（周兴宇）

第七节　咽拭子标本采集

【目的】

从咽部和扁桃体部位取分泌物，进行细菌培养或病毒分离。

【准备】

（1）操作人员：仪表端庄，着装整洁，洗手，戴口罩、手套，必要时佩戴防护面屏。

（2）准备材料：治疗车、PDA、手电筒、咽拭子培养管、标签、无菌手套、无菌棉签、压舌板、弯盘、装有温开水的水杯（如图 3–12–7）。

（3）患儿：核对患儿信息，了解患儿病情、口腔黏膜和咽部感染情况，向患儿解释咽拭子培养检查的目的和意义，取得患儿配合。

（4）环境：保持环境整洁、舒适、安全、方便操作。

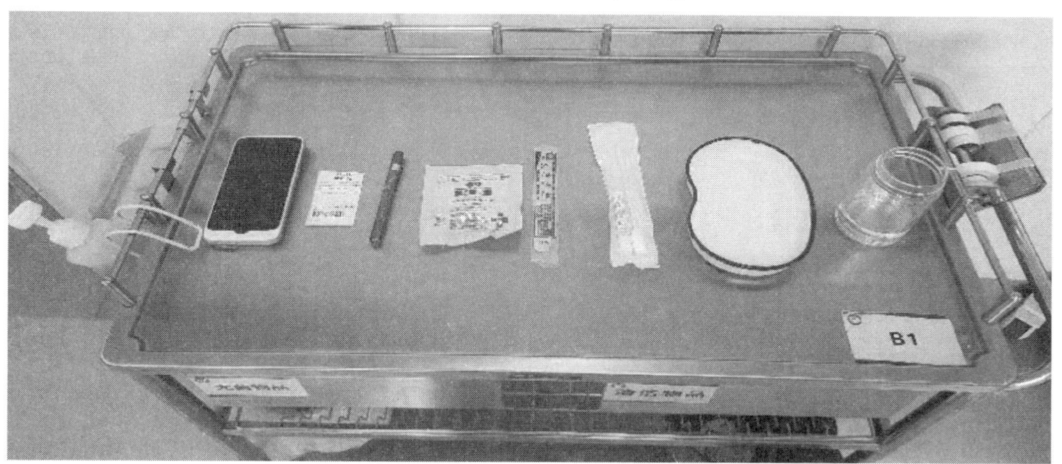

图 3–12–7　咽拭子标本采集准备材料

【操作流程】

咽拭子标本采集操作流程，见表 3–12–7。

表 3–12–7　咽拭子标本采集操作流程

步骤	操作流程	要点说明
1	PDA查对医嘱，贴检验标签于咽拭子培养管，携用物至床旁	—

续表

步骤	操作流程	要点说明
2	PDA核对患儿信息及培养管，向患儿解释取咽拭子培养的目的、方法及配合要点	操作前进行手卫生
3	协助患儿取坐位或半卧位，清水漱口检查口腔情况	—
4	PDA操作中进行查对，戴手套，嘱患儿张口发“啊”音，用压舌板按压舌头，暴露咽喉部，用培养管内的无菌棉签以灵敏、轻柔的动作擦拭两侧腭弓、咽部和扁桃体上的分泌物	患儿面对光线头部微仰，以便更好地暴露采集部位，做真菌培养时，须在溃疡面上取分泌物
5	取毕，将咽拭子棉签迅速插入试管，塞紧试管	将标本竖立放入标本架，并进行手卫生
6	PDA再次进行查对并执行医嘱，协助患儿漱口，取舒适卧位，整理床单元	—
7	注明标本留取时间，记录采集时间及送检时间，及时送检	操作完毕进行手卫生
8	整理用物返回处置室	—

【注意事项】

（1）操作过程中应严格无菌操作，打开咽拭子时，避免污染管口。

（2）最好在使用抗菌药物治疗前采集标本。

（3）为防止呕吐，采集咽拭子标本应动作轻柔，避免在进食后 2 h 内进行。

（4）持采样拭子越过舌根，在两侧咽扁桃体稍微用力来回擦拭至少 3 次，然后再在咽后壁上下擦拭至少 3 次，尽量避免接触舌头、牙齿、悬雍垂、口腔黏膜和唾液。

（5）采集完的标本应尽快送往实验室进行检测。

（6）在为呼吸道传染病患儿采集标本时，应做到二级防护。

（成莉娇）

第八节　安全型采血针静脉采血技术

【目的】

采集血标本，协助临床疾病诊断，为临床治疗提供依据。

【准备】

1. 操作人员

（1）检查医嘱正确性，打印条码标签，根据采血的要求贴好采血管，告知患儿采血的时间、地点、采血前禁食等注意事项，以取得患儿配合。

（2）操作者注意仪表端庄、着装整洁、修剪指甲，操作前正确洗手，戴口罩；如患儿存在多重耐药菌感染或呼吸道传染病，需根据可能暴露的程度穿隔离衣、戴防护口罩、面屏。

2. 患儿

（1）饮食：患儿在采血前不宜改变饮食习惯；若需采空腹血，则空腹时间至少为 8 h，但不宜超过 16 h。

（2）运动和情绪：采血时避免情绪激动，若需运动后采血，则遵循医嘱，并告知检验人员。

（3）完善患儿侵入性操作知情同意书。

（4）评估患儿局部皮肤及血管状况，评估患儿的神志及配合程度。患儿不宜用力拍打采血部位血管。

3. 环境

清洁宽敞明亮，定期消毒；床单元布局合理；操作前 30 min 停止打扫，减少人员走动，避免尘埃飞扬。

4. 准备材料

一次性使用回缩式防针刺静脉采血器、贴好标签的真空采血管、无菌手套、安尔碘、棉签、压脉带、治疗巾、标本架、PDA、医嘱单、胶布、速干手消毒液等，必要时备小垫枕（如图 3–12–8）。

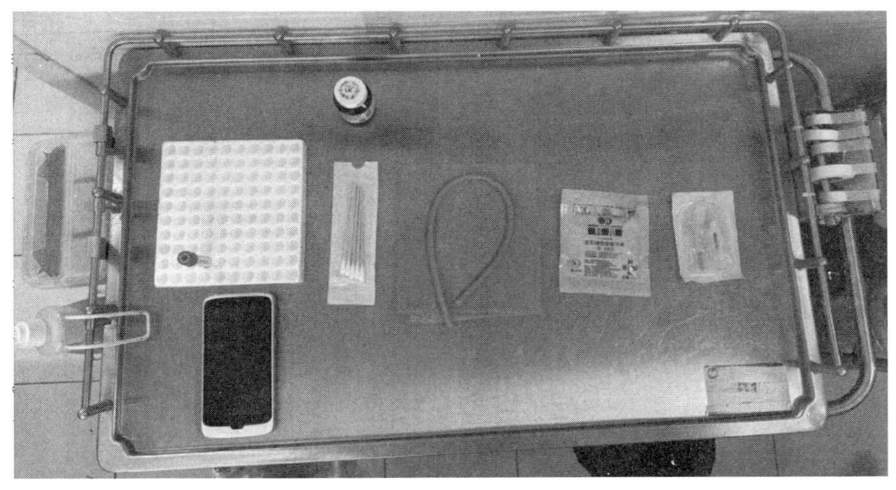

图 3–12–8　安全型采血针静脉采血技术准备材料

【操作流程】

安全型采血针静脉采血技术的操作流程，见表 3-12-8。

表 3-12-8　安全型采血针静脉采血技术操作流程

步骤	操作流程	要点说明
1	备齐准备材料携至患儿床旁，向患儿解释操作的目的及注意事项，评估患儿病情及准备情况，取得患儿的配合	询问是否按要求空腹或其他特殊准备（糖耐量口服葡萄糖等），询问患儿需求
2	操作前查对，首次核对患儿信息，核对检验项目及采血管	PDA扫描腕带，采用两种或两种以上的方式进行查对，患儿陈述姓名和住院号确认身份；查对采血管信息及医嘱信息；昏迷患儿应双人核对
3	协助患儿取舒适体位，暴露穿刺部位；铺治疗巾，合理选择合适静脉，评估患儿穿刺部位血管及皮肤状况	评估局部血管、皮肤及肢体活动情况
4	检查所有用物（含采血管）有效期及是否完好，并备 1 条胶布	查采血管规格及质量是否符合要求
5	第一次以穿刺点为中心螺旋形消毒，直径＞5 cm 并待干	消毒范围直径＞5 cm
6	操作中查对：患儿信息、检验项目、标本	严格执行查对制度
7	在穿刺部位上方8～10 cm 处扎压脉带，再次进行皮肤消毒，待干	注意避免跨越已消毒区域
8	准备按压棉签，戴无菌手套	—
9	嘱患儿握拳，指导家长协助固定好采血侧肢体，取下采血针护套，一手拇指绷紧静脉下端皮肤，一手持采血针，针尖斜面向上，与皮肤呈 15°～30° 穿刺静脉，见回血后沿静脉走行进针少许，松压脉带，胶布固定针柄；嘱患儿松拳，一手固定持针器和肢体，另一手将真空管送入持针器中采血针的另一端，当血液流入采血管时松压脉带，采血至需要量	按正确采血顺序依次采集标本，按抗凝要求正确颠倒采血管，放标本架
10	抽血毕，快速拔针（安全采血针拔针方法：食指按压滑套不动，拇指和中指夹住针座往后拉），后沿血管方向垂直按压穿刺点，禁止揉搓	按压时不应屈肘，建议一般患儿按压时间5 min，凝血功能障碍者按压10 min以上，直至不出血

续表

步骤	操作流程	要点说明
11	操作后查对：再次PDA扫描腕带，查对患儿信息及标本信息，无误后执行医嘱	可以邀请患儿或家属参与查对
12	行健康宣教，整理床单元，分类处理用物，协助患儿取舒适体位	告知出报告的时间，处理用物时注意按院感要求
13	洗手，标本及时送检	按照标本要求及时送检，需要冰水存放者，需提前准备

【注意事项】

（1）按照标本的采集要求，指导患儿做好采血前准备。

（2）不能在患儿输液、输血的同侧肢体采集血标本，避免导致溶血的发生。

（3）采集合血标本，需提前查看血型，有执照的两名医护人员携带合血单、采血管条码床旁核对信息，有无医疗组长或科主任的签字盖章，有无漏填信息等。若申请单与试管上条码信息不一致，不能采血，需向医生核对清楚。采血完成后两名护士再次核对，并双双签名字、日期、时间。

（4）需要抗凝的血标本，采血后应正确颠倒混匀采血管，上下来回颠倒 180°，颠倒 5～8 次，手法轻柔，避免溶血。

（5）进针见回血后再插入采血管，防止采血管负压消失。

（6）若同时采集不同类型的血标本，应按要求依次采集。采血针采集原则上按以下顺序：做厌氧菌用的血培养瓶→红或黄帽的无添加剂管→蓝帽凝血试管→黑帽管→绿帽管→紫帽管→灰帽管。

（7）质量评定：严格执行无菌操作及查对制度；操作流畅，动作熟练，一次性穿刺成功；与患儿及家长有效沟通，关爱患儿。

（方艳丽、廖燕）

第九节　头皮静脉留置针输液

【目的】

（1）保护血管，避免反复穿刺造成血管损伤，适用于婴儿，但不首选头皮静脉穿刺。

（2）减轻患儿痛苦，易于固定，方便患儿肢体活动。

（3）头皮静脉极为丰富，分支甚多，互相沟通交错成网且静脉表浅，建立静脉通路，便于紧急情况的用药和抢救。

（4）纠正水、电解质和酸碱失衡，补充循环血量，供给营养物质，用于药物治疗。

【准备】

（1）操作人员：着装整洁，洗手，戴口罩。

（2）患儿：提前换好尿不湿，取仰卧或侧卧，头垫小枕，备皮。

（3）环境：空气流通，光线明亮，温度湿度适宜。

（4）准备材料：PDA、输液架、治疗车、速干手消毒液、弯盘、治疗巾、药液、无菌棉签、安尔碘、输液器、安全型留置针、无菌透明敷料、无菌手套、胶布、锐器盒（如图 3–12–9）。

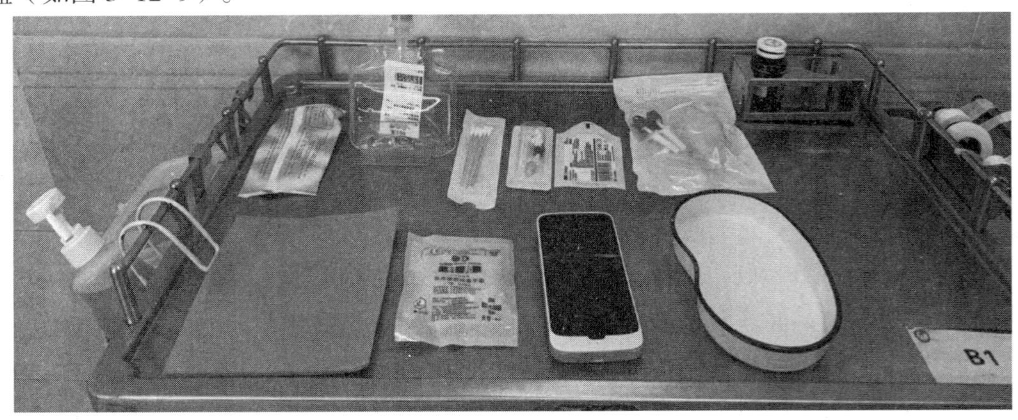

图 3–12–9　头皮静脉留置针输液准备材料

【操作流程】

头皮静脉留置针输液的操作流程，见表 3–12–9。

表 3–12–9　头皮静脉留置针输液的操作流程

步骤	操作流程	要点说明
1	携准备材料至床旁，自我介绍，查看床头牌，操作前查对	查对方法：PDA扫描腕带，核对姓名、住院号；扫描液体袋条码，确认医嘱及患儿信息无误，核对药物名称、用法
2	向家长解释治疗操作目的及方法，取得家属的配合	静脉留置针的好处及输入药液种类、作用，头皮静脉输液的优点、缺点
3	检查药物及所有用物的有效期，洗手	对光检查液体，药物性状、有效期、配药时间、瓶口有无松动；依次检查输液器、留置针、敷贴、棉签等用物的有效期

续表

步骤	操作流程	要点说明
4	选择、评估血管：头垫治疗巾，助手及家属固定患儿头部、躯干及四肢，选择静脉（静脉在发迹内应用备皮刀剃净局部毛发，面积大于8 cm × 8 cm）	1摸：有无搏动，搏动的是动脉，不选择 2看：静脉颜色较深，注意观察血管走向 3观察：针对皮肤较黑的患儿，拇指推压皮肤变苍白时观察血管的走向 注意：固定妥善肢体及头部，备皮刀使用轻柔，勿损伤头皮
5	第一次皮肤消毒及药液袋消毒	顺时针消毒药液袋接口，顺时针消毒液消毒皮肤，以穿刺点为中心消毒停留2 s，消毒范围直径≥8 cm，自然待干
6	操作中查对患儿信息及医嘱	①核对患儿信息：询问患儿姓名及住院号等； ②使用PDA核对药物信息
7	第二次进行药液袋消毒，将输液器与液体袋连接、排气	①逆时针消毒药液袋接口，自然待干； ②将药液袋挂于液体架，排气，检查输液管路有无气泡
8	第二次消毒皮肤，戴手套	第二次逆时针消毒皮肤，消毒范围直径≥8 cm，自然待干
9	输液器连接留置针，排气、取下针尖保护套，向右旋转松动针芯，确定针尖斜面向上	准备留置针：满足患儿输液治疗需要的前提下，选择最小型号、最短的留置针
10	固定皮肤、穿刺、送导管	操作者左手拇指、食指固定绷紧穿刺部位前后皮肤，右手持留置针在静脉上方，使针头与皮肤呈15°～20°进针，直刺静脉，见回血后降低角度平行进针，单手将针芯退出2～3 mm，将导管送入血管，助手协助固定患儿
11	打开输液调节器，确定穿刺成功，拔出针芯，放入锐器盒	观察滴速。左手固定导管座，右手持针翼座末端撤出针芯，将针芯丢弃在锐器盒内，避免针刺伤
12	贴敷贴，固定留置针及输液导管	注意无张力张贴敷贴，患儿头皮出汗多，可用胶带固定一圈，戴网帽，抱起患儿安抚，必要时约束患儿双手
13	摘手套，洗手，调节滴速	根据患儿病情、年龄、药物性质调节输液滴速；观察头皮输液处血管有无树枝样条索状改变或发白，若有应考虑留置针误入动脉，应及时停止输液并拔出留置针
14	取舒适体位，整理用物，洗手	—

续表

步骤	操作流程	要点说明
15	操作后PDA扫描查对并执行医嘱	①核对患儿信息及医嘱，PDA执行； ②观察患儿有无输液反应，有无回血，穿刺部位有无红、肿、热、痛、渗出等表现，确保导管在静脉内
16	健康教育	告知家属不可随意调节滴速；穿刺部位要避免摩擦；阻止患儿用手意外拔除留置针，出现异常及时告知医护人员
17	输液过程中巡视	勤巡视，观察患儿有无输液反应，穿刺部位有无红、肿、热、痛、渗漏等表现
18	冲管、封管	输液结束后用生理盐水或一次性使用冲洗器脉冲式冲管、正压封管，小夹子靠近穿刺点后单手夹闭导管

【注意事项】

（1）操作时严格无菌，避免草率进针，破坏血管，切忌误入动脉，误入动脉表现为延长管内可见血液随脉搏移动，推注生理盐水可见穿刺点周围皮肤呈树枝状发白。

（2）合理使用和保护静脉，由远端到近端。患儿常用头部静脉血管有头正中静脉、颞浅静脉、耳后静脉。

（3）穿刺时，若患儿不配合，头部摇摆不定，易导致难以固定穿刺部位而失败。部分患儿静脉暴露不清晰，血管不充盈，会增加穿刺难度。室内光线不佳，太暗或者反光会导致难度增加，所以穿刺时室内光线要明亮，助手及家属要将患儿固定妥善，操作者找好血管，力争一针穿刺成功。

（4）做好家属的宣教，穿刺前换好尿不湿，不要喂奶、喂水，穿刺时患儿口内不可有食物，以免在穿刺时造成呛咳窒息。穿刺时固定患儿头部，按压患儿四肢躯干，不可按压胸部，不可捂住患儿口鼻。穿刺过程中注意观察患儿的面色，有无发绀、窒息和虚脱，防止在穿刺中发生病情的异常变化。

（5）在输液过程中，要加强巡回观察，看患儿的面色、神志有无变化，有无输液反应，局部有无肿胀，针头是否移位，液体是否滴完，连接处有无渗液等异常情况，以便发现问题及时处理。

（6）拔针时，应逐层分离胶布，用敷贴按压住针眼，快速拔出针头，嘱家属按压 3 ~ 5 min，切忌揉搓。

（罗锦）

第十节 皮内注射

【目的】

（1）进行皮肤试验，如青霉素试验、普鲁卡因试验、破伤风抗毒素试验及结核菌素试验等。

（2）预防接种，如卡介苗。

（3）局部麻醉的先驱步骤。

【准备】

（1）操作人员：着装规范，修剪指甲，按七步洗手法洗手，戴口罩。

（2）患儿：坐位、半卧位、平卧位，评估患儿病情、治疗情况、心理反应情况，评估注射部位皮肤状况。患儿家属了解皮内注射的目的、方法、注意事项及配合要点、药物作用及副作用。

（3）环境：空气流通，光线明亮，温度、湿度适宜，床单元整洁，光线充足。限制人员流动，确保有足够操作空间。

（4）准备材料：注射器、75% 酒精、棉签、无菌治疗盘（已配好的皮试液）、急救物品（盐酸肾上腺素、地塞米松、2.5 ml 注射器、砂轮）、PDA、快速手消毒液等，如图 3–12–10。

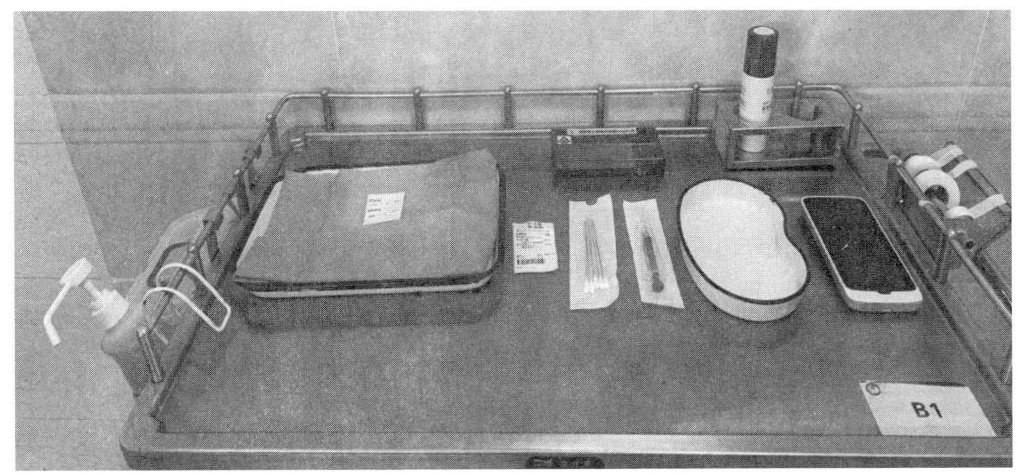

图 3–12–10 皮内注射准备材料

【操作流程】

皮内注射的操作流程，见表 3–12–10。

表 3-12-10　皮内注射的操作流程

步骤	操作流程	要点说明
1	洗手、戴口罩，备齐准备材料携至床旁，查对患儿信息及医嘱	用PDA扫描患儿腕带，核查方式为询问患儿姓名+住院号
2	解释操作目的及注意事项，取得患儿及家属配合，询问患儿酒精及药物过敏史，取舒适体位；皮试前应进食	语言亲切、诚恳，取得患儿及家属的配合，加强沟通交流，注意关心、关爱患儿，帮助患儿取合适体位，对于不配合者必要时请家属协助固定肢体
3	暴露、选择注射部位，评估注射部位皮肤状态	根据皮内注射目的选择部位：药物过敏试验常选取前臂掌侧下段；预防接种常选用上臂三角肌下缘；局部麻醉则选择麻醉处
4	洗手，打开无菌治疗盘，查对医嘱、药液，检查用物有效期，用75%酒精消毒皮肤	严格遵守无菌操作原则，第一遍顺时针消毒注射部位皮肤（直径>5 cm）
5	操作中查对，第二次消毒皮肤，给注射器排气	再次查对患儿信息及医嘱、药液，第二遍逆时针消毒皮肤，排尽注射器内空气
6	左手绷紧局部皮肤，右手以平执式持注射器，针头斜面向上，与皮肤呈5° 角进针。待针头斜面全部进入皮内后，放平注射器，左手拇指固定针栓，右手注入药液约0.1 ml，使局部隆起形成一半球状皮丘，皮肤变白并显露毛孔，注射完毕迅速拔出针头，记录时间	进针角度不能过大，否则会刺入皮下，影响结果的观察和判断；成功的皮丘：皮肤发白，可见3～4个毛孔；拔出针头后嘱患儿勿按揉注射部位
7	洗手，操作后PDA扫描再次查对患儿信息及医嘱信息	—
8	协助患儿取舒适体位，整理床单元	告知注意事项，不要离开病房，一旦出现不良反应，立即通知医务人员，床旁备急救物品
9	用物分类处置，洗手，记录	合理处理用物，正确记录
10	结果观察	①15～20 min后观察青霉素皮试结果，48 h、72 h后观察结核菌素试验结果；②如为阳性应及时告知医生

【注意事项】

（1）严格执行查对制度和无菌操作原则。

（2）皮试前询问患儿用药史、过敏史及家族史，如患儿对需要注射的药物有过敏史，则不可做皮试，应及时与医生联系，更换其他药物。

（3）做药物过敏试验消毒皮肤时勿用碘酊、碘伏，以免影响观察，皮试药液要现配现用，剂量要准确。

（4）若需做对照试验，需更换注射器及针头，在另一侧相同部位注入 0.1 ml 生理盐水，15 ～ 20 min 后对照观察反应。

（5）药物过敏试验三环节：皮试液配制、皮内注射、结果判断（阴性：皮丘无改变，周围不红肿，无自觉症状。阳性：局部皮丘隆起，并出现红晕硬块，直径＞1 cm，红晕周围有伪足、痒感，严重时可出现过敏性休克。如出现过敏性休克，按过敏性休克抢救）。

（6）阳性对策：在病历、床头卡、腕带上标醒目标识，清楚记录，并告知医生、家属及患儿。

（7）抗生素停药 3 d 以上或改换批号，均需重做过敏试验。

（8）床旁备抢救药物及物品，以防发生过敏反应。

（罗锦）

第十一节　皮下注射技术

【目的】

（1）注入小剂量药物，用于不宜口服给药而需在一定时间内发生药效时，如胰岛素注射。

（2）预防接种。

（3）局部麻醉用药。

【准备】

（1）环境：病房安静，温湿度适宜，床单元整洁，光线充足，限制人员流动，确保足够操作空间。

（2）操作人员：着装规范，修剪指甲，按七步洗手法洗手，戴口罩。

（3）患儿：评估患儿病情、治疗情况、用药史、过敏史；评估患儿意识状态、肢体活动能力、对用药的认知及合作程度；评估注射部位皮肤状况。向患儿及家属解释皮下注射的目的、方法、注意事项及配合要点、药物作用及副作用。为患儿取舒适体位，暴露注射部位。

（4）准备材料：注射器、安尔碘（75% 酒精）、无菌棉签、治疗盘、治疗巾、药物、弯盘、PDA、快速手消毒液等，如图 3-12-11。

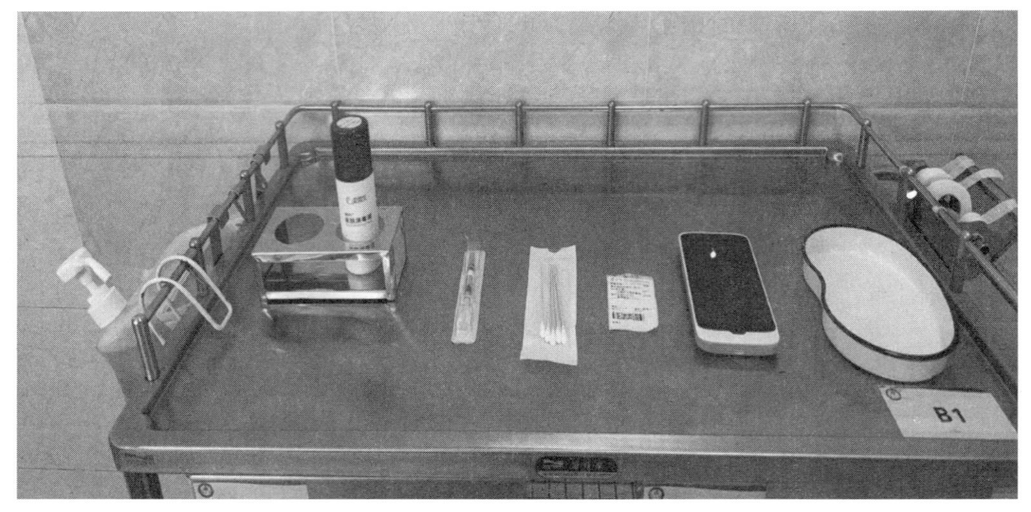

图 3-12-11　皮下注射技术准备材料

【操作流程】

皮下注射的操作流程，见表 3-12-11。

表 3-12-11　皮下注射的操作流程

步骤	操作流程	要点和说明
1	备齐准备材料携至患儿床旁，洗手、戴口罩	—
2	操作前查对，向患儿解释操作的目的及注意事项，评估患儿病情，取得患儿的配合	PDA扫描腕带，采用两种或两种以上的方式进行查对，患儿陈述姓名和住院号确认身份；查对采血信息及医嘱信息；昏迷患儿应双人核对
3	拉窗帘，协助患儿取合适体位，选择、暴露注射部位，注意保暖，准确定位并评估注射部位皮肤	常选上臂三角肌下缘、两侧腹壁、后背、大腿前侧和外侧等部位
4	洗手，检查所有物品有效期，准备按压棉签，第一遍顺时针消毒注射部位皮肤（直径>5 cm），待干	注意皮肤消毒范围及待干时间
5	再次查对患儿信息及医嘱、药液，第二遍逆时针消毒皮肤，待干	严格遵守无菌操作原则
6	排尽注射器空气，左手绷紧局部皮肤，右手持注射器，以示指固定针栓，针头斜面向上，与皮肤呈30°～40°，将针梗的 1/2～2/3 快速刺入皮下，松开绷紧皮肤的手，抽动活塞，如无回血，缓慢注射药液	①进针角度不宜超过 45°，以免刺入肌层； ②确保针头未刺入血管内

续表

步骤	操作流程	要点和说明
7	注射完毕，棉签轻压针刺处，快速拔针后按压至不出血为止	告知患儿注意事项
8	洗手，再次查对并执行医嘱，协助患儿取舒适体位，整理床单元	观察患儿反应，询问患儿感受
9	用物分类处置，洗手，记录	合理处理用物，正确记录

【注意事项】

（1）严格执行查对制度和无菌操作原则。

（2）长期皮下注射者，应有计划地更换部位，防止局部产生硬结。

（3）刺激性强的药物不宜皮下注射。

（4）过于消瘦者，可捏起局部组织，适当减小进针角度。

（施雪娇）

第十二节　血糖监测技术

【目的】

监测患儿血糖水平，评价患儿代谢指标，为临床诊疗提供依据。

【准备】

（1）操作人员：操作者仪表端庄，着装整洁，指甲不宜过长，洗手，戴口罩。

（2）患儿：清楚患儿进餐时间，配合程度，观察患儿手指末端血液循环是否良好、皮肤是否完整、有无硬结及感染等情况。

（3）环境：保持环境清洁宽敞明亮，定期消毒；床单元布局合理；操作前 30 min 停止打扫，减少人员走动，避免尘埃飞扬。

（4）准备材料：一体式便携血糖仪、血糖试纸、一次性采血针头、皮肤消毒酒精、棉签、一次性手套、速干手消毒液、医嘱单等，如图 3–12–12。

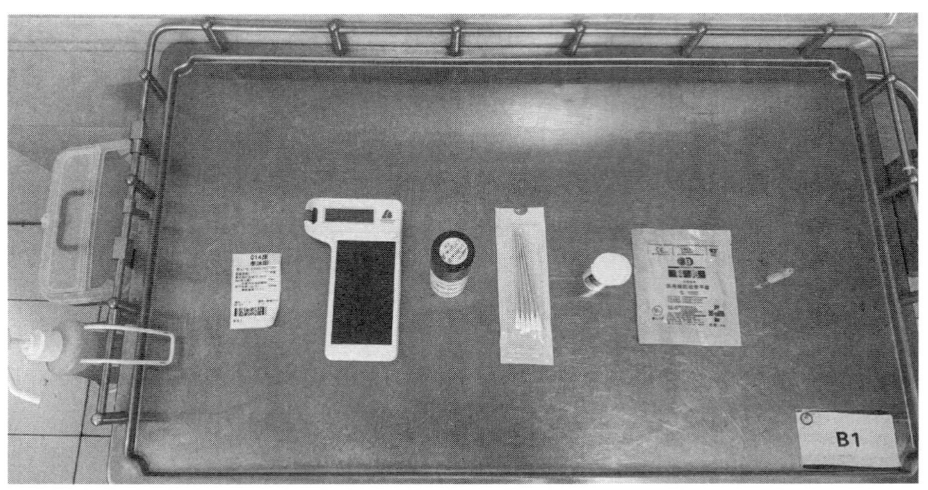

图 3-12-12 血糖监测技术准备材料

【操作流程】

血糖监测技术的操作流程，见表 3-12-12。

表 3-12-12 血糖监测技术操作流程

步骤	操作流程	要点说明
1	备齐准备材料携至患儿床旁，操作前查对患儿信息及医嘱信息	至少两种查对方式：①扫描腕带+询问姓名；②姓名+住院号
2	向患儿解释操作的目的及注意事项，评估患儿病情及准备情况，取得患儿的配合	询问患儿进食的时间
3	协助患儿取舒适体位，征求患儿意见选择监测血糖的手指，并且检查手指	评估手指指端血液循环情况，皮肤的完整性、温度、颜色、有无硬结及感染
4	洗手，检查用物及血糖仪是否完好	—
5	打开皮肤消毒剂消毒手指末端皮肤，待干	消毒液可以选用酒精或皮肤消毒酒精
6	打开无菌棉签包，备用	—
7	操作中查对患儿信息及医嘱信息	—
8	第二次消毒皮肤，待干	待酒精干后方可采血
9	取出一片血糖试纸，插入便携式血糖仪	—
10	洗手，戴手套	—
11	检查一次性采血针，按无菌操作原则采血	采集指腹侧边血液，采血时患儿手指下垂
12	第一滴血丢弃	棉签擦去第一滴血

续表

步骤	操作流程	要点说明
13	采集第二滴血进行检测，将血液吸附满试纸测试区	吸血时勿过度按摩挤压出血点，应从近心端到远心端挤压
14	血糖仪平放在治疗车上等待结果	—
15	取一根棉签按压穿刺点1 ~ 2 min	—
16	读出数值，告知患儿结果	—
17	将已使用的血糖试纸安全退出进医疗垃圾桶	—
18	洗手，操作后扫描再次查对患儿信息	一体式便携血糖仪自动执行医嘱并上传血糖数值
19	行健康宣教，整理床单元	告知患儿血糖正常范围，做好相关知识宣讲
20	整理用物，分类处理	—

【注意事项】

（1）由专人每天对血糖仪进行质控，首次使用、更换电池后、摔跌后、怀疑血糖仪或试纸出现问题时应当及时校正。

（2）血糖仪和血糖试纸保持匹配，血糖试纸在有效期内且干燥保存。

（3）消毒液干透后实施采血。根据手指表皮的厚度选择采血针，让血液自然流出，第一滴血丢弃，采集第二滴血进行检测。在取血过程中勿过分按摩和用力挤血。

（4）吸血量应使试纸测试区完全变成红色。检测时不挪动试纸条或倾斜血糖仪。

（5）采血部位要交替轮换，不要长期刺扎一个地方，以免形成瘢痕。

（6）操作中注意随时指导，确认患儿是否为空腹，或为餐前或餐后 2 h 状态。

（7）严格执行三查七对制度，严格进行无菌技术操作。

（8）对需要长期检测血糖的患儿，教会患儿血糖检测的方法。

（周兴宇）

第十三节 动脉血标本采集技术

【目的】

通过动脉血气分析可监测有无酸碱平衡失调、缺氧和二氧化碳潴留、电解质紊乱等情况，判断急、慢性呼吸衰竭的性质和程度及体内代谢情况，为诊断和治疗呼吸衰竭提供可靠依据。

【准备】

1. 操作人员

（1）着装规范，按七步洗手法洗手，戴口罩。

（2）检查医嘱正确性，打印条码标签，告知患儿采血的时间、地点、活动等注意事项，以取得患儿配合。

2. 患儿

（1）饮食：患儿在采血前应避免进食刺激性食物，24 h 内应避免饮酒。

（2）运动和情绪：避免情绪激动，保持心情愉悦，避免剧烈运动。

（3）完善患儿侵入性知情同意书。

（4）评估患儿局部皮肤及血管状况，评估患儿的神志及配合程度。

3. 环境

床旁整洁，光线明亮，利于操作，操作前 30 min 停止打扫，减少人员走动，避免尘埃飞扬。

4. 准备材料

安尔碘、无菌棉签、无菌手套、动脉采血器、治疗巾、标本架、胶布、PDA、医嘱单、速干手消毒液等，必要时准备小垫枕，如图 3-12-13。

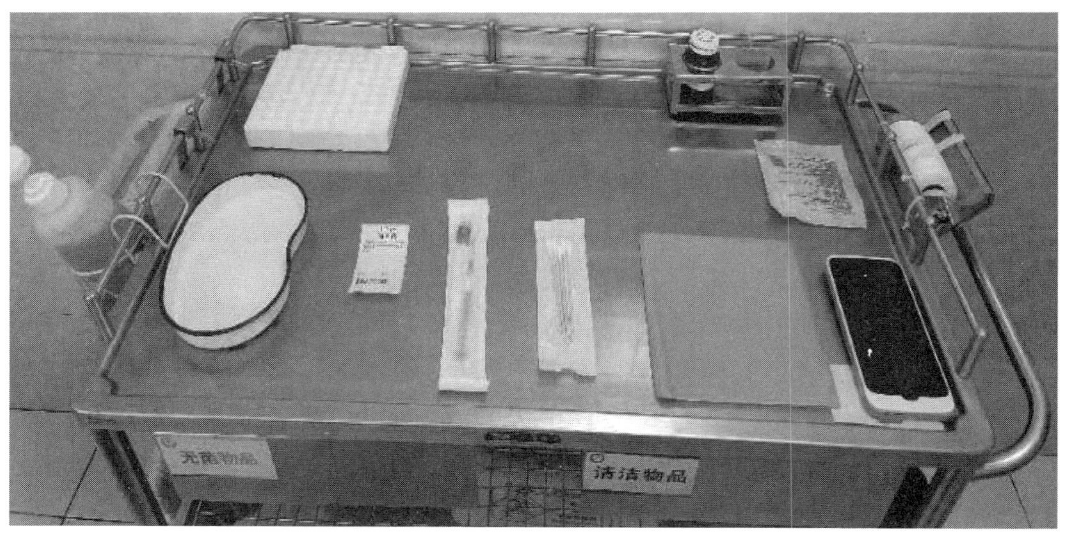

图 3-12-13　动脉血标准采集技术准备材料

【操作流程】

动脉血标本采集技术的操作流程，见表 3-12-13。

表 3-12-13　动脉血标本采集技术的操作流程

步骤	操作流程	要点和说明
1	备齐准备材料携至患儿床旁，洗手、戴口罩	—
2	操作前查对，向患儿解释操作的目的及注意事项，评估患儿病情，取得患儿的配合	PDA扫描腕带，采用两种或两种以上的方式进行查对，患儿陈述姓名和住院号确认身份；查对采血信息及医嘱信息；昏迷患儿应双人核对
3	协助患儿取舒适体位，评估穿刺部位血管及皮肤情况，暴露穿刺部位，铺治疗巾，确定穿刺部位，洗手	桡动脉：左手摸动脉搏动最强处，找准穿刺点，穿刺点位于掌横位上方1～2 cm的动脉搏动处
4	检查所有准备材料效期是否完好	—
5	第一次以穿刺点为中心螺旋形消毒，直径>5 cm，并待干	消毒直径范围>5 cm
6	操作中查对：患儿信息、检验项目、标本	消毒范围不能超过第一次消毒范围，注意避免跨越已消毒区域
7	检查采血器并打开备用	抽拉注射器
8	准备按压棉签，戴无菌手套	—
9	取出采血针，左手食指及中指扪及动脉搏动最强处，找准穿刺点两指分开相距 1 cm固定动脉（持采血针从两指之间垂直或沿动脉走向与皮肤呈 45° 进针）	针头一旦进入动脉，血液即可进入采血针
10	取血 1～2 ml，迅速拔出针头，用棉签加压压迫穿刺点 3～5 min，禁止揉搓。注射器针头斜向刺入软塞，避免空气进入	对有凝血机制障碍的患儿或服用抗凝剂，溶栓治疗的病人应延长压迫时间
11	取下手套，撤去治疗巾，洗手	—
12	操作后查对：再次使用PDA扫描腕带，查对患儿信息及标本信息，无误后执行医嘱	—
13	整理床单元，分类处理用物，协助患儿取舒适体位，讲解相关注意事项	告知出报告的时间，处理用物时注意按院感要求
14	洗手，记录，标本及时送检	采血器标注患儿信息（姓名、住院号、吸氧方式及吸入气体中的氧浓度分数、体温）

【注意事项】

（1）指导患儿尽量放松，平静呼吸，若患儿饮热水、洗澡、运动，须休息 30 min 后再取血，避免影响血气分析结果。

（2）严格执行无菌操作技术，预防感染。

（3）血液内必须防止空气混入。

（4）首选桡动脉，必要时选择股动脉或肱动脉。

（5）如未见回血，可退出穿刺针到皮下，不用完全拔出，根据动脉搏动情况重新调整穿刺位置，再次进针直到看到鲜血，利用动脉压将血自动充盈注射器，必要时也可轻拉针栓，但切勿用力过猛，以免空气进入影响检测结果。

（6）按压时间 3 ～ 5 min，力度以摸不到动脉搏动为准。对有凝血机制障碍的患儿或服用抗凝剂，溶栓治疗的病人应延长压迫时间。

（7）标本采集好后应立即送检，送检时间应不超过 15 min，如遇特殊情况应将标本置入 4℃度冰箱保存，但不宜超过 2 h，室温保存不超过 30 min，以免细胞代谢耗氧。

（施雪娇）

第十三章　小儿专科护理操作技术

第一节　胃管安置技术

【目的】

（1）通过胃管对不能由口进食儿提供营养物质、水及药物。

（2）有利于医生术中操作，帮助术后患儿胃肠功能恢复。

（3）胃肠减压及胃手术后观察是否有出血等情况。

【准备】

（1）操作人员：着装整齐，洗手，戴口罩。

（2）患儿：患儿如厕或更换尿不湿，取舒适卧位。家属了解插管目的，操作过程及相关知识，积极配合。

（3）环境：整洁，安静，安全，光线充足，温度适宜。尽量减少病房人员流动。

（4）准备材料：治疗盘铺无菌治疗巾，内置胃管、镊子、压舌板、盛有温水的治疗碗、20 ml 注射器、纱布、棉签。治疗巾外置电筒、无菌手套、液状石蜡、胶布、别针、听诊器、弯盘、治疗巾、手电筒、PDA，如图 3-13-1。

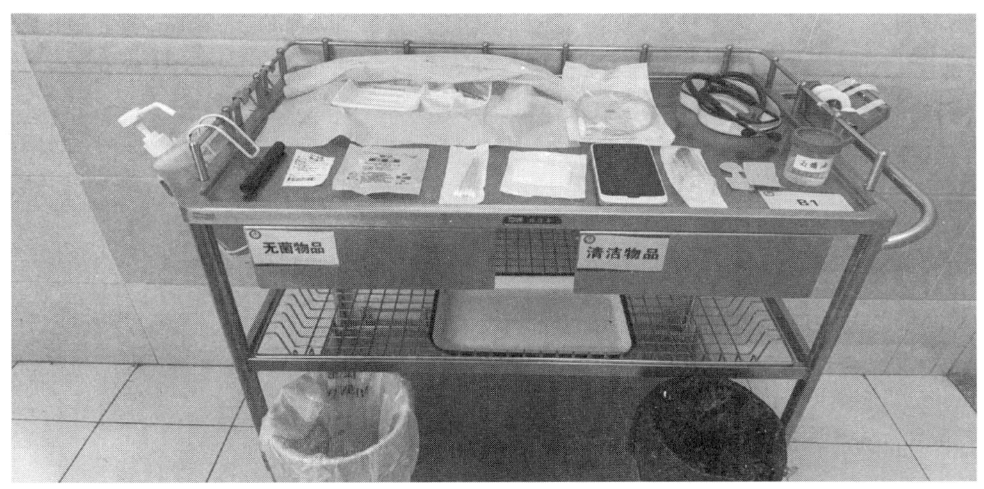

图 3-13-1　胃管安置技术准备材料

【操作流程】

胃管安置术的操作流程，见表 3-13-1。

表 3-13-1　胃管安置术的操作流程

步骤	操作流程	要点说明
1	洗手、戴口罩，备齐准备材料携至床旁	向患儿及家属解释操作目的、过程及配合方法，解除患儿紧张焦虑的情绪
2	取合适体位	婴幼儿取仰卧位；年长儿取坐位；昏迷患儿取平卧位，头稍向后仰
3	铺治疗巾，弯盘放于颌下	—
4	打开治疗盘，取棉签蘸取温开水清洁并用电筒检查鼻腔	—
5	PDA扫描医嘱标签查对患儿信息，戴手套，测量胃管插入的长度，并做好标记	测量的方法有两种： ①前额发际至胸骨剑突与脐中点的距离； ②耳垂经鼻尖再到胸骨剑突与脐中点的距离
6	用棉签蘸取液状石蜡润滑胃管前段10～20 cm，并关闭胃管尾端的开口	减少插管时的摩擦阻力防止胃内容物反流
7	嘱患儿头部稍后仰，左手持纱布托住胃管，右手持镊子夹管，缓缓插入鼻腔	鼻腔内有丰富的毛细血管，因此插管时手法要轻稳，不配合则请助手或家属协助固定患儿肢体及头部
8	胃管插入咽喉部时，指导清醒患儿做吞咽动作，深呼吸，迅速将胃管向前推进，直至预定长度	吞咽动作可帮助胃管迅速进入食管，减轻患儿不适感，若患儿持续作呕，要观察胃管是否卷曲、卡住，如有呛咳、发绀、喘息等误入气管现象，应立即拔出，休息片刻后再插入
9	为昏迷患儿插管时，应先协助患儿去枕，头后仰，当胃管插入咽喉部时，将患儿头部托起，使下颌靠近胸骨柄，再缓缓插入胃管至预定长度	头后仰可避免胃管误入气管，下颌靠近胸骨柄可增大咽喉部通道的弧度，使胃管顺利通过会厌部，当插入不畅时，检查胃管是否盘在口腔中，颈椎骨折者禁用此法
10	确认胃管是否在胃内的3种方法： ①用注射器抽取胃内容物； ②用注射器快速注入10 ml 空气，并观察患儿呼吸、口齿有无发绀，同时用听诊器在胃部听气过水声，即表示已插入胃内； ③将胃管末端置于盛水的治疗碗内，无气泡，即表示胃管不在气管内	最简单的方法为抽吸胃液，如果已经抽出胃液，其他两种方法可以不再使用

续表

步骤	操作流程	要点说明
11	用面巾纸清洁鼻翼液状石蜡，固定胃管	胶布固定牢固，防止非计划拔管
12	松开胃管开口端，注入少量温开水，将胃管开口端反折，用纱布包裹，橡皮筋缠绕固定	—
13	标记置管名称及置管时间	—
14	查对患儿信息，进行健康指导	烦躁、不配合患儿必要时可以使用保护性约束，防止非计划拔管
15	整理用物及床单元，记录	—

【注意事项】

（1）插管通过食管狭窄处（环状软骨水平处、气管分叉水平处、食管通过膈肌处）时动作要轻柔；镊子的尖端勿碰及患儿的鼻黏膜，以免造成疼痛和损伤。

（2）插管过程中如患儿出现恶心、呕吐症状，可暂停插管，嘱患儿深呼吸。如出现咳嗽、发绀、呼吸困难等，表明误入气管，应立即拔出。插管不畅时，观察胃管是否盘在口腔内，如是可将胃管拔出少许，再缓慢插入。

（3）每日进行口腔护理、评估胃管的固定情况。

（4）指导患儿在翻身、打喷嚏时注意防止管道打折、扭曲、滑脱。

（5）硅胶胃管 28 d 更换一次，普通橡胶胃管 14 d 更换一次。

（罗锦）

第二节　导尿技术

【目的】

（1）采集尿液标本做细菌培养。

（2）测定膀胱容量、压力及残余尿量。

（3）向膀胱注入造影剂或气体等以协助诊断。

（4）用于术前膀胱减压以及下腹、盆腔患儿手术中持续排空膀胱，避免术中误伤膀胱。

（5）解除尿潴留：对于因各种原因导致的患儿尿潴留，通过导尿术可以将尿液从膀胱中排出，从而缓解患儿的痛苦和不适。

（6）尿道损伤早期或者手术后作为支架引流。

（7）患儿昏迷、尿失禁、会阴部皮肤损伤时，留置导尿保持局部清洁、干燥，避免尿液刺激皮肤。

（8）抢救休克或者危重患儿，准确记录尿量、比重，为病情变化提供依据。

【准备】

1. 操作人员

着装规范整洁，修剪指甲，洗手，戴口罩。

2. 患儿准备

（1）患儿和家属了解留置尿管的目的、意义、过程、注意事项及配合操作的要点，如患儿因特殊情况无法配合，则请家属协助维持适当的姿势。

（2）清洁外阴，做好留置导尿管护理前准备。若患儿无自理能力，应协助其进行外阴清洁。

3. 环境准备

清退多余家属，关闭门窗，围帘或屏风遮挡患儿。保持合适的室温，光线充足或足够的照明。

4. 材料准备

PDA、一次性导尿包（弯盘、镊子、无菌纱布、消毒棉球、注射器、标签、尿袋）、无菌手套等，如图 3-13-2。

5. 知情同意书

操作前需签侵入性知情同意书。

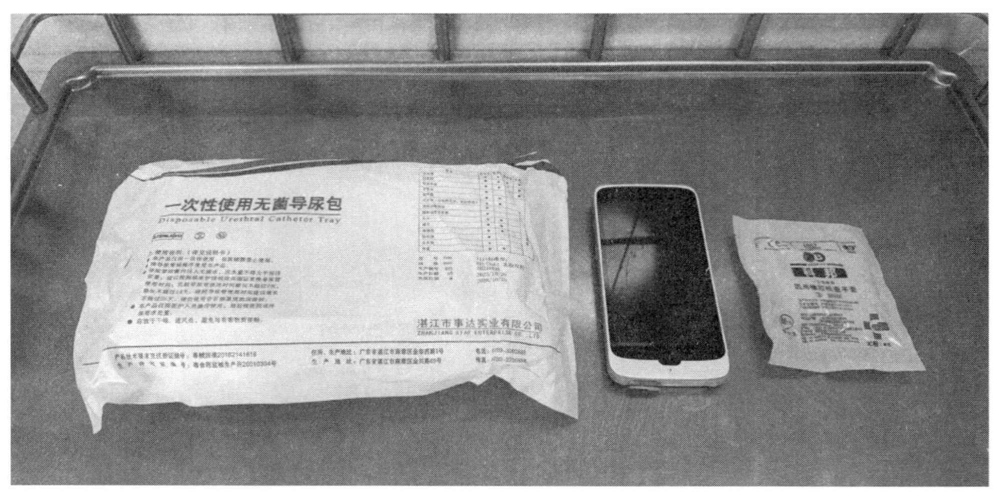

图 3-13-2　导尿技术准备材料

【操作流程】

导尿技术操作流程见表 3-13-2。

表 3-13-2　导尿技术操作流程

步骤	操作流程	要点说明
1	评估患儿状态，准备用物	评估患儿的自理能力与配合度，必要时协助其进行外阴清洁
2	携用物至床旁，使用 PDA 扫描患儿腕带，核对姓名、住院号及医嘱，解释操作目的、过程、有关事项及不良反应	语言亲切、诚恳，取得患儿及家属配合，告知相关不良反应：疼痛、出血、感染、误入患儿阴道等
3	询问患儿是否需要大便	防止操作中刺激直肠导致患儿排便，污染操作区域
4	关闭门窗，使用围帘或屏风遮蔽患儿	保护患儿隐私
5	患儿取平卧位，站于患儿右侧，臀部垫护理垫，帮助患儿脱下对侧裤腿，盖于近侧腿上，对侧下肢用被盖遮盖	保护床单不被污染，寒冬季节注意保暖
6	患儿取平卧位，女性患儿屈膝、两腿分开，显露会阴部，男性患儿两腿伸直	暴露尿道口，便于操作
7	再次使用 PDA 核对患儿姓名、住院号及医嘱	操作中查对
8	治疗车上检查一次性导尿包灭菌有效期，包装是否完好，有无被污染的迹象，拆开导尿包打开第一层，将消毒棉球倒入弯盘内，放置于患儿两腿之间	保证操作的无菌性，预防感染
9	女性患儿初步消毒：操作者左手戴手套，右手持镊子夹取棉球，消毒顺序为阴阜、对侧大阴唇及大腿根部、近侧大阴唇及大腿根部，左手戴手套的手分开大阴唇，消毒对侧小阴唇和近侧小阴唇和阴蒂及尿道口。 男性患儿初步消毒：操作者左手戴手套，右手持镊子夹取棉球，消毒顺序为阴阜、对侧腹股沟、近侧腹股沟、阴茎背侧、阴茎腹侧、阴囊，左手戴手套的手取无菌纱布裹住阴茎将包皮向后以推暴露尿道口，自尿道口向外向后旋转擦拭尿道口、龟头及冠状沟 3 次，消毒完毕将镊子、弯盘及纱布分类处理，脱下手套，使用速干手消毒液	从外向内进行擦洗，每个棉球限用一次
10	按无菌技术操作原则打开导尿包第二层	嘱患儿保持体位，避免无菌区域污染

续表

步骤	操作流程	要点说明
11	按无菌技术操作原则戴好无菌手套，取出洞巾，铺在患儿的外阴并暴露外阴，使洞巾和导尿包第二层治疗巾内层形成一无菌区	扩大无菌区域，避免污染
12	按操作顺序排列好用物，将消毒棉球放于弯盘内，检查尿管是否通畅、气囊有无漏水，用润滑油棉球润滑导尿管前端，将导尿管与引流袋相连接	手不能直接接触导尿管，避免尿液污染环境
13	女性患儿再次消毒：左手拇指、食指分开并固定小阴唇，右手持镊子夹取棉球，由内向外消毒，依次消毒尿道口、对侧小阴唇、近侧小阴唇，再次尿道口 ，左手继续固定小阴唇，右手持镊子夹住尿管，对准尿道口轻轻插入，见尿液流出再继续插入2～3 cm。 男性患儿再次消毒：左手用纱布包住阴茎将包皮向后推，暴露尿道口，右手持镊子夹消毒，棉球再次消毒尿道口、龟头及冠状沟，左手继续固定阴茎并提起，使之与腹壁呈60° ，右手持镊子夹住尿管，对准尿道口轻轻插入，见尿液流出再继续插入2～3 cm，左手固定尿管，右手用注射器向尿管气囊内注入适量无菌水，使尿管头端形成水囊，轻轻向外提拉尿管，使气囊置于尿道内口处，确保尿管已经固定	由内向外，每个棉球限用一次，避免已消毒的部位污染，插管时动作轻柔，指导患儿放松，避免紧张情绪，减少插管过程中出现疼痛，男性尿道有三个狭窄，切忌用力过度损伤尿道黏膜
14	将引流袋妥善固定于床旁，移开洞巾，清理用物，尿管由胶带固定于大腿处	脱去手套洗手后再接触尿袋，保持尿袋清洁，避免尿管被强力拉拽造成尿道损伤，便于观察
15	擦净外阴，协助患儿穿裤、盖被子，取舒适体位并整理床单元	使患儿舒适，保护隐私
16	消毒双手，将标签贴于尿袋	记录尿管留置及引流装置时间
17	操作完毕后，使用 PDA 第三次核对患儿姓名、住院号、医嘱并记录，做好健康宣教	观察尿管引流出的小便颜色、性状及量
18	拉开围帘或移开屏风，开窗，整理用物回污物间处理	及时修订及记录各类护理文书

【注意事项】

（1）严格执行查对制度和无菌操作技术原则。

（2）在操作过程中注意保护患儿隐私，并采取适当的保暖措施，防止患儿受凉。

（3）尿管插入长度应适宜，尿管如误入阴道，应更换导尿管，重新插入尿道导尿。

（4）男性患儿插尿管如遇到阻力，尤其是尿管经尿道内口、膜部、尿道外口的狭窄部及耻骨联合下方和前下方处的弯曲部，应鼓励患儿缓慢深呼吸，同时慢慢插入尿管。

（5）尿潴留患儿一次性放出尿量不应超过正常儿童全天总量的 50%，以防患儿出现虚脱和血尿。

（6）为避免造成损伤和导致泌尿系统的感染，必须掌握解剖特点。

（成莉娇）

第三节　造口护理技术

【目的】

保持造口周围皮肤清洁，维护造口功能，减轻患儿不适，观察造口及造口周围皮肤，预防相关并发症，帮助患儿掌握正确的造口护理方法，提高患儿生活质量。

【准备】

（1）操作人员：掌握造口相关知识，着装整洁，洗手。

（2）材料准备：治疗车上放一件式造口袋或两件式造口袋、测量尺、弯盘、圆头剪刀、温水毛巾或湿纸巾（家属自备）、治疗巾、无菌手套、无菌棉签、造口附件产品（造口护肤粉、防漏环、皮肤保护膜，必要时准备腰带）等，如图 3-13-3。

（3）患儿：了解患儿体力恢复情况、手的灵活性、学习能力，造口处周围皮肤情况，排便、排气情况。

（4）环境：室温适宜，遮挡患儿，减少人员流动。

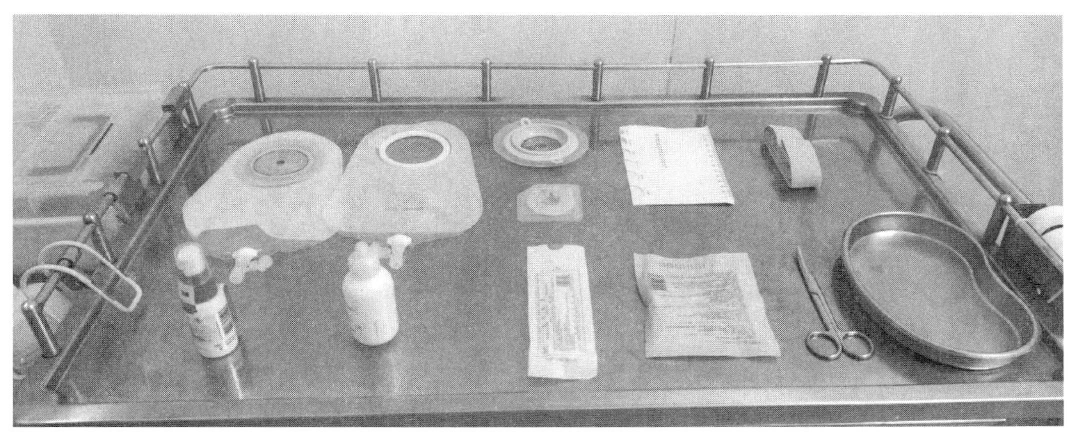

图 3-13-3　造口技术准备材料

【操作流程】

造口护理技术操作流程见表 3-13-3。

表 3-13-3　造口护理技术操作流程

步骤	操作流程	要点说明
1	携准备材料至床旁，PDA扫描腕带查对信息，向患儿及家属解释操作目的及过程，取得配合	至少两种不同方式查对患儿信息
2	关闭门窗，使用围帘或屏风遮蔽患儿，将物品放置于易拿取处	—
3	协助病人取舒适卧位，垫治疗巾，暴露造口部位	注意保暖，保护患儿隐私
4	洗手，操作中查对患儿信息，戴手套，去除旧造口袋，观察造口及造口周围皮肤情况，观察排泄物性状、颜色、量	由上至下将造口袋取下，动作轻柔，注意保护皮肤，旧造口袋丢于黄色医疗废物垃圾袋中
5	用温热水毛巾或湿纸巾清洁造口周围皮肤及造口	清洁皮肤由外向内
6	造口周围皮肤撒上护肤粉，用干棉签抹匀，并去掉多余护肤粉，再喷上皮肤保护膜	护肤粉不宜撒太多，尽量均匀分布，护肤粉和保护膜喷洒面积超过造口袋粘贴范围。喷洒保护膜后至少等待30 s保护膜才能形成，等待的时间可以用来准备造口袋
7	测量尺测量造口袋大小，修剪造口袋，由小到大修剪，按照造口实际形状，边对比边修剪，做好健康宣教，并讲解相关注意事项	造口底盘裁剪大小以造口大小和形状为标准再加 0.2 cm 左右，裁剪好后用手指将底盘的造口圈磨光，以免裁剪出的不整齐的边缘损伤造口黏膜
8	将防漏环剪断，拉长，然后放在造口与皮肤相连的缝隙上，用手指压紧	要将造口与皮肤之间的缝隙填满，预防渗漏
9	撕去底盘保护纸，由下向上粘贴造口袋，贴好后用手由内向外按压底盘，减少渗漏机会	根据病人体位决定造口袋开孔方向，粘贴时确保周围皮肤干燥
10	排出造口袋内空气，关闭造口袋开关	必要时准备腰带
11	收拾用物，洗手	—
12	核对患儿身份，记录，撤去床帘，告知注意事项，分类处理用物	—

【注意事项】

（1）饮食调整：患儿应注意调整饮食结构，多吃富含粗纤维的食物，以保持饮食健康。应减少食用辛辣刺激性食物、易产气食物（如豆制品、碳酸饮料等）以及异味重的食物（如洋葱、韭菜、大蒜等），以免对造口及周围皮肤产生不良影响。

（2）穿着建议：术后患儿应选择宽松、干净的衣物，避免穿着紧身衣物，以免对造口袋产生压迫，导致造口黏膜缺血、坏死。

（3）最好选择清晨空腹时更换造口袋。

（4）注意造口与伤口距离，防止污染伤口。

（5）造口周围皮肤用温水清洁即可，不可用肥皂或消毒液，以免造成皮肤干燥，容易损伤，而且影响粘贴力，若造口水肿，可用温盐水湿敷，以减轻水肿症状。

（6）粘贴时取立位或卧位，保证腹部皮肤平整。

（7）造口袋更换后半小时内应减少活动，以保证粘贴更牢固，冬天更换造口袋后可嘱患儿用双手轻压 10 ～ 20 min。

（8）密切观察造口底盘、造口黏膜及周围皮肤的情况，如发现红疹、皮损、溃烂、过敏等异常情况，应及时就医处理。同时，观察排泄物的色、质、量及气味，以便及时发现并处理异常情况。

（9）造口袋更换时间一般为 5 d 左右，若有渗漏及时更换。

（成莉娇、余娜）

第四节　输液泵的使用

【目的】

准确控制输液速度和输液总量，达到给药剂量准确，定时、定量、均匀给药，调节速度方便安全的效果。

【准备】

1. 操作人员：着装整洁，洗手，戴口罩。
2. 患儿：取安全、舒适体位。
3. 环境：安静、整洁、舒适、便于操作。
4. 用物：PDA、输液泵、速干洗手消毒液，如图 3-13-4。

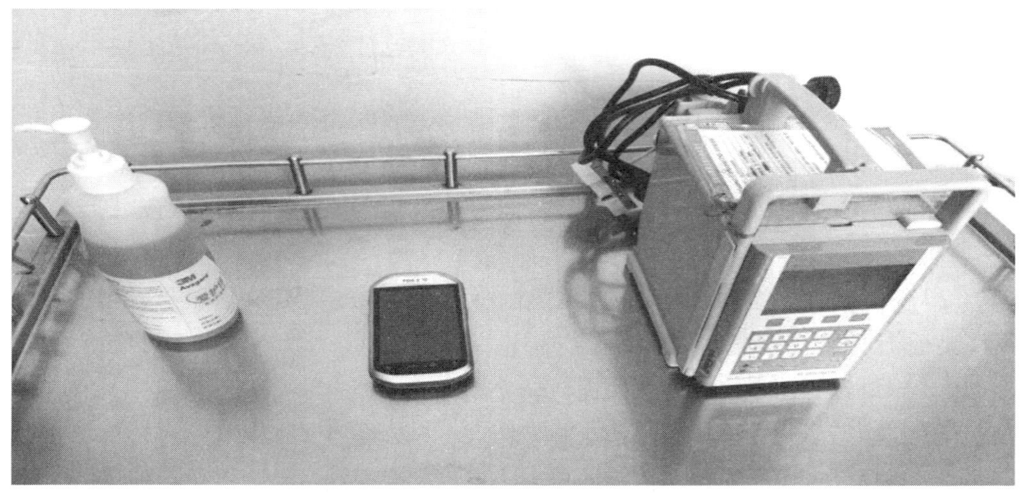

图 3–13–4　输液泵的使用准备材料

【操作流程】

输液泵的操作流程，见表 3–13–4。

表 3–13–4　输液泵的操作流程

步骤	操作流程	要点说明
1	备齐准备材料携至床旁，核对患儿及医嘱信息	严格执行查对制度，至少两种查对方式
2	向患儿解释治疗目的及方法	取得患儿的理解与配合
3	评估患儿穿刺部位皮肤、血管是否影响输液通畅	穿刺部位无红肿、渗出，接触患儿后洗手，时间不少于15 s
4	将输液泵放置在床旁桌上，连接电源，检查仪器是否符合要求	保证输液泵在正常工作状态，床头柜保持清洁干燥，避免床头柜有水渍，导致仪器潮湿、受损
5	打开输液泵泵门，将输液管放入输液泵的管道槽中，关闭泵门	将输液泵固定妥善，防止输液泵坠落
6	打开输液泵开关，遵医嘱设置输液速度和输液总量	根据医嘱调节输液速度，保证药物疗效，减少或避免发生输液反应
7	操作中查对患儿信息及医嘱，确认输液泵设置无误后，按“开始/停止”键，启动输液	观察输液泵是否正常运行，如果报警，应及时处理
8	向患儿讲解相关注意事项	不可随意调节仪器，如有异常情况及时呼叫

续表

步骤	操作流程	要点说明
9	操作后PDA再次扫描腕带，查对患儿信息及医嘱，无误后PDA执行医嘱	注意两种以上方法进行查对，协助患儿取舒适卧位
10	整理用物，洗手，记录	按照七步洗手法清洁双手

【注意事项】

（1）遵循无菌技术、标准预防、安全给药原则。

（2）严格执行查对制度，用两种以上方法查对患儿信息。

（3）穿刺部位如出现红肿、渗血、渗液等应立即停止输液。

（4）告知患儿及家长使用输液泵的目的、注意事项，使用过程中不可自行调节输液泵。

（5）随时查看仪器是否处于正常工作状态，及时处理机器报警现象，排除故障，如管路中有气泡、管道堵塞、输液完毕、低电压等。

（6）观察患儿用药效果和不良反应，出现异常情况及时给予处理。

（7）低龄、休克、重症疾病以及肾脏、心功能严重受损的患儿，需根据患儿年龄、病情、体重及时调节输液泵输液速度。

（8）停用时，应先关开关再断电源，用消毒湿巾擦拭，定期保养维修，确保仪器功能正常。

（方艳丽、袁冬梅）

第五节　微量泵的使用

【目的】

准确控制输液速度，使药物速度均匀、用量准确并安全地进入患儿体内发挥作用。

【准备】

（1）操作人员：着装整洁，洗手、戴口罩、评估了解患儿病情。

（2）患儿：协助患儿大小便，取舒适体位。

（3）环境：保持环境温湿度适宜、整洁，安静，安全。

（4）准备材料：治疗车、微量注射泵、无菌治疗盘（内装配好药液的注射器，注射器）、延长管、消毒液、棉签、弯盘、洗手液、PDA，如图 3–13–5。

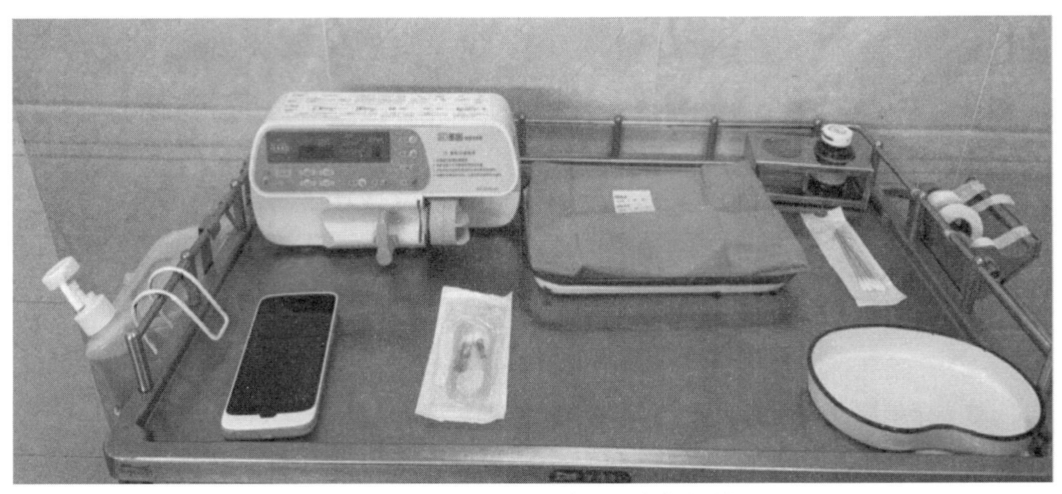

图 3–13–5　微量泵的使用准备材料

【操作流程】

微量泵的操作流程，见表 3–13–5。

表 3–13–5　微量泵的操作流程

步骤	操作流程	要点说明
1	携准备材料至床旁，使用PDA扫描腕带查对患儿信息及药物	扫描腕带，查对患儿床号、姓名、年龄、住院号；药物名称、浓度、剂量、时间、用法；注意无菌盘开启手法
2	解释操作目的和使用微量泵的必要性及注意事项	解释药物作用及副作用，用药方法，取得患儿合作
3	检查留置针、穿刺部位皮肤	检查留置针时间、穿刺点是否有渗血渗液、敷贴是否卷边、注射部位有无红肿疼痛
4	洗手	七步洗手法洗手
5	将微量泵固定在床旁适当位置，连接电源，开机检测	①微量泵固定在不易碰撞的地方 ②距离以不牵拉患儿输液部位和电源为宜
6	检查消毒液、棉签，第一次消毒留置针无针接头	—
7	使用PDA操作中查对患儿信息及药物	让患儿或家属陈述患儿姓名+年龄或姓名+住院号
8	第二次消毒留置针无针接头	指导患儿消毒后保持正确姿势，避免污染消毒部位

续表

步骤	操作流程	要点说明
9	微量泵的操作：①打开电源开关键；②将注射器衔接延长管，排气检查无气泡后衔接上无针接头；③正确安装到微量泵上；④遵医嘱准确设置参数，按下开始键	注意无菌操作，排气液体排到弯盘中
10	协助患儿取舒适体位，健康宣教	①家属勿擅自移动、调节微量泵开关，保证用药安全； ②如有不适或机器报警，及时呼叫医护人员； ③微量泵运行期间，避免剧烈活动、碰撞导致微量泵损坏或砸伤患儿
11	使用PDA扫描腕带，操作后查对患儿信息及医嘱正确性，执行医嘱，整理用物及床旁环境	再次检查微量泵运行情况
12	洗手，记录	—

【注意事项】

（1）遵循查对制度，符合无菌技术、标准预防、安全给药原则。

（2）严格执行查对制度，两种以上方法查对患儿信息如：①腕带 + 询问姓名；②姓名 + 住院号。

（3）使用微量泵的危重患儿、特殊药物，在注射器内药物尚未用完时应提前配好备用，更换血管活性药物时动作迅速。

（4）药液配置好后应立即将条形码标签贴于注射器上，内容包括床号、姓名、住院号、药名、浓度、剂量、用法、配药时间、配药人。

（5）根据泵入药物性质选择、评估患儿注射部位，必要时单独建立静脉通路。微量泵注射器及延长管连续使用时间不超过 24 h。

（6）加强巡视，观察患儿用药效果及副作用、输液部位、微量泵工作状态，更换药物及调整速度时，应做好记录并交班。

（7）停用时，应先关开关再断电源，用后消毒湿巾擦拭，将仪器放置清洁干燥环境中，定期保养维修，确保仪器功能正常。

（方艳丽、李婷）

第六节　输液港的维护

【目的】

观察输液港座局部情况，保持导管通畅，延长导管留置时间，预防导管相关性感染等并发症。

【准备】

（1）操作人员：着装整洁、洗手、戴口罩。

（2）患儿：操作前评估患儿意识、生命体征、配合程度；港体位置；置入港体处及周围皮肤有无红肿、疼痛、破损、皮疹 / 湿疹。患儿提前排尿排便或更换尿不湿、取舒适体位，头偏向对侧。

（3）环境：换药环境清洁、明亮，换药室定期消毒，避免人员频繁走动。

（4）准备材料：一次性使用中心静脉置管维护包一个（内含治疗巾 1 张、酒精棉棒 3 支、氯己定棉棒 3 支、酒精棉片 2 片、无菌透明敷贴 1 张、无菌胶带 3 条，小方纱 1 块）、弯盘 1 个、纱布 1 块、无损伤针、输液接头、无菌剪刀、无菌手套、10ml 以上注射器、无菌生理盐水、肝素盐水、胶布、快速手消毒液等，如图 3-13-6。

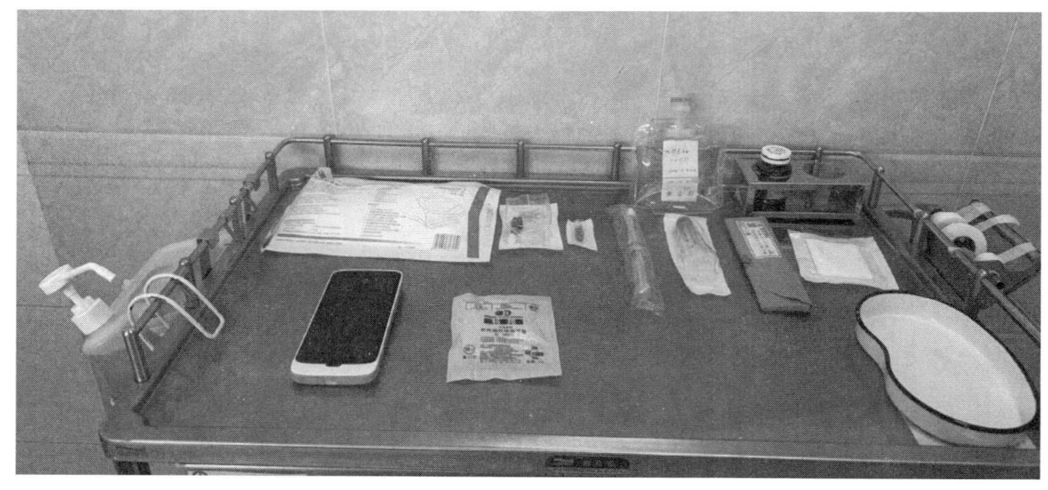

图 3-13-6　输液港的维护准备材料

【操作流程】

儿童输液港港针安置的操作流程，见表 3-13-6。

表 3-13-6 儿童输液港港针安置的操作流程

步骤	操作流程	要点说明
1	洗手、戴口罩，备齐准备材料携至床旁，核对医嘱	向患儿及其家长解释操作的目的和过程及穿刺时有针刺感，必要时请家属或助手帮忙固定患儿肢体
2	维护前评估患儿输液港情况，暴露输液港穿刺部位，确认港座位置	①了解输液港植入侧的肢体活动情况，有无疼痛等； ②检查输液港周围皮肤有无压痛、肿胀、血肿、感染、浆液脓肿等； ③观察隧道情况，同侧胸部、颈部静脉及四肢有无肿胀，触摸输液港轮廓
3	洗手，建立无菌工作区，将穿刺所需用物以无菌技术置于工作区，打开维护包，铺巾	—
4	洗手、戴手套	—
5	消毒：以穿刺点为中心，先取75%酒精棉棒，由内向外，按顺时针、逆时针、顺时针的顺序消毒3遍，消毒范围10 cm × 12 cm（大于贴膜的面积）酒精待干后，再用氯己定消毒，方法及范围同酒精，待干。脱手套，洗手，操作中查对患儿信息	注意：①选择适合患儿的皮肤消毒液对港体处及周围皮肤进行消毒，充分待干，上铺洞巾，暴露港体； ②小于3月婴儿勿用氯己定消毒，可用碘伏消毒；采用两种以上方法进行查对
6	将无损伤针、预冲式注射器、正压接头投放在维护包里，洗手，戴手套，将10ml预冲连接正压接头再连接无损伤针，排气，夹闭延长管	注意：选择长度合适的无损伤针，无损伤针头的长度应满足针头安置在与皮肤平齐的位置并牢固地固定在输液港上
7	触诊，确认注射座边缘，定位	用非主力手的拇指、食指和中指固定注射座，做成三角形
8	插针：用非主力手的拇指、食指和中指固定注射座，形成一个三角形，将输液港拱起，确定三角形的中心，无损伤针自三角形中心处垂直刺入穿刺，直达储液槽底部	针头必须垂直刺入，以免针尖刺入输液港侧壁；穿刺动作轻柔，感觉有阻力不可强行进针，以免针尖与注射座底部推磨，形成倒钩
9	冲管：用10 ml 生理盐水预冲检查导管功能，抽回血确定穿刺位置无误，再脉冲式冲洗导管推1 ml，停一下	回血好可判断穿刺针位于储液槽底部，若抽吸顺利，用生理盐水脉冲式冲管

续表

步骤	操作流程	要点说明
10	封管：用100 U/ml 肝素盐水正压封管	正压封管：封管量大于导管及延长管总容积的1.2倍即可
11	如果需要，将备好的纱布用无菌剪刀修剪后垫于无损伤针的根部	厚度根据皮肤与针头之间距离调整
12	固定：选择透明敷贴，取无菌纱布包裹延长管接头，确保延长导管不打折，不影响患儿活动	采取“无张力粘贴法”固定蝶翼针，确保贴合胸壁皮肤
13	脱手套，洗手，贴标签	记录输液港安置日期、更换日期、责任人工号
14	洗手，再次查对患儿信息、根据维护情况记录	及时记录，标记插针日期、时间和操作者。港体及周围皮肤情况，穿刺点情况，是否抽到回血，导管是否通畅
15	宣教	向患儿及家属交代注意事项

儿童输液港港针拔针的操作流程，见表3–13–7。

表3–13–7 儿童输液港港针拔针的操作流程

步骤	操作流程	要点说明
1	洗手、戴口罩，备齐用物携至床旁，核对医嘱	向患儿及其家长解释操作的目的和过程
2	评估患儿病情及局部皮肤状况	患儿意识、生命体征、合作程度；港体位置；置入港体处及周围皮肤有无红肿、疼痛、破损、皮疹/湿疹
3	洗手，建立无菌工作区，将拔针所需用物以无菌技术置于工作区	—
4	洗手、戴手套	—
5	去除旧敷贴，皮肤消毒，操作中查对	180°或0°撕除旧敷贴，消毒敷贴覆盖下及周围皮肤，范围大于敷贴面积；充分待干
6	冲封管、拔针：消毒输液接头，旋入预冲式注射器，回抽见回血后脉冲式冲管，100 U/ml 肝素盐水（剂量根据港体大小）封管，夹管，嘱患儿做深呼吸并屏气；以无菌纱布按压穿刺点的同时，拔出蝶翼针，之后检查针头是否完整，有无倒钩，输液贴（或止血贴）覆盖穿刺点	—

续表

步骤	操作流程	要点说明
7	脱手套、洗手，操作后查对患儿信息	—
8	记录	记录拔针日期、时间和操作者。记录拔针后患儿呼吸及面色，港体及周围皮肤情况，是否抽到回血，导管是否通畅
9	健康教育	向患儿或家属解释日常护理要点：例如保持局部皮肤清洁干燥，检查输液港周围皮肤有无压痛、肿胀、血肿、感染、浆液脓肿等，如有异常及时联系医生或护士

【注意事项】

（1）采用脉冲式冲管、正压封管技术（SASH 方式：S——生理盐水，A——药物注射，S——生理盐水，H——肝素溶液）。冲管液用 10 ml 预冲式生理盐水，封管液用 10 ml 注射器抽吸 100 U/ml 肝素盐水 10 ml（冲封管及日常推注药物不得用＜ 10 ml 注射器，以免爆管）。

（2）每次使用输液港、抽血或输注高黏滞性液体（输血、成分血、全胃肠外营养、白蛋白、脂肪乳）后，应立即冲干净导管再输注其他输液（冲管用的水冲完再用 20 ml 注射器抽取 20 ml 生理盐水冲管，再接下组液体），两种有配伍禁忌的液体之间治疗间歇期为每 4 周冲管 1 次。

（3）无损伤针一旦穿刺输液港，不能通过旋转无损伤针来调整位置。正确做法是拔出无损伤针时，于穿刺点做好标记，以便再次穿刺时能成功刺入，如果发生皮带感染，穿刺输液港有引起血流感染的风险。正常情况下每 7 d 更换一次。

（4）若抽不到回血，可先注入 5 ml 生理盐水后再回抽，使导管在血管中漂浮起来，防止三向瓣膜贴于血管壁。必须使用无损伤针穿刺输液港，否则容易损伤注射座隔膜，导致漏液。

（5）拔针：当无损伤针已使用 7 d 或疗程结束后，需要拔除无损伤针。

（6）敷料在低于插针水平位置更换肝素帽（正常情况下：蝶翼针、肝素帽或正压接头每周更换 1 次）。治疗期间，每周更换敷料 1 次，如有脱落或渗液渗血，随时更换。

（罗锦）

第七节 PICC维护

【目的】

观察导管穿刺局部情况，保持导管通畅，延长导管留置时间，预防导管相关并发症。

【准备】

（1）操作人员：穿戴整齐，修剪指甲，洗手，戴口罩、帽子。

（2）患儿：提前上厕所，取舒适体位，一般坐位或卧位，穿刺侧手臂外展与身体呈 90° ，若 PICC 置管在腹股沟则脱掉相应侧的裤腿。

（3）环境：保持换药环境清洁、明亮，换药室定期消毒，避免人员频繁走动。

（4）准备材料：一次性使用中心静脉置管换药包 1 个（内含治疗巾 1 张、无菌手套 1 副、酒精棉棒 3 支、氯己定棉棒 3 支、酒精棉片 2 片、无菌透明敷料 1 张、无菌胶带 3 条，小方纱 1 块）、10 ml 预冲管式导管冲洗器 1 个、10 ml 或 20 ml 注射器 1 副、输液接头（等压接头或正压接头）1 个、无菌棉签、无菌手套一副；生理盐水 1 袋、软尺 1 根、弯盘 1 个、速干手消液、PDA 等，如图 3-13-7。

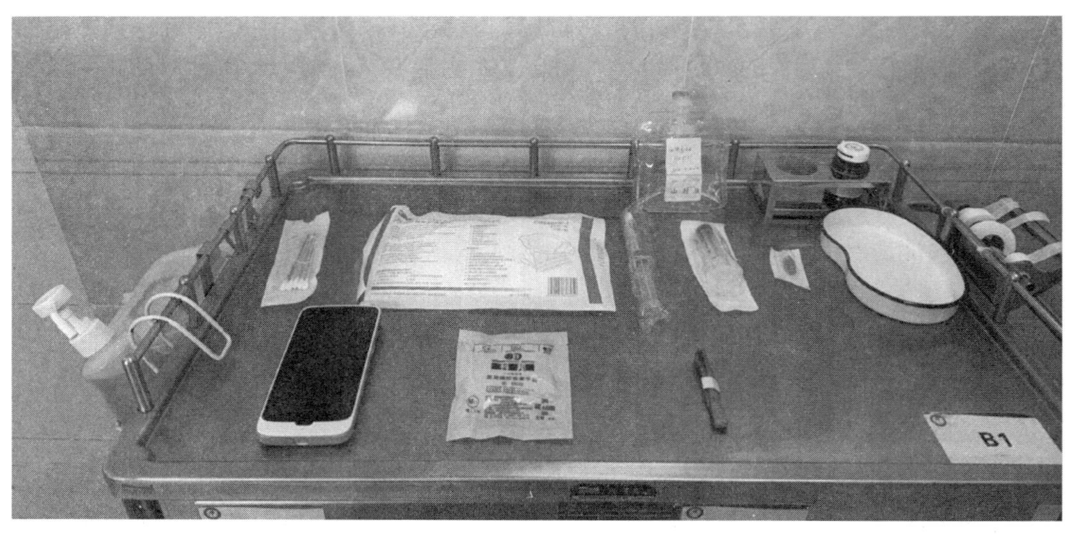

图 3-13-7 PICC 维护准备材料

【操作流程】

PICC 维护的操作流程，见表 3-13-8。

表 3-13-8 PICC 维护的操作流程

步骤	操作流程	要点说明
1	洗手、戴口罩，备齐用物携至床旁，查对	向患儿及家属解释操作目的、配合方法，必要时请家属或助手协助固定患儿肢体
2	评估 PICC 穿刺点局部及导管情况、测臂围，洗手	查看穿刺点有无渗血渗液，轻压穿刺点，询问患儿有无疼痛、发痒等不适，嘱患儿平放手臂，用软尺测量肘窝上10 cm 处臂围
3	检查所有物品有效期，开包、铺巾、准备正压接头、封管液、10 ml 预充式导管冲洗器，手消毒	打开换药包，在带管侧肢体下铺治疗巾，使用预充式导管冲洗生理盐水10 ml
4	去除接头旧纱布，洗手，消毒患儿 PICC 接口下皮肤，去除旧接头	—
5	戴无菌手套，消毒接头	取酒精棉片，反复用力擦拭导管接头15 s 以上，擦 2 遍，待干
6	冲、封管： ①检查导管功能，抽回血（不超过蝶翼和圆盘），再脉冲式冲洗导管推 1 ml，停一下； ②连接排气后的输液接头； ③用生理盐水正压封管	①严格执行无菌技术； ②禁止使用小于 10 ml 的注射器给予冲、封管； ③排气、排液到弯盘中
7	敷贴更换： ①去除旧敷贴； ②评估穿刺点情况、外露长度、穿刺日期及维护日期	①拇指轻压穿刺点，沿四周平拉（0°）透明敷贴，然后180° 自下而上去除原有透明敷贴； ②评估穿刺点有无异常，如红肿、渗液，导管有无移位、脱出或进入体内； ③注意患儿不配合时，助手或家属协助安抚及约束肢体，动作轻柔，勿将导管拔出
8	脱手套，手消毒	—
9	消毒导管及局部皮肤： 取75%酒精棉棒，以穿刺点为中心（避开导管和穿刺点1 cm），消毒3遍；再取氯己定棉棒（大于3月龄）消毒皮肤三次，并在穿刺点处稍作停留（2 s），翻转导管消毒，范围上下各10 cm（直径20 cm）、左右至臂缘，待干	①从内到外环形消毒3次。顺时针、逆时针、顺时针的顺序脱脂、消毒皮肤3次，严格无菌操作，使用酒精消毒时要注意避开穿刺点及导管； ②从穿刺点消毒到正压接头之间的导管按上面、下面、上面的方式消毒； ③小于3月龄的婴儿和新生儿可使用75%酒精消毒； ④若对消毒剂过敏，则避免使用该种消毒剂

续表

步骤	操作流程	要点说明
10	操作中查对患儿信息	
11	①洗手、戴手套，调整导管位置，用胶带固定蝶翼，以穿刺点为中心无张力粘贴透明敷贴，用两条无菌胶带交叉固定导管固定翼或圆盘，输液接头用纱布包裹固定； ②脱手套、洗手，贴标识	①调整导管位置，呈“C”形（肘下置管）或“U”形（肘上置管），若外露长度较长也可盘绕在穿刺点周围 ②标识记录置入时间、长度、维护时间
12	整理用物及床单元，向患儿及家属交代注意事项	嘱患儿勿提重物，勿活动剧烈，洗澡时用保鲜膜保护勿沾水，平时手部可握弹力球，多饮水，若穿刺部位在腹股沟，注意大小便勿污染敷贴及穿刺点，有异常情况及时就医
13	洗手，操作后查对，签名，记录	—

【注意事项】

（1）采用脉冲式冲管、正压封管技术（SASH 方式：S——生理盐水，A——药物注射，S——生理盐水，H——肝素溶液），封管量为导管及附加装置的 1.2 倍以上，冲管液可用生理盐水或一次性使用专用冲洗器，封管液可用 0 ～ 10 U/ml 肝素盐水，（冲封管及日常推注药物不得用＜ 10 ml 的注射器，以免爆管）。

（2）每次静脉输液前必须用生理盐水冲管，如遇阻力或抽吸无回血，应进一步确定导管的通畅性，不可暴力冲管。

（3）输血或血制品、输注全胃肠外营养等黏滞性药物后立即冲管。注意小于 3F 的导管不能输血。

（4）每次输液结束后需要冲、封管。

（5）治疗间歇期，正常情况（导管无回血、输液接头无裂纹、残留血液等）每周冲封管、更换输液接头一次，如输注血液和胃肠外营养液（如脂肪乳、卡文），需 24 h 更换输液接头。

（6）若有异常如肝素帽内有血块、黏滞性药物等，随时冲、封管，更换肝素帽。

（7）所有导管配件 1 周更换 1 次。

（8）穿刺后第 2 天穿刺局部换药 1 次，如为纱布敷料则 2 d 更换一次敷料，以后正常情况每周换 1 次（穿刺点无渗血、渗液，贴膜无污染、卷边、脱落），若出现异常随时更换。

（9）严格遵守手卫生要求。

（10）固定导管在位（脱出≥ 3 cm 为脱管），进可出，出不能进，上不下，下不上（导管及敷料胶布不跨关节），所有胶布及敷贴均要求无张力粘贴，整个导管必须覆盖于透明贴之下（无菌），若导管意外脱出，功能正常可作为中长导管使用。

（罗锦、陈本会）

第八节　先天性巨结肠灌肠技术

【目的】

（1）帮助患儿排便，解除梗阻，减轻患儿腹胀。

（2）缓解患儿肠管张力，改善血液循环，促进肠管炎性反应的恢复，使肠管缩瘪，为手术创造条件。

（3）清除患儿结肠内积存的大便。

【操作准备】

1. 操作人员

（1）检查医嘱正确性，了解患儿的身体状况、排便情况、体重，取得家长及患儿配合。

（2）操作者仪表端庄，着装整洁，修剪指甲，正确洗手，戴口罩；如患儿存在多重耐药菌感染或呼吸道传染病，需根据可能暴露的程度穿隔离衣、戴防护口罩、面屏。

2. 患儿

（1）饮食：术前食用少渣易消化软食或半流质，术前 2 天流质饮食，术前 1 天禁食不禁饮，静脉补充营养。

（2）风险告知书：完善患儿及家属签署侵入性知情同意书。

（3）评估家属对灌肠并发症的了解程度。

3. 环境

清洁宽敞明亮，床单元布局合理；操作前 30 min 停止打扫，减少人员走动。

4. 准备材料

治疗车、棉签、无菌手套、治疗巾、生理盐水（39 ～ 41℃）、一次性灌肠器、肛管、便盆、液状石蜡、卫生纸、弯盘、软尺、PDA 等，如图 3-13-8。

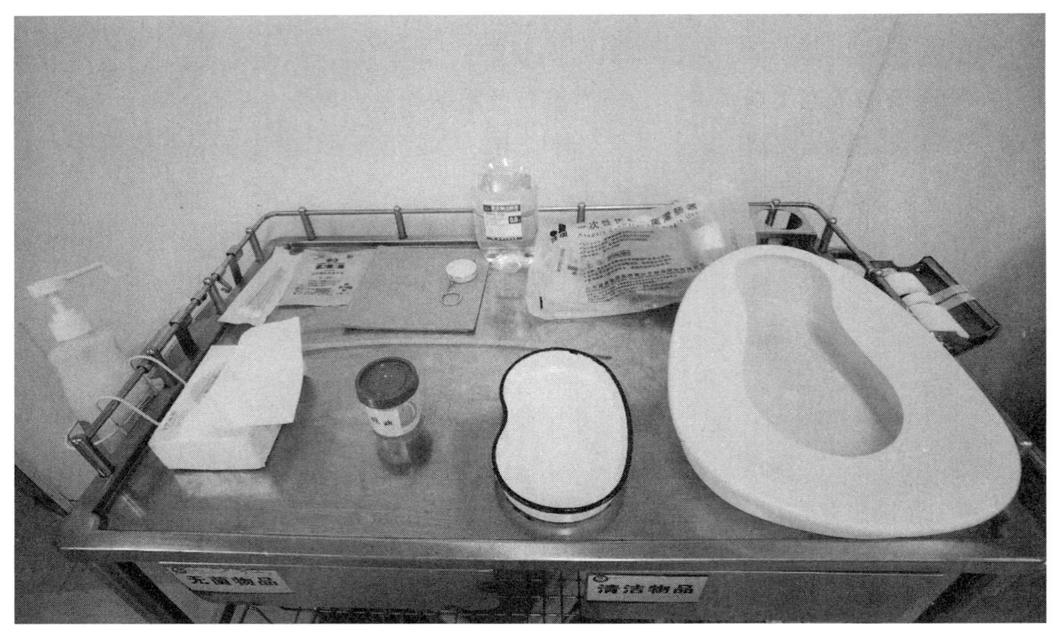

图 3-13-8　先天性巨结肠灌肠技术准备材料

【操作流程】

先天性巨结肠灌肠技术的操作流程，见表 3-13-9。

表 3-13-9　先天性巨结肠灌肠技术操作流程

步骤	操作流程	要点说明
1	备齐准备材料携至患儿床旁，向患儿解释操作的目的及注意事项，评估患儿病情及准备情况，取得患儿的配合	灌肠液为生理盐水，温度在39～41℃，灌入总量每次按100 ml / kg计算
2	操作前查对：首次核对患儿信息，核对操作项目名称	PDA扫描腕带，采用两种或两种以上的方式进行查对，患儿（或家长）陈述姓名和住院号确认身份
3	对患儿及家长解释灌肠目的、交代灌肠后患儿可能产生的并发症，取得家长的理解及取得患儿的配合	—
4	为患儿遮挡，测量腹围并记录	平脐测量腹围
5	请家长坐于椅上将患儿抱起，臀部下方垫治疗巾，使患儿双大腿处于外展位，呈把尿位，充分暴露患儿肛门	寒冷季节注意保暖

续表

步骤	操作流程	要点说明
6	操作中第二次查对：患儿信息、操作项目	严格执行查对制度
7	戴手套，操作者应处于患儿右侧，置便盆于患儿两腿之间合适处。用液状石蜡棉签润滑肛管前段及右手小指，左手轻轻分开肛门，右手小指插入肛门扩肛	插管时动作应轻柔，嘱患儿深呼吸，切勿强行插入
8	随着扩肛，右手将充分润滑后的肛管，缓缓插入肛门	肛管插入过程中观察有无阻力，如遇阻力可以打开开关，边进水边插入
9	肛管到达扩张段后，根据患儿年龄、病情，每次注入生理盐水50～200 ml不等，然后断开肛管与灌肠器连接处，让粪便从肛管自然流出	有条件可两人合作，另一操作者应配合操作者顺着肠蠕动方向按摩患儿腹部，使粪便更容易排出
10	操作者应反复灌入生理盐水，使患儿腹部由膨隆而变软，排出陈旧的粪便	准确测量灌入量和排出量，出入量应基本相等
11	观察灌肠操作过程中患儿的反应	观察患儿的反应及腹部体征，如哭闹、脸部憋红有便意感、四肢皮肤温度、腹胀是否缓解等
12	灌肠毕，为患儿擦净臀部，穿好衣裤，指导患儿有便意感时及时就厕	治疗后应为患儿及时更换汗湿衣物，防止感冒
13	测量灌出量，处理用物，脱手套、洗手	灌排一致
14	测量患儿腹围并记录	平肚测量
15	操作后查对：再次PDA扫描腕带，查对患儿信息及医嘱信息，无误后执行医嘱	可以邀请患儿或家属参与查对
16	行健康宣教，整理床单元，分类处理用物	

【注意事项】

（1）巨结肠灌肠为侵入性操作，须签署侵入知情同意书。

（2）注意灌洗液灌排出入量应基本一致，总量需遵医嘱执行。

（3）反复灌肠插管易刺激黏膜充血，甚至出血和穿孔，灌肠时应轻柔，尤其是新生儿及合并肠炎者，每次插管前应充分润滑肛管。

（4）灌肠中若患儿哭闹剧烈，应及时安抚患儿，分散其注意力，以降低其腹内压，观察患儿面色、脉搏、呼吸等，如发现灌出液中有血性液体，应立即停止操作，并查找原因，警惕患儿发生肠穿孔，若发生肠穿孔应立即报告医生。

（5）结肠内有粪石，灌肠后不能排出或排出量不足者，应注入适量液状石蜡保留灌肠。

（6）合并肠炎者，灌肠后应予以甲硝唑、庆大霉素等保留灌肠。

（7）钡剂灌肠检查后，应立即灌肠将钡剂排出，以免形成钡石造成以后灌肠困难。

（8）注意加强患儿保暖，避免患儿呼吸道感染的发生。

（9）灌肠期间应指导患儿进食少渣饮食。若灌肠过程中注入受阻，或流出不畅，可能肛管被粪块堵塞或肛管打折等，可以旋转或调整肛管位置，以保持通畅，必要时可拔出后重新插入。

（10）灌肠过程中注意患儿的反应，预防肠穿孔、肠出血、硬肿症、上呼吸道感染等的发生。

（11）质量评定：严格执行操作流程及查对制度；操作流畅，动作熟练，与患儿及家长有效沟通，关爱患儿。

（邱青霞）

第九节　视频脑电图注意事项

【概述】

脑电图（EEG）是脑部生物电活动的检查技术，通过测定自发的、有节律的生物电活动以了解脑功能状态，是诊断癫痫的最客观的手段，尤其是对癫痫的发作样症状、分型和确定特殊综合征都有很大的价值，临床上现在已广泛地使用，主要有常规脑电图、动态脑电图及视频脑电图三种。

【脑电图的种类】

（1）常规脑电图：适用于门诊短程检查，不需要测试者做准备，检查时间短，一般只需要 20 ～ 30 min，在临床上也是使用比较广泛，经济方便。

（2）动态脑电图：是指能做 24 h 及以上的时间，可以随身携带，方便行动，不足之处是病人可以自由活动，所以难以发现电极是否脱落，没有录像的设备，难以观察到被测试者的一个发作形式及时间长短，而且会受到外界环境因素的干扰。

（3）视频脑电图：在做脑电图的过程中可以有录像功能，监测的时间也是可以根据病情需要及需要监测的时间而定，能够很好且有效地记录测试者的一个发作全过程及时间，如果监测过程中有发作样症状出现，病人及家属可在床旁进行打标记，准确率比较高，目前已成为癫痫诊断及鉴别其他疾病的重要检查之一。

【视频脑电图的优势】

（1）可以记录到清醒—睡眠—觉醒的整个过程。

（2）可以根据病情需要调整监测时间。

（3）夜间发作也可以观察和记录。

（4）可以实时和回放。

（5）断电情况下，脑电记录资料可以自动化保存。

【视频脑电图在临床上的应用】

随着视频脑电图的发展，现在脑电图的监测也广泛应用到心理学、精神学、神经学等多学科中，除了应用到癫痫的诊断中，还可以应用到以下领域中：

（1）疾病的诊断及鉴别诊断：不明原因的一过性晕厥的鉴别诊断、自发性睡眠中手足抽搐、夜惊、注意力缺陷障碍、癔症等疾病。

（2）睡眠研究：视频脑电图可以记录测试者脑电、肌电及心电活动，可以观察到整个睡眠周期的变化，记录整个周期的过程，如失眠症、睡眠呼吸暂停综合征、发作性睡病等多种疾病的检查。

（3）药物监测疗效：可通过检查来观察使用药物过后的疗效为加重还是缓解，做一个比较，再来调整药物的剂量。

（4）用于相关脑部手术的一个术前检查，评估是否需要进行手术治疗。

【视频脑电图在癫痫诊治中的应用】

（1）判断发作的事件是否为癫痫发作。

（2）癫痫发作过程中类型的确定及鉴别。

（3）癫痫治疗效果的随访、评估是否可以减停抗癫痫的药物。

（4）癫痫发作的诱发因素。

（5）癫痫的外科手术评估。

（6）此次发作后再发的风险级别。

【视频脑电图的诱发试验】

脑电图的诱发试验是指通过各种生理性或非生理性的方式诱发异常波，特别是癫痫样波的出现，提高脑电图检查的阳性率。临床上一般将睁－闭眼试验、过度换气和间断闪光刺激作为视频脑电图常规的诱发试验。

（1）睁－闭眼试验：是脑发育的过程中一个正常的反应状态，闭眼时没有视觉刺激传入。方法为：在清醒状态下进行，患儿先闭眼放松保持 10 s，然后睁眼 3 ～ 5 s，再闭眼保持 10 s，如此反复 2 ～ 3 次，观察枕区节律的反应。操作员应将每次的睁－闭眼做出标记，对于不能配合的儿童，可由家长用手或辅助遮眼完成试验。

（2）过度换气：过度换气试验应在睁－闭眼试验后。试验前应询问患儿相关病史，有急性脑卒中、大血管严重狭窄、TIA、烟雾病、严重心肌疾病、镰状细胞病、高颅压及临床情况危重的患儿禁忌进行过度换气。方法：患儿保持坐位或站立位，在至少 1 min 平稳基础脑电图记录后，嘱患儿连续进行 3 min 深呼吸。如患儿不能配合，可引导其吹纸风车或纸条达到过度换气目的。

（3）间断闪光刺激：测试前应了解患儿的相关信息，包括年龄、癫痫类型、患儿或家族成员是否有光敏感或癫痫病史等。如果患儿既往有可疑或明确的光敏感发作，测试需征得家属的同意和理解。方法：应在较暗的环境下进行，在过度换气试验结束时至少 3 min 后开始，最好在睡醒后且应在清醒状态下接受测试，嘱患儿取坐位，睁眼的情况下注视刺激器的中心，直至闪光结束。

总之，每个做视频脑电图的患儿应根据相应的情况做出合适的诱发试验，才更好地提高阳性检查率，为临床诊断提供依据。

【视频脑电图检查相关注意事项】

视频脑电图不同于其他检查方法，由于设备及检查时间的原因，会单独设立一个房间，儿童会因环境、疾病、心理、地点等原因产生不良心理，所以房间的设置有很高的要求。

1. 视频脑电图监测前相关注意事项

（1）检查的房间应保持清洁、卫生、空气流通，防止因脏乱差、异常气味导致患儿不适，调节合适的温、湿度，以免使患儿出汗，导致电极脱落及电极偏移，产生过多的伪差。

（2）提前进行心理疏导，向儿童讲解检查的过程及注意事项，缓解对检查的恐惧及焦虑。

（3）应提前告知患儿视频脑电图检查的时间，一般为 18 ～ 24 h，特殊的根据病情进行调整，做好相关的解释工作。

（4）检查前一天应清洁头皮，根据每个医疗机构的需求进行头发的准备。

（5）为了保证检查时有一个完整的周期，不配合的患儿可先进行睡眠剥夺或在医生指导下使用镇静药。

（6）检查当天不要穿太厚的衣物，以纯棉开衫为宜，方便安装电极，不配合的婴幼儿，可穿戴尿不湿。

（7）视频脑电图的检查跟患儿的既往病史密不可分，在做检查时可将以往病例一同携带，方便医生了解。

（8）为了有更好的检查结果，检查期间尽量禁止使用手机、电脑、游戏机等电子设备，以免产生干扰。

2. 视频脑电图监测中的注意事项

（1）配合相关人员进行身份的核对。

（2）安置时患儿取坐位（特殊患儿除外），安置电极时尽量不要乱动，不配合的患儿可以请家长协助。

（3）安置完毕后，会套上弹力帽子，以便更好地固定，请不要随意取下，以免电极脱落。

（4）检查时不要碰撞设备，减少头部活动，不要扯拽电极线路，过多的不良动作也会影响脑电图的质量。

（5）禁止在设备的旁边摆放任何物品（特别是液体类）。

（6）儿童在检查过程中出现发作样症状，切记不要随便移动患儿，做好记录，及时呼叫医务人员。

（7）监测过程中应避免过多活动，少吃零食，以免产生过多伪差。

（8）结合患儿的病情，防止检查过程中发作样症状的出现，应照常口服药物。

3. 视频脑电图监测后的注意事项

（1）检查完毕后会有相关人员进行拆除，避免自行拆除引起设备损坏。

（2）询问患儿有无特殊不适。

（3）检查安置电极部位皮肤是否完好，做好皮肤护理。

（4）对设备进行消毒处理备用。

总之，视频脑电图可持续性地监测患儿的发作症状，且灵敏度高及操作方便，但应检查患儿的年龄小、哭闹及配合度低，所有护理人员应提前进行干预及指导，从而提高检查效果，使视频脑电图在临床上更广泛地被使用。

（唐琴、余佩钰）

第十四章　小儿急救操作技术

第一节　吸氧技术

【目的】

将氧气输送给患儿，增加氧气浓度，改善缺氧症状，提高机体内血氧含量及肺泡氧分压，促进组织代谢，维持机体生命体征。

【准备】

（1）操作人员：着装整洁，洗手，戴口罩。

（2）患儿：取舒适体位，评估患儿病情，鼻腔情况，做好解释工作，取得配合。

（3）环境：空气流通，光线明亮，远离火源，室内配有中心供氧，压力正常，温度、湿度适宜。

（4）准备材料：治疗车、PDA、一体式湿化瓶、流量表、无菌棉签、治疗碗（内装生理盐水或无菌注射用水）、指脉氧监测仪、手电筒，如图 3-14-1。

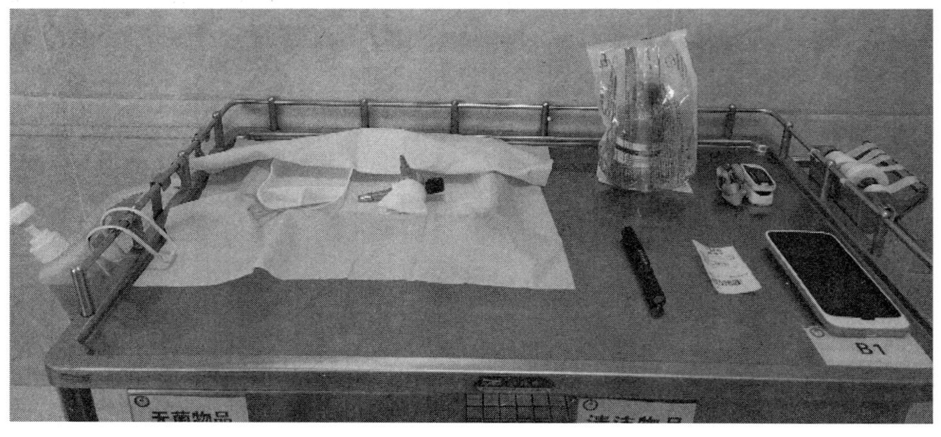

图 3-14-1　吸氧技术准备材料

【操作流程】

吸氧的操作流程，见表 3-14-1。

表 3-14-1　吸氧的操作流程

步骤	操作流程	要点说明
1	洗手、戴口罩，准备材料准备齐全携至床旁	保持环境整洁、远离火源
2	操作前核查患儿信息，解释操作目的、方法及注意事项	PDA扫描腕带，采用两种或两种以上的方式进行查对，患儿陈述姓名和住院号确认身份；查对医嘱信息（吸氧方式、流量、时间）；昏迷患儿应双人核对
3	评估患儿病情、缺氧程度及鼻腔情况	用手电筒检查患儿鼻腔有无出血情况；检测患儿血氧饱和情况
4	洗手，用棉签湿润、清洁鼻腔	两侧鼻腔均给予湿润、清洁，动作轻柔，避免损伤鼻腔黏膜，清除鼻腔分泌物
5	先取下防尘帽，用湿棉签擦拭氧气源接头内尘土	—
6	连接一体式湿化瓶，安装氧气流量表	连接前检查有效期，包装是否完好，检查流量表是否连接稳当
7	操作中查对	核对患儿姓名和住院号确认身份；查对医嘱信息（吸氧方式、流量、时间）
8	连接氧气管，调节氧流量，检查有无漏气	将吸氧管末端置入生理盐水或无菌注射用水中检查是否通畅
9	将鼻塞置入患儿鼻腔并妥善固定	根据情况调整松紧度
10	协助患儿取舒适体位	监测患儿血氧饱和情况
11	洗手、操作后查对	再次PDA扫描腕带，查对患儿信息及医嘱信息（吸氧方式、流量、时间），无误后执行
12	交代注意事项	告知患儿不能随意调节氧流量；并告知用氧安全（严禁烟火）
13	用物分类处理	—
14	洗手，记录	记录用氧的时间、流量及效果

【注意事项】

（1）用氧前，检查氧气装置有无漏气、是否通畅。

（2）严格遵守操作规程，注意用氧安全，切实做好“四防”，即防火、防震、防热、防油。

（3）常用湿化液有灭菌注射用水、蒸馏水。急性肺水肿用 20% ～ 30% 乙醇，其具有降低肺泡内泡沫的表面张力，改善肺部气体交换，减轻缺氧症状的作用。

（4）用氧时，应先调节氧流量后再用，停氧时，应先分离鼻导管，再关闭氧流量开关，中途改变氧流量时，先分离鼻导管与输氧管连接处，调节好流量再接上，以免大量氧气进入呼吸道损伤呼吸道黏膜及肺部组织。

（5）用氧过程中，加强监测，密切观察缺氧改善情况、实验室指标、氧气装置是否通畅及有无氧疗副作用出现。

（6）操作过程中，动作轻柔，操作熟练，加强沟通交流，体现人性化服务。

（施雪娇）

第二节　心肺复苏术

【目的】

（1）心肺复苏术（CPR）是用心脏按压形成暂时的人工循环并恢复心脏自主搏动，同时用人工呼吸代替自主呼吸，迅速建立有效循环和呼吸、恢复全身血氧供应、防止加重脑组织缺氧、促进脑功能恢复达到复苏和挽救生命的一种急救方法。

（2）适用于意外事故和急症导致的呼吸、心跳停止，如心脏病发作、过敏性休克、触电、烧伤、溺水、异物梗塞等。

【准备】

（1）操作人员：着装整洁、仪表端庄。

（2）环境：评估并确认环境安全 。

（3）用物齐全、摆放整齐、布局合理。

【操作流程】

CPR 的操作流程，见表 3-14-2。

表 3-14-2　CPR 的操作流程

步骤	操作流程	要点说明
1	确认现场环境安全	确认现场无威胁和损害健康及生命的危险因素存在
2	判断意识状态	立即跑至患儿右侧，拍打患儿双肩、分别贴近患儿双耳响亮呼叫，判断患儿意识，新生儿及婴儿可拍打足底

续表

步骤	操作流程	要点说明
3	呼救，通知抢救准备，记录时间	
4	摆放体位	确认患儿仰卧于坚实平面（可在床上垫硬板），头、颈、躯干无扭曲，双手位于身体两侧
5	判断颈动脉搏动，同时判断呼吸	平视观察患儿胸廓起伏以评估呼吸，同时触摸颈动脉有无搏动（右手中指和食指从患儿喉结向近侧旁开两横指）判断时间5～10 s
6	胸外按压	按压频率：100～120次/min；按压深度：5～6 cm；按压节律一致
7	开放气道	评估颈椎有无损伤，检查口腔有无异物，压额抬颏手法正确：左手压额捏鼻，右手食指中指抬高下颌
8	人工呼吸	吹气时：捏闭患儿鼻腔，口要完全封闭患儿口唇； 吹气时间：每次持续1 s； 每次吹气量：400～ 600 ml
9	重复进行流程6、7、8共5个循环	按压与呼吸比为30∶2，从心外按压开始，以人工呼吸结束
10	复检	判断颈动脉搏动是否恢复，呼吸是否恢复，判断时间：5～10 s
11	抢救成功则记录时间、摆复苏体位、整理患儿衣物、核对信息、洗手、记录、待下一步处理；不成功则继续进行6、7、8流程	每5个循环复检一次

【注意事项】

（1）人工呼吸时送气量不宜过大，以免引起患儿胃部胀气。

（2）胸外按压时要确保合理的频率及深度，尽可能不中断胸外按压，每次胸外按压后要让胸廓充分地回弹，以保证心脏得到充分的血液回流。

（3）胸外按压时肩、肘、腕在一条直线上，并与患儿身体长轴垂直。按压时，手掌掌根不能离开胸壁。

（4）胸外按压时要保证按压节律的一致。

（罗锦）

第三节　简易呼吸气囊的使用

【目的】

（1）维持和增加患儿机体通气量，纠正低氧血症，缓解组织缺氧。

（2）改善患儿的气体交换功能。

（3）为临床抢救争取时间。

【准备】

（1）操作人员：着装整洁、洗手、戴口罩。

（2）患儿：平卧位 / 半卧位卧床。

（3）环境：空气流通，光线明亮，温度、湿度适宜，减少人员走动。

（4）准备材料：PDA、治疗车、氧气流量装置一套、简易呼吸球囊（呼吸球囊、呼吸活瓣、氧气管、储氧袋），面罩、负压吸引器、吸痰管、记录单、纱布、弯盘，如图 3-14-2。

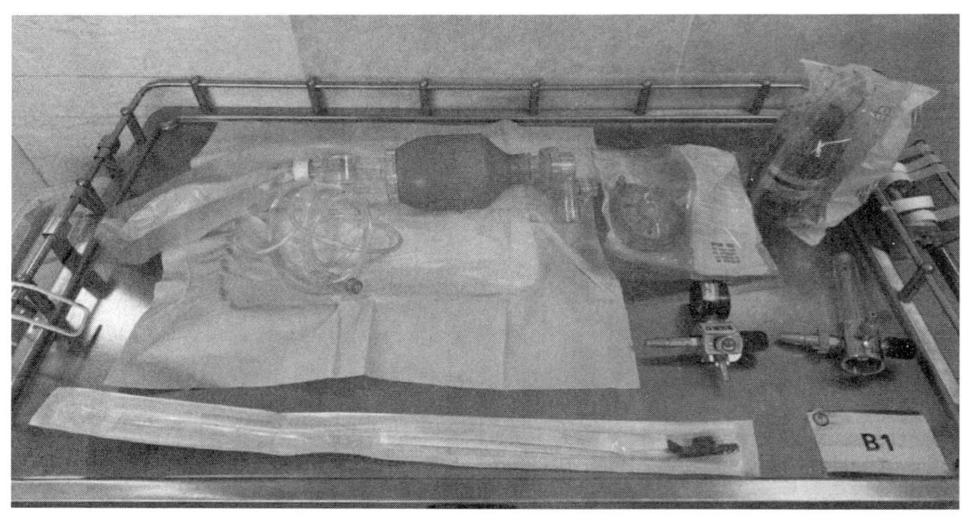

图 3-14-2　简易呼吸气囊的使用准备材料

【操作流程】

简易呼吸气囊的使用操作流程，见表 3-14-3。

表 3-14-3　简易呼吸气囊的使用操作流程

步骤	操作流程	要点说明
1	洗手、戴口罩，备齐准备材料携至床旁	保持环境整洁
2	使用PDA扫描操作前查对患儿信息及医嘱信息	至少两种查对方式：①扫描腕带+询问姓名；②姓名+住院号
3	向患儿及家长解释治疗目的及方法	取得患儿及家长的理解与配合
4	取下床头板，放下右侧床档，予患儿去枕平卧位，解开衣扣及腰带，头后仰，托起下颌、开放气道	—
5	检查患儿口腔有无异物或分泌物，若有，立即使用纱布清理。有假牙者，取下假牙	必要时先试用负压吸引器连接吸痰管吸出口鼻腔分泌物
6	检查呼吸球囊性能是否完好，观察呼吸囊活瓣开合是否完好；选择合适大小面罩并检查气囊是否完好且气量适中，连接呼吸囊与面罩	注意确保面罩气囊与面部皮肤紧密贴合，密不漏气
7	检查打开一次性湿化瓶，连接氧流量表，安装氧气管，调节氧气流量表8～10 L/min	—
8	检查面罩、储氧袋是否漏气	—
9	左手拇指、食指呈“C”形固定面罩，中指、无名指、小指呈“E”形托起下颌，使面罩与口鼻紧密贴合，不漏气	“EC”手法要正确，避免漏气
10	用右手挤压呼吸囊，反复有规律地挤压与放松，频率20～30次/min，潮气量8～10 ml/kg，挤压、放松呼吸时间比为1∶1	注意观察胸廓起伏、生命体征、血氧饱和度，保持气道的密闭性和有效性
11	辅助呼吸1 min后，评估患儿呼吸情况，血氧饱和度情况	口述：口唇及面色发绀好转，血氧饱和度大于90%，继续给予下一步生命支持
12	遵医嘱停用球囊-面罩辅助通气	—
13	向患儿家属解释病情好转，呼吸功能改善，遵医嘱予鼻塞吸氧/面罩吸氧	做好安抚，缓解焦虑情绪
14	安置床头板，协助患儿取半卧位休息，整理床单元，给予床档保护	—

续表

步骤	操作流程	要点说明
15	分离呼吸气囊与面罩，呼吸气囊置于治疗车下层，一次性面罩置于黄色垃圾桶内	用物分类处理
16	洗手，操作后核对患儿信息及医嘱信息，记录在记录单上	—
17	回处置室整理用物	—

【注意事项】

（1）使用时注意潮气量，呼吸频率、呼吸比。

（2）挤压时保持节律一致，压力适中，过大可能引起肺组织损伤。

（3）注意患儿症状的环境情况，有无并发症的发生，如腹胀、人工呼吸与自主呼吸的不同步等。

（4）选择合适大小的面罩。

（5）挤压时注意患儿呼吸改善的情况，观察鸭嘴阀是否正常工作。

（周兴宇）

第四节　电除颤

【目的】

用外加的高能量电脉冲通过心脏，使全部心肌细胞在瞬间同时除极，造成心脏电活动暂时停止，然后由最高自律性起搏点（窦房结）发出冲动，重新主导心脏节律。

【准备】

（1）操作人员：仪表端庄，着装整洁，洗手，戴口罩。

（2）患儿：平卧，穿宽松病员服，保障充分暴露前胸。

（3）环境：评估确认周围环境安全，关闭门窗、有屏风或隔帘遮挡患儿。

（4）准备材料：除颤仪、弯盘、导电糊、纱布、钟表等，如图 3-14-3。

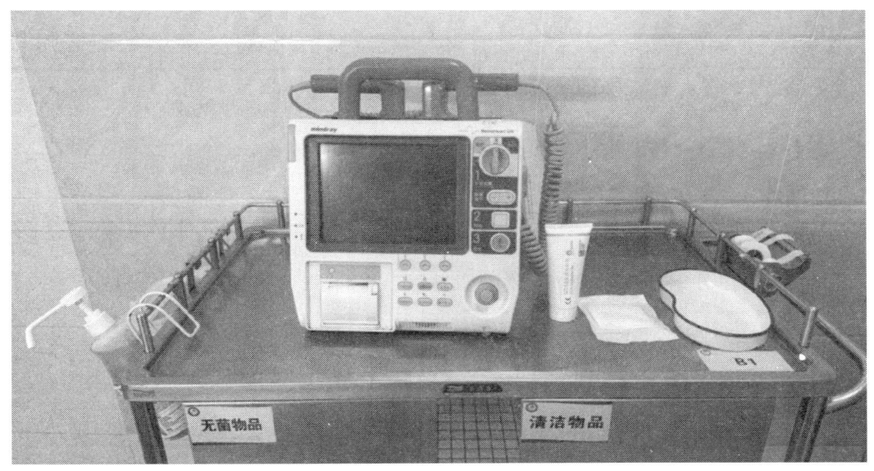

图 3-14-3　电除颤准备材料

【操作流程】

电除颤操作流程，见表 3-14-4。

表 3-14-4　电除颤操作流程

步骤	操作流程	要点说明
1	确认现场环境安全	—
2	判断患儿意识，识别心电图波形为室颤，迅速、准确判断病情	心电监护示室颤，报告心律情况"室颤，须紧急电除颤"，判断患儿意识，识别心电图波形为室颤，判断病情迅速、准确
3	呼救并要求带上除颤仪，记录时间	—
4	清理多余人员，拉窗帘，将患儿置于平卧位，左臂外展，松开衣扣，检查皮肤是否潮湿，有无植入性起搏器，有无金属物品	取下金属物品，安置起搏器者应避开10 cm
5	推除颤仪至床旁，插上电源开机，除颤仪自检，同时将患儿去枕平卧，将胸部原有电极片去除，检查胸部皮肤情况	除颤仪导联选择电击版模式（或者将原有电极片换至肢端，连接除颤仪导联线，确认心律：室颤、无脉搏室速）
6	在电极板上均匀涂抹导电糊	检查导电糊是否在有效期内
7	选择合适能量：儿童第一次2 J/（kg·次），第二次4 J/（kg·次），其后>4 J/（kg·次），继续加大不能超过10 J/（kg·次）	注意口头医嘱必须重复一次

续表

步骤	操作流程	要点说明
8	充电：按充电按钮，除颤仪自动充电至显示屏显示所需值	—
9	放置电极板：操作者左手持电极板置于胸骨右缘第2肋间，右手持电极板置腋中线心尖水平处	电极板与皮肤紧密接触，压力适当不得歪斜
10	请所有人离开，切勿接触病人、病床及同患儿相连接的仪器	除颤前确定周围人员与患儿无直接或间接接触
11	再次确认为室颤心律，再次确认无人接触患儿、病床及同患儿相连接的仪器，操作者两臂伸直固定电击板，使自己的身体离开床沿，电击板需紧贴胸壁，呈“L”形旋转，双手同时按下放电按钮进行除颤	每个步骤边操作边口述说明，记录除颤时间
12	口述：继续5个循环CPR后复检	电极板不离开胸壁
13	复检：评估除颤效果，恢复窦性心律，抢救成功，记录抢救结束时间	—
14	关机，检查胸部皮肤，清洁皮肤，穿衣、整理床单元，患儿置于复苏体位，进一步生命支持	用纱布清洁皮肤，将用过的纱布置于弯盘中
15	用物分类处理，备用，洗手	—
16	准确记录抢救时间、除颤时间、抢救成功时间	—

【注意事项】

（1）除颤仪应随时保持充电备用状态。

（2）若患儿有植入性起搏器，应注意避开起搏器部位至少 10 cm。

（3）电击板必须均匀涂满导电糊，避免两个电击板相互摩擦导致导电糊涂抹不均、灼伤皮肤，电击板避免对着操作者。

（4）电击板安放位置准确（心尖部：左腋中线第 5 ～ 6 肋间；心底部：右侧锁骨中线第 2 ～ 3 肋间）并紧贴患儿胸壁，保证导电良好。

（5）除颤前务必确定操作者及周围人员与患儿无直接或间接接触，以免触电。

（6）能量的选择遵医嘱执行，患儿第一次 2 J/kg，第二次 4 J/kg，其后每次大于 4 J/kg，持续加大，但不能超过 10 J/kg。

（7）除颤完毕立即进行 5 个循环 CPR，因为心肌氧和代谢物质耗竭而处于“顿抑”状态，不要为核查心率、脉搏而停顿，后复检心率，如仍为室颤或室扑，应重复除颤；如出现心室停搏，应继续进行 CPR。

（8）室颤的识别：P 波消失，波形振幅与频率均极不规则，让人无法识别出 QRS 波群、ST 段与 T 波，心率达 150 ～ 250 次 /min。

（9）电除颤的适应证：临床主要适应证为室颤、房扑、阵发性室上速及室速等。

（10）电除颤的禁忌证：确认或可疑的洋地黄中毒、低钾血症、多源性房性心动过速、高度或Ⅲ度房室传导阻滞、病态窦房结综合征、房颤病史长者、心脏明显扩大或有巨大左心房者、严重心功能不全者。

（方艳丽、黄雪）

第五节　海姆立克急救法

【概述】

食物或是异物卡在声门或落入气管，会造成病人窒息或严重呼吸困难，表现为突然呛咳、不能发音、喘鸣、呼吸急促、皮肤发紫等，严重者可迅速出现意识丧失，甚至呼吸心跳停止。“海姆立克急救法”是利用肺部残留气体，形成气流冲出异物，是全世界抢救气管异物患儿的标准方法。

【原理】

将人的肺部设想成一个气球，气管就是气球的气嘴儿，假如气嘴儿被异物阻塞，可以用手捏挤气球，气球受压球内空气上移，从而将阻塞气嘴儿的异物冲出，这就是海氏腹部冲击法的物理学原理。急救者环抱患儿，突然向其上腹部施压，迫使其上腹部下陷，造成膈肌突然上升，这样就会使患儿的胸腔压力骤然增加，由于胸腔是密闭的，只有气管一个开口，故胸腔（气管和肺）内的气体就会在压力的作用下自然地涌向气管，每次冲击将产生 450 ～ 500 ml 的气体，从而就有可能将异物排出，恢复气道的通畅。

【适应证】

（1）清除呼吸道异物：用于呼吸道异物的排除，主要用于呼吸道完全堵塞或严重堵塞的患儿。

（2）溺水患儿：用于抢救溺水患儿，以排出其呼吸道的液体。

【操作方法】

1. 婴幼儿患儿操作方法

（1）对 3 岁以内小孩，应该把其抱起来。

（2）一只手捏住患儿颧骨两侧，手臂贴着患儿的前胸。

（3）另一只手托住患儿后颈部，让其脸朝下，趴在救护人膝盖上。

（4）在患儿背上拍 1 ～ 5 次，并观察患儿是否将异物吐出。

随时观察患儿嘴里有没有东西出来，如果有东西，救护应该用手指将异物轻柔地勾取出来，千万不要捅。以上所有动作都是在患儿的头低于胸的情况下完成的。

2. 年长儿操作方法

（1）抢救者站在患儿背后，用两手臂环绕其腰部。

（2）一手握拳，将拳头的拇指一侧放在患儿胸廓下和脐上的腹部。

（3）用另一手抓住拳头、快速向上重击压迫患儿的腹部。

（4）重复以上手法直到异物排出。

【容易引起误吸的食物】

（1）果冻：建议家长给小孩吃果冻的时候，不要一整颗给，可以先弄碎后再给小孩食用。

（2）麻花、糖果：这类不好咬的食物，本来就容易噎住喉咙，不适合小孩食用。如果真的要给小孩食用，建议先切成丁状。

（3）鱿鱼丝：纤维过长，咬感过硬的零食，包括鱿鱼丝、牛肉干都不适合给小孩吃。

（4）花生酱：黏稠度过高，不适合小孩吞食。

（5）坚果类：体积太小，有时小孩时食时可能来不及咀嚼，容易呛到。

（6）小巧带核的水果：小巧圆形但里面带核的水果并不适合给小孩食用，如龙眼、葡萄、樱桃等，可剥开去核后再给小孩食用。

（7）多纤维蔬菜：纤维多且不易咬烂的蔬菜不适合小孩，如芹菜、豆芽。

（8）长面：太长的面条小孩不易吞食，若以吸食的方式食用容易呛到，烹调时可先切成小段再烹煮。

（9）多刺的鱼：建议选择鱼刺较少的鱼类烹煮，否则容易呛到并会刺伤小孩食道与口腔。

（谭畅）

主要参考文献

[1] Akbari A, Clase CM, Acott P, et al.Canadian Society of Nephrology commentary on the KDIGO clinical practice guideline for CKD evaluation and management[J].Am J Kidney Dis, 2015, 65（2）: 177–205.

[2] Barry R, James MT.Guidelines for classification of acute kidney diseases and disorders[J].Nephron, 2016, 131（4）: 221–226.

[3] Gaitonde DY, Cook DL, Rivera IM.Chronic kidney disease: detection and evaluation [J].Am Fam Physician, 2017, 96（12）: 776–783.

[4] Kidney Disease: Improving Global Outcomes（KDIGO）Hepatitis C Work Group. KDIGO 2018 clinical practice guideline for the prevention, diagnosis, evaluation, and treatment of hepatitis C in chronic kidney disease[J].Kidney Int Suppl, 2018, 8（3）: 91–165.

[5] 王卫平，孙锟，常立文.儿科学[M]. 9版. 北京：人民卫生出版社，2018.

[6] 杨绍基，李兰娟，任红.传染病学[M]. 8版. 北京：人民卫生出版社，2013.

[7] 鲍一笑，张平波.认识和合理处理儿童气道黏液高分泌[J].中国实用儿科杂志，2018，33（3）：171–174.

[8] 陈丽华，黄小莉，肖建辉，等. 综合康复护理对脑瘫患儿功能恢复的影响[J].黑龙江医学，2023，47（20）：2512–2515.

[9] 仇丽茹.儿童IgA血管炎肾损伤临床病理特点与预后[J].中国实用儿科杂志，2022，37（1）：24–29.

[10] 崔焱，张玉侠.儿科护理学［M］. 7版. 北京：人民卫生出版社，2021.

[11] 董晓艳，孟超越.儿童病毒性肺炎临床思考[J].临床儿科杂志，2022，40（8）：561–565.

[12] 中华医学会儿科学分会心血管学组，中国医师协会心血管内科医师分会儿童心血管专业委员会，中华儿科杂志编辑委员会，等. 儿童心力衰竭诊断和治疗建议（2020年修订版）[J].中华儿科杂志，2021，59（2）：84–94.

[13] 樊慧峰，陈晨，徐雪花，等.静脉注射丙种球蛋白在重症腺病毒肺炎患儿中的应用策略[J].中华实用儿科临床杂志，2022（9）：671–675.

[14] 方艳丽，陈咏梅，黄艳，等.两种灌肠法在小儿先天性巨结肠中的效果分析[J].华西医学，2015，30（8）：1535–1537.

[15] 方艳丽，陈咏梅，黄艳，等.以护士为主导的先天性巨结肠患儿的延续护理实践[J].川北医学院学报，2020，35（1）：170–172.

[16] 冯杰，詹娜萍，肖金霞，等.常规超声检测骨龄及鉴别性早熟与乳房过早发育[J].中国医学影像技术，2023，39（11）：1702–1705.

[17] 高铧炜，吴松.丙种球蛋白联合阿司匹林治疗小儿川崎病的临床疗效[J].临床合理用药，2024，17（2）：27–30.

[18] 韩艳超，杨文静.小儿尿路感染的临床特点及其影响因素分析[J].安徽医学，2020，41（12）：1451–1454.

[19] 胡会，张婷.儿童腹泻病的诊治策略[J].上海医药，2022，43（16）：3–6+34.

[20] 胡荣.现代儿科护理学精粹[M].西安：陕西科学技术出版社，2021.

[21] 黄楚雯，屈钰华，聂述山，等. 儿童重型β地中海贫血造血干细胞移植后CMV感染预后分析[J]. 中国小儿血液与肿瘤杂志，2022，27（5）：299–304.

[22] 黄玉娟，李夙凌，田园，等.中国儿童川崎病诊疗循证指南（2023年）[J].中国当代儿科杂志，2023，25（12）：1198–1210.

[23] 申昆玲，朱紫涵，万朝敏，等. 解热镇痛药在儿童发热对症治疗中的合理用药专家共识[J].中华实用儿科临床杂志，2020，35（3）：161–169.

[24] 李俊颖，郭涛.免疫性血小板减少症患者围手术期的评估与治疗[J].临床血液学杂志，2024，37（1）：10–13.

[25] 李文辉，周水珍，方方，等.儿童神经系统疾病糖皮质激素治疗专家系列建议之五——重症肌无力的治疗[J].中国实用儿科杂志，2022，37（5）：340–343.

[26] 马晓宇，倪继红，杨露露，等.GnRHa治疗对特发性中枢性性早熟和快速进展型早发育儿童的远期影响[J].中华内分泌代谢杂志，2020，36（1）：58–62.

[27] 苗敏，王彩英，庞琳.儿童麻疹757例临床特征分析[J].临床儿科杂志，2022，40（8）：591–596.

[28] 钱棱，李留炀，许隽永.口腔黏膜病患儿口腔念珠菌感染情况的分析[J].口腔医学，2022，42（3）：226–229+288.

[29] 钱明阳，洪钿.儿童心力衰竭的诊断与治疗进展[J].中华实用儿科临床杂志，2020，35（1）：14–18.

[30] 施国栋，刘燕琼.儿童地中海贫血诊断治疗进展[J].河北医药，2021，43（4）：599–605.

[31] 史巧维，张敏敏，赵昕，等.基于儿童早期预警评分的细节护理在小儿支气管肺炎中的应用效果及对家属满意度的影响[J].临床医学研究与实践，2023，8（34）：145–148.

[32] 随海田，郭昱，王斌，等.全球儿童水痘疫苗免疫策略和研究进展[J].中国病毒病杂志，2023，13（4）：294–298.

[33] 王丽娜，宋金鑫，闫春妮，等.眼肌型重症肌无力诊疗进展[J].中国斜视与小儿眼科杂志，2022，30（1）：48+39–40+27.

[34] 王小亭，李明春.流行性腮腺炎流行病学特征及免疫预防研究进展[J].中国公共卫生管理，2023，39（4）：537–539+543.

[35] 杨禄红，姚辉.外周性性早熟药物治疗[J].中华实用儿科临床杂志，2016，31（20）：1591–1594.

[36] 姚强华，王颖超，王叨，等.儿童急性早幼粒细胞白血病早期死亡危险因素分析[J].临床儿科杂志，2024，42（1）：53–57.

[37] 张金，万乃君.外周性性早熟病因及诊治新进展[J].中华预防医学杂志，2023，57（6）：955–960.

[38] 张蕾，田杰.儿童心力衰竭的非药物治疗进展[J]. 中华实用儿科临床杂志，2021，36（13）：971–975.

[39] 赵志河.口腔正畸学[M]. 7版. 北京：人民卫生出版社，2020.

[40] 郑菊英.接种手足口病疫苗对防控儿童手足口病的效果观察[J].中国医药指南，2023，21（29）：75–77.

[41] 中国抗癫痫协会. 临床诊疗指南癫痫病分册（2015修订版）[M]. 北京：人民卫生出版社，2015.

[42] 周新.轻度支气管哮喘的诊治进展[J].中华结核和呼吸杂志，2022，45（3）：329–332.

[43] 中华人民共和国国家卫生健康委员会. 静脉治疗护理技术操作规范：WS/T433—2023［S］.北京：中华人民共和国国家卫生健康委员会，2023.